·中华传统文化经典文库·

中华养生宝典

蔚 华 编选

上海文化出版社

图书在版编目(CIP)数据

中华养生宝典/上海钟书实业有限公司编. -上海：上海文化出版社，2014.12
(中华传统文化经典文库)
ISBN 978-7-5535-0112-3
Ⅰ.①中… Ⅱ.①上… Ⅲ.①养生(中医)—基本知识
Ⅳ. ①R212
中国版本图书馆CIP数据核字(2013)第142408号

出 版 人　王　　刚
责任编辑　崔　　衡
封面设计　唐韵设计

书　　　名　中华养生宝典
主　　　编　上海钟书实业有限公司
出　　　版　上海世纪出版集团
　　　　　　　　上海文化出版社
地　　　址　上海市绍兴路 7 号
邮政编码　200020
网　　　址　www.cshwh.com
发　　　行　上海世纪出版股份有限公司发行中心发行
印　　　刷　河南新华印刷集团有限公司
开　　　本　710×1000　1/16
印　　　张　34.75
版　　　次　2014 年 12 月第 1 版　2014 年 12 月第 1 次印刷
国际书号　ISBN 978-7-5535-0112-3/Ⅰ·038
定　　　价：49.00 元

告读者　本书如有质量问题请与印刷厂质量科联系
T：021 - 57783172

前　言

我国传统养生源远流长、博大精深、内容浩如烟海，《黄帝内经》、《老子》、《庄子》、《论语》、《吕氏春秋》中就有对各类养生学的阐述，后世的典籍中又有了更多的发展。我国历代道家、儒家、医家、阴阳家的许多的著名人物对养生学都有过研究，使得我国传统养生学在世界独树一帜，成为人类文化遗产中的一枝奇葩。

为了发掘和弘扬古人在生活实践方面的探索和贡献，我们收辑了《养生格言》、《养生四要》和《饮食须知》，汇编成《中华养生宝典》一书，奉献给大家。

《养生格言》是历代医学家、养生家精辟的养生理论和方法，多为名家之言，也有一些俗语、谚语，这些格言活泼新颖，别具一格。《养生格言》按"总论"、"养心调心"、"调养补养"、"饮食"、"起居"、"房室"、"防病"、"睡眠"、"养老"等编排，所选典籍上起先秦，下迄清朝，较全面地记述了历代的养生方法。

《养正四要》是明代著名医学家、养生家万全所撰的一部养生经典。万全认为，养生之法有四：即寡欲、慎动、法时、却疾。该书最大的特点是弃好高骛远之法，一切归于平实切用，结合人们的日常生活来探索养生之法。书中有不少宝贵的经验之谈，至今仍不失为养生益寿可供借鉴的珍贵医学遗产。

《饮食须知》为元末明初贾铭所著。明朝建立时，贾铭已是一位百岁老人，身体仍然十分健朗。明太祖朱元璋特意召见他，询问长寿之道。贾铭说，长寿的秘诀在于注意饮食。并将自己所撰《饮食须知》进献给朱元璋。朱元璋即命在皇宫中传阅。该书共分水火、谷类、菜类、果类、味类、鱼类、禽类、兽类八卷，对每卷中的各个品种，都注意介绍该食物的性味及食用方法，以阐明物性的相反相忌为主，并指明食之损益，以便掌握饮食调配，避免因饮食调配不当而损害健康。

中华养生文化融各种防病、治病、健身、修炼方法于一体，它以中国哲学为理论基础，汇集道、儒、佛的思想精华，不仅具有健身延年的实用价值，而且映射出中华民族文化品格、民族心理、思维方式的特色。中华养生学已成为中华文化的重要组成部分,并从一个特定层面代表了中华文化的特征和本质。本书是对中华养生文化进行一次简要而系统的介绍,有助于更多的人了解民族的文化传统,了解中华养生的大智慧。

本书编排严谨,校点精当,并配以精美的插图,以达到图文并茂、生动形象的效果。此外本书版式新颖,设计考究,双色印刷,装帧精美,除供广大读者阅读欣赏外,更具有极高的研究、收藏价值。

编　者

2011年10月

中华养生宝典

目　　录

养生格言

总　论

中华养生宝典

养心 调心

调养补养

中华养生宝典

补 养

饮 食

起 居

动静劳逸

气功和导引

应　时

养正四要

中华养生宝典

饮食须知

中华养生宝典

养生格言

总　论

人 贵 于 天

【原文】

　　天覆地载，万物悉备，莫贵于人。人以于地之气生，四时之法成。君王众庶，尽欲全形。

【出处】

　　《黄帝内经·素问·宝命全形论》

【译文】

　　苍天所覆盖的，大地所录载的，包括世间的万物，然而没有任何一种东西能比人宝贵。人凭借着天地之气而生存，顺应着四季的变化规律而成长。上至君王，下至民众，人们全都希望着有一个健全的体魄。

【原文】

　　五福：一曰寿，二曰富，三曰康宁，四曰攸好德，五曰考终命。

　　六极：一曰凶短折，二曰疾，三曰忧，四曰贫，五曰恶，六曰弱。

【出处】

　　《尚书·洪范》

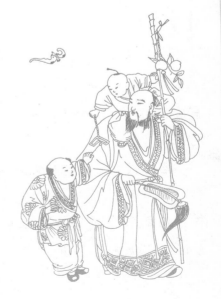

【译文】

　　五福是哪些？一是长寿，二是富贵，三

是平安无疾病，四是遵行美德，五是老而善终。六不幸是哪些？一是早死，二是多病，三是多忧，四是贫穷，五是丑恶，六是愚懦。

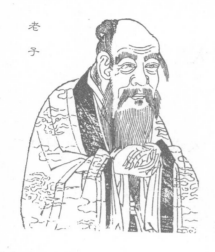
老子

【原文】

名与身孰亲？身与货孰多？得与亡孰病？是故甚爱必大费，多藏必厚亡。故知足不辱，知止不殆，可以长久。

【出处】

《老子·四十四章》

【译文】

虚名与身体哪个亲切？生命与财产哪个宝贵？独得与丧失哪个有害？所以，过分的爱惜必将造成大的破费，过多的储存必将导致大的损失。因此，知道满足才不会遭受困辱，懂得适可而止方不会遭致失败，这样才能长久地存在下去。

【原文】

韩、魏相与争侵地，子华子子见昭僖侯，昭僖侯有忧色。子华子曰："今使天下书铭于君之前，书之言曰：'左手攫之则左手废，右手攫之则右手废，然而攫之者，必有天下。'君能攫之乎？"

昭僖侯曰："寡人不攫也。"

子华子曰："甚善！自是观之，两臂重于天下也。身亦重于两臂。韩之轻于天下亦远矣！今之所争者，其轻于韩又远，君固愁身伤生以忧戚不得也。"

僖侯曰：善哉！教寡人者众
矣，未尝得闻此方也。"

　　子华子可谓知轻重矣！

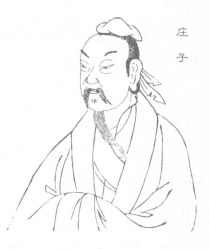
庄子

【出处】

　　战国·庄周《庄子·让王》

【译文】

　　当韩、魏两国互相争夺土地，昭僖
侯正陷入愁困之中的时候，子华子往见
昭僖侯，对他说："现在让天下的人在您面前写下誓约：'左手夺取它，
就剁去左手，右手夺取它，就剁去右手，然而夺到誓约的则可以得到天
下。'您愿意去夺取它吗？"

　　昭僖侯说："我不愿去夺取。"

　　子华子说："很好。由此看来，两只手臂还是比天下重要啊。身体又
比两臂重要。韩国比起天下来，就轻得远啦；现在所争的地方，又要比韩
国轻得多，您何必愁身伤生，为得不到它而忧虑呢！"

　　僖侯这才醒悟道："好哇，劝我的人多啦，可还从未听过这样一番道
理哩！"

　　在庄子看来，子华子才是天下真正懂得权衡轻重的人。

我命在我不在天

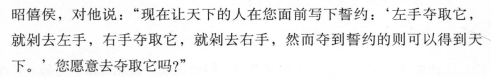

【原文】

　　一切含气，莫不贵生，生为天地之大德，德莫过于长生。

【出处】

　　《太平御览》卷六六八《养生》

【译文】

一切生物没有不珍惜生命的，化生万物是天地的盛德，而修道有德没有比长生更重要的。

【原文】

天地之大德曰生，生好物者也。是以道家之所至秘而重者，莫过乎长生之方也。

【出处】

晋·葛洪《抱朴子·内篇·勤求》

【译文】

天地的盛德在于生化，生化是爱惜万物的表现。因此道家认为最奥秘而重要的就是能使人长生的秘方。

【原文】

夫人有生最灵者也。但人不能自知，不能守神以御众恶耳。知之者，则不求佑于天神，止于其身则足矣。

【出处】

《太上灵宝五符序》卷下

【译文】

人是生物中最有灵性的。但人们自己却不能认识到这一点，不能守住自己的精神用以抵御邪恶的侵蚀。了解这一点的，便不会去祈求天神的佑护，只要使精神固守于自身，就足以长生了。

中华养生宝典

【原文】

养生以不伤为本，此要言也。

【出处】

《抱朴子内篇·极言》

【译文】

养生以不损伤自己为原则。这是重要的格言。

【原文】

父母遗体宜保之，箕裘五福寿为最。

【出处】

唐·孙思邈《卫生歌》

【译文】

父母所给的身体应当保护好，克成父业及享受"五福"，其中最重要的是长寿。

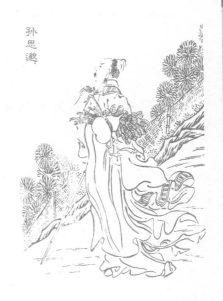

孙思邈

【原文】

万物惟人灵且贵，百岁光阴如旅寄。自非留意修养中，未免疾苦为身累。

【出处】

元·李鹏飞《三元延寿参赞书》卷二

【译文】

万物中只有人有灵性而且最为珍贵，度过百岁的人生不过如借宿旅舍般的短暂。除非留意修身养性，难免有疾病的痛苦成为自身的拖累。

【原文】

我命在我不在天。

【出处】

《抱朴子·内篇》引《龟甲文》

【译文】

寿命的长短取决于我自己，而并不取决于上天。

【原文】

我命在我，不属于天地。

【出处】

《西升经》

【译文】

我的寿命长短取决于我自己，不归属于天地支配。

【原文】

我命在我，保精爱气，寿无极也。

【出处】

《云笈七签》卷五六《诸家气法·元气论》

【译文】

寿命的长短取决于我自己，保持元精不泄，爱惜元气不散，寿命就没有终端。

得 道 养 寿

【原文】

得道者生以长寿。

【出处】

《吕氏春秋·尽数》

【译文】

懂得养生之道的人可长生延寿。

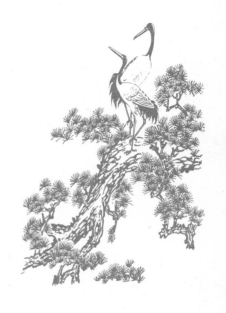

【原文】

人以天地之气生，四时之法成。

【出处】

《黄帝内经·素问·宝命全形论》

【译文】

人的生活、生存有赖于天的大气、地的水谷精气，并随着四季寒暑交替和生长收藏的自然规律而不断成长。

【原文】

凡养生，莫若知本，知本则疾无由至矣。

【出处】

《吕氏春秋·尽数》

中华养生宝典

【译文】

凡想要养生延寿的人，都必须通晓养生之根本。

【原文】

化不可代，时不可违。夫经络以通，血气以从，复其不足，与众齐同，养之和之，静以待时，谨守其气，无使倾移，其形乃彰，生气以长，命曰圣王。

【出处】

《黄帝内经·素问·五常正大论》

【译文】

天地的气化是人所无法取代的，四时寒热的更替和运行，任何人也不能违背。人的经络常要求其通畅运行，血气须从容和顺，使虚损不足者恢复正常，使与正常人的体质功能一样，善于补养调和阴阳，平静耐心地对待变化，谨慎守护阴阳之气的平衡，不使发生此盛彼衰的失衡倾斜，这样形体就能充实、蓬勃，生气盎然，这就可称为极善养生的聪明人。

【原文】

不能说其志意，养其寿命者，皆非通道者。

【出处】

战国·庄周《庄子·盗跖》

【译文】

不能使自己心情思维愉悦畅达的人，不能养护延长其寿命的人，都不是通晓养生之道的人。

【原文】

人常失道，非道失人。人常去生，非生去人。故养生者，慎勿失道。

【出处】

南朝梁·陶弘景《养性延命录·教诫篇》

【译文】

人常远离或失误于养生之道，而不是道失误于人。人常无法长生，而不是长生要远离于人。故善于养生的人是非常谨慎和不失养生之道的。

【原文】

生从十三：虚、无、清、净、微、寡、弱、卑、损、时、和、啬。

【出处】

《七部名教要记·虚无第十三》

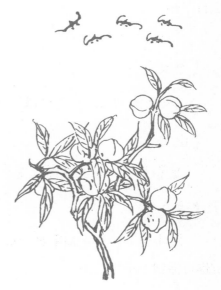

【译文】

养生之道在于遵从十三条要旨。这就是：心无杂念，恬淡世事，内心清洁无染，俗念净除，谨小慎微无过失，寡欲而不贪，心柔不逞强，甘作弱者之心，自视不卑不亢，减损太过的言行，知时达务顺四时之变，秉性谦和，崇尚俭朴。

【原文】

人能应四时者，天地为之父母；知万物者，谓之天子。天有阴阳，人有十二节；天有寒暑，人有虚实。能经天地阴阳之化者，不失四时；知十二节之理者，圣智不能欺也；能存八动之变，五胜更立；能达虚实之数者，独出独入，呿吟至微，秋毫在目。

【出处】

《黄帝内经·素问·宝命全形篇》

【译文】

如人能顺应四时的阴阳变化，则天地间的一切势必都会成为他养护生命的源泉；知晓万物功用的人，就能成为万物的主宰而运用自如地驾驭它。天有阴阳形象，人有十二肢节；天有寒热往来，人有虚实盛衰。能经历和了解事物阴阳变化的，就能不违四时并能顺应之而延寿。能熟悉十二肢节和经络道理的人，就不会被他人欺骗蒙哄；能适应八方风动的变化，就能在五行生克变化中游刃自如；能通达虚实盛衰的征象而不惑者，就会具有独特的养生防病见解，即使是只凭观察到的呼吸呻吟等微细的反映，也能明察秋毫而一目了然。

【原文】

人生大期，百年为限，节护之者，可至千岁。

【出处】

南朝梁·陶弘景《养性延命录·教诫篇》

【译文】

人生命一般最大期限是一百年，但如能做到适当的节制和养护，有的人也可活到上千岁。

【原文】

心不忧乐，德之至也；通而不变，静之至也；嗜欲不载，虚之至也；无所好憎，平之至也；不与物散，粹之至也。

【出处】

西汉·刘安《淮南子·原道》

【译文】

心理情绪无极忧也无极乐，是有德的最高境界；通晓世道人情但不因而改变自己的淳朴本性，是心静的最高表现；没有特别的嗜好和欲望，是虚无恬淡的至高境界；对事物没有特殊的爱好和憎恨，是极高的心境平和的表现；心志不为外界事物所扰乱，是精神纯粹的最高表现。

【原文】

得道之士，化外而内不化；外化，所以入人也，内不化，所以全其身也。

【出处】

西汉·刘安《淮南子·人间》

【译文】

晓得养生之道的人，其外表形体可有所变化而纯正的内心却无变化；外形的变化是因入境问俗用以适应周围环境的，纯正的内心不变，是用来保全身心健康的。

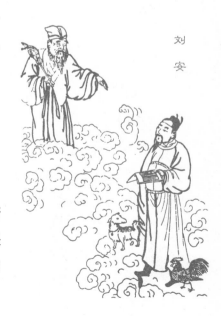

刘安

中华养生宝典

【原文】

得道之士，外亡中存，学以变情，为以治己，实而若虚，浑浑冥冥，若无所以，容疏言讷，貌朴而鄙，情达虚无，性通无有，寂泊无为，若无所止，遁名逃世，与神卧起，执道履和，物无不理，不合时俗，与天地友。

【出处】

汉·严遵《道德指归论·天下谓我篇》

【译文】

善于养生之道的人，外表似乎忘记而心中却时记有关法则，学是为了改变不适于养生的情欲，具体实践却是为了端正自己的养生做法，不断充实和修炼自己但内心却仍恬淡虚无，表面看似浑然无知，无所事事，仪容不整，言语迟钝，形貌简朴猥琐，性情虚无恬淡、默默无为，好似无所归依，隐姓匿名，远离世俗，与心神同卧同起，掌握法则，心身平和，使事物顺理成章，不为时俗所染，但却与天契合而增寿。

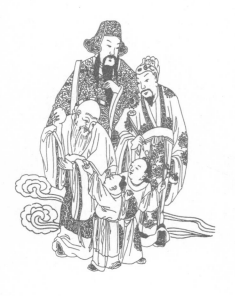

【原文】

人之所贵者生也，生之所贵者道也；人之有道若鱼之有水。

【出处】

唐·司马承祯《坐忘论·序》

【译文】

人最宝贵的东西是生命，生命最宝贵的是通晓养生之道而力行之；如能做到这样就会如鱼得水一样游刃自如。

【原文】

势利不能诱也，辩者不能说也，声色不能淫也。美者不能滥也，智者不能动也，勇者不能恐也，此真人之道也。

【出处】

西汉·刘安《淮南子·俶真》

【译文】

权势和利益不能诱惑他，善辩的人不能说服它，靡靡之音和沉鱼落雁之色不能使他淫乱。美女不能使他放浪形骸，智力好的人无法煽动他，勇猛的人也无法使他恐惧，这就是懂得养生的人所具备的条件和原则。

真　　人

【原文】

何谓真人？

古之真人，不逆寡，不雄成，不漠士。若然者，过而弗悔，当而不自得也。若然者，登高不慄，入水不濡，入火不热，是知之能登假于道也若此。

古之真人，其寝不梦，其觉无忧，其食不甘，其息深深。真人之息以踵，众人之息以喉。屈服者，其嗌言若哇。其者欲深者，其天机浅。

古之真人，不知悦生，不知恶死。其出不诉，其入不距。翛然而往，翛然而来而已矣。不忘其所始，不求其所终。受而喜之，忘而复之，是之谓不以心捐道，不以人助天，是之谓真人。若然者，其心志，其容寂，其颡頯。凄然似秋，暖然似春，喜怒通四时，与物有宜而莫知其极……

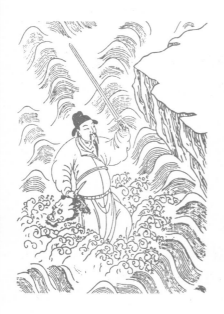

古之真人，其状义而不朋，若不足而不承；与乎其觚而不坚也；张乎其虚而不华也；邴邴乎其似喜乎；崔乎其不得已乎；滀乎进我色也；与乎止我德也；厉乎其似世也；謷乎其未可制也；连乎其似好闭也；悗乎忘其言也。……天与人不相胜也，是之谓真人。

【出处】

战国·庄周《庄子·大宗师》

【译文】

什么叫真人？

古代的真人，（他）不视失败为违逆，（他）不因成功而沾沾自喜，（他）不会看不起读书人。像这样的人错过了时机而（他）不会后悔，恰遇时机而不自鸣得意。像这样的人登高不战栗，入水不觉湿，入火不觉热。这样便是知达到了道的境界。

古代的真人，他入睡不做梦，他醒来无忧无虑，他饮食不求甘美，他呼吸缓而沉。真人呼吸是从脚开始的。普通人用咽喉呼吸。务求得胜而理屈词穷，一旦说话时，就如咽喉被物噎住而嗫嚅。嗜欲深的人，他天性便浅。

古代的真人，不知道乐生，不知道恶死。出生时他不欢喜，入死时他不拒绝；潇洒自如地去了，潇洒自如地来了，（死生）不过这样而已。（他）不忘记他自己的生源，不寻求他自己的归宿。不论所受者为何，都坦然接受；享尽天年而止，重新回归造化。这就是不用心智去摒弃道，不用人为地去寻求天性。这叫做真人。他的心志专一，他的容貌寂静安闲，他的额头宽大而发着纯朴的光彩。悲凄时如秋天，温暖时似春天，喜怒（哀乐）如四时运行一样自然，顺物以化而不逆物性，（人们）无法测知他的底细……

古代的真人，他中立而不偏，他似有不足却不求增进。他虽有棱有角却

16

不固执一端，他心虽空闲却充实。他那舒畅的样子好像非常欢喜，他动于不得不动之时。表面上有所行动，而实际他的心却已静止。如世人那样勤奋地作为，（却因）心存高远而不被世人所羁制。他言语不便时如水静风平，无心的样子却似忘其所言……把天与人看作不是对立的，这便是真人。

【原文】

南伯子葵曰："道，可得学邪？"

曰："恶！恶可！子非其人也。夫卜梁倚有圣人之才，而无圣人之道；我有圣人之道，而无圣人之才。吾欲以教之，庶几其果为圣人乎！不然，以圣人之道告圣人之才，亦易矣。吾犹守而告之，参日，而后能外天下；已外天下矣，吾又守之七日，而后能外物；已外物矣，吾又守之九日，而后能外生；已外生矣，而后能朝彻；朝彻而后能见独；见独而后能无古今；无古今而后能入于不死不生。杀生者不死，生生者不生。其为物无不将也，无不迎也；无不毁也，无不成也。其名为撄宁。撄宁也者，撄而后成者也。

【出处】

战国·庄周《庄子·大宗师》

【译文】

南伯子葵问："道能够学得到吗？"

（女偶）说："不！不可以！你不是能学道的人。卜梁倚有圣人的材质，却缺少圣人的道；我有圣人之道，却没有圣人之才。我想用（圣人之道）教他，他（仰慕接圣人之道）大概可以成为圣人吧？（事实却）不这样。把圣人之道，告诉具有圣人之才的

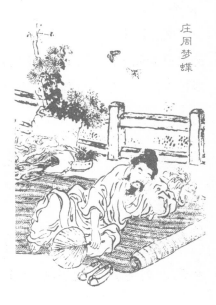

庄周梦蝶

人，是很容易的。（可是）我还是告诉他要固守心性。（我得道的过程如此）：守心三天之后，就能忘怀天下；忘怀天下后，我又守心七天，就能忘怀万物；已忘怀万物后，我又守心九天，便能忘生了；已能忘生，便心神开明如朝日四放光芒；心神已开明如朝光四射，便能见到那绝对的"道"了；见"道"之后，就能够没有古今（不受时间限制）；没有古今后，就能进入不死不生的境界——杀死生命的主宰（它自己）不会死，产生生命的主宰没有什么生。（人如能了解并达到这样的境界），就能够对于万物的变化没什么不欢送没什么不欢迎；（万物的变化）没有什么不是毁坏，没有什么不是玉成。这就叫做"撄宁"。"撄宁"就是能在一切扰乱中保持绝对寂静的心境。

【原文】

愚迷之人，不知生生者不生，化化者不化，以生为乐，以死为哀，畏死贪生。故养生过分，希生乖其道，则反丧其生。

【出处】

前蜀·杜光庭《道德真经广圣义》卷三十六

【译文】

愚蠢迷糊的人，怎能知道过于追求养性物质丰厚者反而不得长生，过分追求返老还童的变化者反而不易延寿，那些拘泥于生为欢乐、死为悲哀的人多贪生怕死。故过分强调长寿且违背养生之道的人反而更易丧生和夭折。

虚　静　养　心

【原文】

"虚"者，无藏者。故曰去知则奚求矣？无藏则奚设矣。无求无设则无虑，无虑则反复"虚"矣。

《管子·心术上》

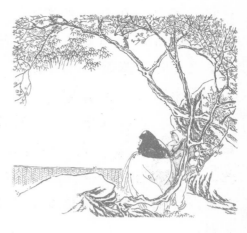

【译文】

"静虚"就是心中不怀有任何嗜欲杂念。所以去掉了各种图谋、成见还会有什么非分的要求呢？心中不怀嗜欲杂念，就无需设置任何图谋了。人没有非分之想，没有预先设置的图谋，心中就无忧无虑了，无忧无虑就会回到"静虚"的境界了。

【原文】

道也者，口之所不能言也，目之所不能视也，耳之所不能闻也，所以修心而正形也。人之所失以死，人之所得以生也。

【出处】

《管子·内业》

【译文】

养生之"道"是口说不出来，眼看不见，耳听不到的东西，是用来修心养性，使人形体健康的东西。人失掉这种养生之道就会死去，而得到它就能很好地生活。

【原文】

凡心之形，过知失生。一扬能化谓之神，一事能变谓之智。化不易气，变不易智。凡执一之君子能为此乎！执一不失，能君万物……形不正，德不来；中不静，心不治。正形摄德，天仁地义，则淫然而自至。神明之极照乎德，万物中义守不忒。不以物

中华养生宝典

19

乱官，不以官乱心，是谓中得。有神自在身，一往一来，莫之能思。失之必乱，得之必治。敬除其舍，精将自来。精想思之，宁念治之。严容畏敬，精将至定。得之而勿舍，精将自来。精想思之，宁念治之。严容畏敬，精将至定。得之而勿舍，耳目不淫，心无他图。正心在中，万物得度。道满天下，普在民所，民不能知也？在于心安。我心治官，乃治我心，安官乃安。治之者心也，安之者心也。心以藏心，心之中又有心焉。彼心之心，音以先言。音然后形，形然后言，言然后使，使然后治。不治必乱，乱则死。

【出处】

《管子·内业》

【译文】

养心之法，（应以虚静为本）过度地运用自己的聪明则会使人失却养生之道。事物千变万化，君子能做到无为无不为，以不变应万变，这就是英明和睿智。事物千变万化，却不能改变人的精气和睿智，只有坚持以不变应万变的君子才能做到这一点啊！坚持无为无不为这一原则，人们才不会有过失，这样才能够主宰万物……人的形体不端正，品德也就不具备；心中不能保持平静，情绪也就不能安定。如能做到形体端庄、恪守道德，效法天之仁，地之义，那么"德"就会自然而然地纷至沓来。有最高的神明照亮人的智慧，万物合于"义"的要求而做到没有差错。人不要被外部事物扰乱了感官，不能让感官扰乱了自己的心境。这样人的思想境界就可以说达到了"中和"的境界了。精神自然存在于人的身体中，它有来有往，这似乎令人不能理解。然而，人们失去它就会狂乱，得到它才能有条不紊地生活。所以应该恭敬地扫除杂念，虚心以待，精神自然会到来。人们（对得到的精神）精心地想着它，排除一切杂念安定它，以庄严的表情对它表示敬畏，精神将达到安宁。得到之后不要放弃它，耳目等感官不要贪图过度的欲望，心中也不要有其他非分之想，平常的"心"保持着一种"中和"状态，那么，万物都将各得其所了。"道"充满天下，普遍存在于百姓身边，但人们却不能觉察它的存在。如能解"道"之一言，其功能就可以察天及地，布满九州。怎样才能解道呢？关键在于心境安定。人的心是主宰各种器官的，各感官反过来又影响心镜。如果能使感官安定，人们的思想就可以安定，所以安定的关键在于"心"啊！心还可以藏心，心中又有心存在。理解那种"心中之心"要先从语言的声音开始。有了语音，语言才成为有形的东西，有了语音这种语言的物质外壳，人们才能感受到语言的存在。有了语言发出命令，人的器官和心才能得到安定。如果不能安定一定会导致狂乱，狂乱就导致死亡。

养心莫善于寡欲

【原文】

人之修真达性，不能顿悟，必须渐而进之，安而行之。

【出处】

唐·司马承祯《天隐子·渐门》

【译文】

人的修炼真元通达性命，基于这些养生诀窍和方法，是不能够在瞬间或短时间内领悟的，而必须修养,通过学习和实践而慢慢地有所领会和进步，也必须在渐有进步的过程中安心潜意地不断实践它。

【原文】

众人熙熙，如享太牢，如登春台；我独泊分其未兆，如婴儿之未孩。众人有余，而我独若遗，我愚人之心也哉。

【出处】

《老子·第廿三章》

世人对美食和美景多趋之若鹜，孜孜以求，而我却淡泊视之，纯真朴静。他人力求的东西而我却视为无物，我这纯真之心是不是愚钝的表现呢，我却认为此为养生之道。

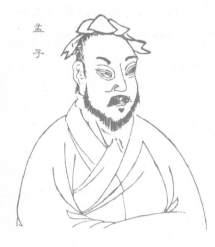

孟子

【原文】

养心莫善于寡欲。

【出处】

《孟子·尽心章下》

【译文】

养身修性的最好方法是尽量减少对物质的需求欲望。

【原文】

志闲而少欲，心安而不惧，无恚嗔之心……无思想之患，以恬愉为务，以自得为功。

【出处】

《素问·上古天真论》

【译文】

意志清闲而少欲望，心绪安详而无惧怕，无怨恨愤怒之心，思想上没有忧患，以恬淡愉快为本，以自得其乐而功。

【原文】

虚其欲。

中华养生宝典

22

【出处】

《管子·心术上》

【译文】

如果一个人欲望虚无或极少，则常可保存其精气，因精是生命的源泉。精气存则人自可健康长寿，体内外均得安康强健。

【原文】

必静必清，无劳女形，无摇女精，乃可以长生。

【出处】

《庄子·在宥》

【译文】

如常能做到清静无为，确保全真，既不劳损你的形体，也不损伤你的精气，这样的人就能益寿延年而长生不老。

【原文】

人生而命有长短者，非自然也，皆由将身不慎。

【出处】

《养性延命录·道机》

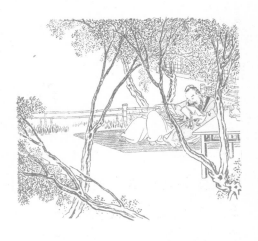

【译文】

一个人生命的长短，并不全是决定于自然先天的禀赋。人生命的长短都由于后天自然的摄护是否谨慎和合于摄生之道。

【原文】

若能游心虚静，息虚无为，服元气于子后，时导引于闲室，摄养无亏，兼饵良药，是常分也。

【出处】

《养性延命录》

【译文】

如一个人能做到心思恬淡虚无、无为而少思虑，且半夜能领元气行气功，白天运导引于空闲室内，摄养心身使之无有亏损，兼服食养生良药，则常可延年益寿，活上百岁的也很平常。

【原文】

调神气，慎酒色，节起居，省思虑……为长生之大端。

【出处】

《华氏中藏经》

【译文】

注意调节精神形气，在酒色上要谨慎不贪，起居须加节制适中，尽量减省物质享受的忧虑……这些都是养生长寿的重要方法措施。

积善者体健

【原文】

欲求长生者，必欲积善立功，慈心于物，恕己及人，仁逮昆虫，乐人之吉，愍人之苦，周人之急，救人之穷，手不伤生，口不劝祸，见人之得如己之得，见人之失如己之失，不自贵，不自誉，不嫉妒胜己，不佞谄阴贼，如此乃为有德。

【出处】

晋·葛洪《抱朴子·内篇·微旨》

【译文】

要追求长生之道，必须要积善行立功德，以慈悲之心对待万物，推己及人，仁心及于昆虫，乐于看到别人的幸福，同情别人的疾苦，别人急需时加以资助，别人穷困时伸手救济，手不伤害生命，口不挑逗祸端，见人有收获像自己有收获一样高兴，见人有过失像自己有过失般（忧愁），不自恃尊贵，不称誉自己，不妒忌胜过自己的人，不花言巧语谄媚人，也不在暗中害人，这样才称得上有德。

【原文】

百行周备，虽绝药饵足以遐年。德行不克，纵服玉液金丹未能延寿。

【出处】

《备急千金要方》卷二十七

【译文】

应做的善行做周全，虽然不服药也足以长寿，德行有欠缺，即使服下玉液金丹，也不能延年。

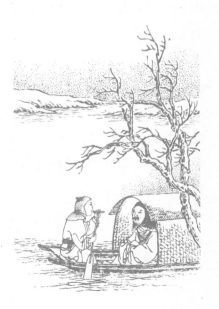

【原文】

古之知道者，务全其生；务全其生者，不亡其所有也；不亡其所有也，道之守也；道之守者，神之舍也。是故全生者为上，亏生者次之，死次之，迫斯为下矣。所谓全生者，六欲皆得其宜也。所谓亏生者，欲欲分得其宜也。夫亏生则于其所尊者薄矣，其亏弥甚，则其尊弥薄。所谓死者，无有所知而复其未生也。所谓迫生者，六欲莫得其宜也，皆获其所恶者也。辱莫大于不义，不义者迫生也。故曰：迫生不如死，人之常情。耳闻而目见也，耳闻所甚恶，不如无闻；目见所甚不欲，不如无见……迫生之人，鞠穷而归，故曰：迫斯为下矣。

【出处】

战国·程本《子华子·阳城胥渠问》

【译文】

古来深知"道"的人，尽力保全他自己的天性本真；尽力保全天性本真，（也就是）不失去他（本来）所有的天禀；不失去他（本来）所有的天资，"道"便能聚集于身；"道"聚集于身，"神"便来守身。所以保全天性本真为上境，亏先性为次，完全失天性则更次，（而）接近死亡是最下境界。所谓保全天性，是指所有欲望都能同时相得其当。所谓亏失天性，是指所有欲望中的每一种都希望各得其宜（而这恰恰是养性修身所要避免的情况）。亏失天性便是使本来应该追求的东西逐渐失去，亏失天性越厉害，则应该尊崇应该得到的便越来越少。所谓完全丧失天性，是指本来自身没有这方面的天赋也无法求得。所谓挫败天性，是指各种欲望都不得其当，而得到的却是本来厌恶的。使自己受辱的情况没有比行为不当更厉害的了，行不宜之举必然使自己的天性受损。所以说，挫败天性不如丧失天性，这是人的常情。（一般来说）耳朵听到的是自己极其厌恶的，不如不听；眼睛看到的是自己极不愿意（看）的人与物，（还）不如不看……挫败天性的人（即使他努力去寻求延寿健身之法），他也只能使自己受辱而养身无效，所以说：挫败天性是最下境界。

中华养生宝典

平 虚 养 内

善养生者，养内；不善养生者，养外。

【出处】

明·高濂《遵生八笺》

【译文】

真正懂得养生的人，注重养内心、脏腑的安和调适；不善于养生的人，则多只注意外表形体的摄养。

【原文】

内外俱有养，则恬愉自得而无耗损之患，故寿亦可以百数。

【出处】

明·张景岳《摄生篇·类经》

【译文】

对内心脏腑和外形肢体都注意保养，则常心神康乐自得、脏腑形体亦无虚损之虞，持这种内外养生并举的人，其寿命多可活到百岁。

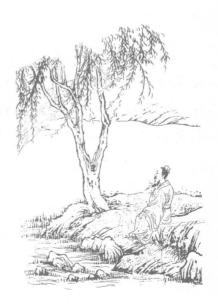

【原文】

暗其天君，乱其天官，弃其天养，逆其天政，背其天情，以丧天

27

功，夫是之谓大凶。圣人清其天君，正其天官，备其天养，顺其天政，养其天情，以全其天功；如是，则知其所为，知其所不为矣；则天地官，而万物役矣。其行曲治，其养曲适，其生不伤，夫是之谓知天。

【出处】

战国·荀况《荀子·天论篇》

【译文】

使天君昏暗不明（心绪昏乱不宁），扰乱天官的功能（官能享受过度），放弃天养（不守本节用，违背自然生息之道），违反天政，压抑天情，因而丧失天功，这叫做大凶。圣人使天君清静（心绪平静），顺理天官的功能（官能享受有度），充实天养（守本节用，顺应自然生息之理），顺从天政，涵养天情，因此成全天功，这样，就能知道什么是自己应该做的，什么是不该做的了。天地（之间的规律）就能被掌握，万物也就能被役使了。（这样）自己的行为就会平顺，自己的护养就会安适，自己的生命就不会受到伤害，这就叫做知天（懂得自然规律并能适应它而行事）。

【原文】

心平愉，则色不及佣而可以养目，声不及佣而可以养耳；蔬食菜羹而可以养口；粗布之衣、粗紃之履而可以养体；局室、芦帘、稿蓐、敝机筵而可以养形。故无万物之美而可以养乐，无执列之位而可以养名。如是而加天下焉，其为天下多，其私乐少矣，夫是之谓重己役物。

【出处】

战国·荀况《荀子·正名篇》

内心平静愉快，那么万物的颜色（虽然）不如平常的，却可以用来保养眼睛；声音不及平常的，却可以保养耳朵；粗茶淡饭（虽然不够讲究）却可以保养口齿；粗布衣服，粗麻鞋子，（虽然不够华丽）却可以保养身体；窄屋子、芦苇帘子、草席蓆、旧桌椅（虽然不够舒适）却可以保养形体。所以，（只要能保持内心的平静、愉快，那么就会）在外物并不美的情况下，却可以保持生活乐趣；没有高官显位的情况下，却可以美名远扬。像这样的人，如果把治理天下的重任加于他们，那么他们为天下操劳的时间就会多，而为自己寻乐的时间就会少。这就叫做保重自己而役使外物。

【原文】

是故能通于养气之术者，不可以不务白也；且气不胜，邪攻之矣；攻之而不已，则气必挫；挫之而不已，则向于消亡矣。正气渐尽，邪术壮长，心伤于中而色泽外变，神去其干而死矣。是以古之知道者，筑垒以防邪，疏源以毓真；深居静处，不为物撄；动息出入，而与神气俱，魂魄守戒，谨室其兑，专一不分，真气乃存。上下灌注，气乃流通，如水之流，如日月之行而不休，阴营其脏，阳固其腑，源流汩汩，满而不溢，冲而不盈，夫是之谓久生。

【出处】

战国·程本《子华子·大道》

【译文】

所以，能通晓养气之术的人，不可以不追求纯白（境界）；而且一旦（体内）元气不旺，则邪气便侵身；邪气不断地侵袭，则（身体内的）元气必受挫；元气不断地被（邪气）所挫，那么元气便接近于消亡的境界。正气逐渐消失，邪气必定逐渐增强壮大，内心受伤必然通过外表的色泽而表现，

中华养生宝典

元神离开人体则人就必死了。所以，古代知晓"道"的人，心中筑起堡垒以阻挡邪气的侵袭，疏通心源以求养育真气；深居静处，不被外物扰乱（心境）；静居外出，元神真气与他共存，魂魄守护其心，谨慎地堵住与外界接触的器官（不与外界接触），心神专一宁静，真气便长存（于心中）。真气上下灌注，周行于身内，就如水流动，就如日月飞行而无止境，阴气护住他的五脏，阳气固守他的六腑，（阴气阳气运行于体内）就如同涓涓细流（连绵不绝），（如同）器皿中水满却不溢出，（如同）气冲贯于宇宙却似不充一样。这样的境界才是长生（的境界）。

【原文】

惟虚为能集道，惟平为能载道。无所于阂，无所于忤，虚之至也。左不偏于左，右不偏于右，无作好也，无作恶也，如悬衡者然，平之至也……嗜欲炎之，好憎冰之。炎与冰交战焉，则必两相伤者矣。是以革四护则裂，胃中满则充，薄气发喑，惴怖作狂，积忧损心，心气乃焦。做曰：一虚一平，而道自生；一平一虚，而道自居。

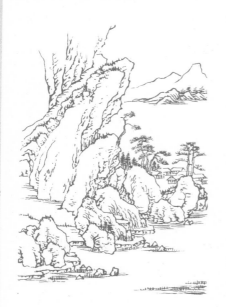

【出处】

战国·程本《子华子·执中》

【译文】

只有心中虚静才能聚集"道"于身，只有行为平正（或译为"中庸"）才能载运"道"。没有任何隔阂，没有任何违逆，这是虚静到了极致。向左，却不偏向于左；向右，却不偏向于右；不作好事，不为恶行，就如悬着的衡器一样（不偏不倚），这是平正到了极致。……嗜望欲求使心神（时而）

中华养生宝典

激荡，喜好憎恶（时而）使心神冷静。（嗜望欲求使）心神激荡与（喜好憎恶使）心神冷静这两种情况交互出现，必使这两处心境无法达到和谐。所以，皮革，如果人们使它向四周扩展，皮革就势必断裂；胃中有物，则胃便充实而不凹陷。气薄，使（人）嗓子发哑，恐惧，使（人）发狂，积忧使心神受损，（长此以往）心神元气便枯竭。所以说：（人们只要）心虚静行平正，道便生于心；（人们只要）行平正心虚静，道便久居于身。

善养生者养内，不善养生者养外

【原文】

能任理而不任情，则所养可谓善者矣。

【出处】

宋·张杲《医说》

【译文】

生活中如能任用理法原则而不随情欲，则如此的修养可说是善于养生的了。

【原文】

少不勤行，壮不意时，长而安贫，老而寡欲，闲心劳形，养生之方也。

【出处】

南朝梁·陶弘景《养性延命录·教诫篇》

【译文】

年少时行为勤勉有度，壮年时能注意时令世事的变化，年长时能安于贫困，年老时能清心少欲，心态清闲、形体适当劳动锻炼……这些都是有助于养生的秘方。

【原文】

内外俱有养，则恬愉自得而无耗损之患，故寿亦可以百数。

【出处】

明·张景岳《摄生篇·类经》

【译文】

对内心脏腑和外形肢体都注意保养，则常心神自得、脏腑形体亦无虚损之虞，持这内外养生并举的人，其寿命多可活到百岁。

【原文】

养生之法有四：曰寡欲，曰慎动，曰法时，曰却疾。

【出处】

明·万金《养生四要》

【译文】

养生的法则有四项：就是清心寡欲，适当的运动和不轻举妄动，顺从时令的变化而对应，预防疾病的发生。

【原文】

养心无别法，只寡言、少食、息怒数般。

【出处】

清·梁章钜《浪迹丛谈》

养生时的养心没有其他方法，但只须做到尽可能少讲话、饮食适可而止和尽可能不发怒这几点。

【原文】

圣人之于声色滋味也，利于性则取之，害于性则弃之，此全性之道也。

【出处】

战国《吕氏春秋·本生》

【译文】

懂得养生的人对闻声音的听欲、视颜色的色欲、觉滋味的食欲，其取舍原则是，有利于养生养性的就择用它，不利于养生养性的就舍弃它。这是养生养性的一条重要原则。

【原文】

虽常服药，而不知养性之术，亦难以长生也。

【出处】

南朝梁·陶弘景《养性延命录·食诫》

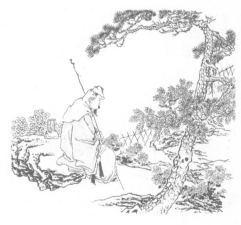

【译文】

虽平时常服药调治，但却不知"修身养性"方法的人，也难达延年益寿的目的。

中华养生宝典

33

【原文】

天下悠悠，皆可长生也，患于犹豫，故不成耳。

【出处】

晋·葛洪《抱朴子·黄白》

【译文】

世界上众多的人，都有可能延寿长生，但所考虑的是，有的人对选用养生之法疑虑不决，以致不能成功。

养 生 十 要

【原文】

养生大要，一曰啬神，二曰爱气，三曰养形，四曰导引，五曰合语，六曰饮食，七曰房室，八曰反俗，九曰医药，十曰禁忌。过此以往，义可略焉。

【出处】

南朝梁·陶弘景《养性延命录》

【译文】

养生大致有下列十大要则：一是守护心神以防心猿意马，二是爱惜元气，三是护养身体，四是气功导引，五是言语合度，六是饮食调理，七是夫妻和睦性事和谐，八是反对恶陋习俗，九是合理使用医药，十是宜忌得当。除上述以外的养生法，就不那么重要了。

【原文】

养心无别法，只寡言、少食、息怒数般。

【出处】

清·梁章钜《浪迹丛谈》

【译文】

养生时的养心没有其他方法，只须做到尽可能少讲话、饮食适可而止和尽可能不发怒气这几点。

【原文】

圣人之于声色滋味也，利于性则取之，害于性则弃之，此全性之道也。

【出处】

战国·《吕氏春秋·本生》

【译文】

懂得养生的人对闻声音的听欲、视美色的色欲、觉滋味的食欲，其取舍原则是，有利于养生养性的就择用它，不利于养生养性的就舍弃它。这是养生养性的一条重要原则。

【原文】

虽常服药，而不知养性之术，亦难以长生也。

【出处】

南朝梁·陶弘景《养性延命录·食诫》

【译文】

虽平时常服药调治，但却不知"修身养性"方法的人，也难达延年益寿的目的。

【原文】

天下悠悠，皆可长生也，患于犹豫，故不成耳。

【出处】

晋·葛洪《抱朴子·黄白》

【译文】

世界上的芸芸众生，都有可能延寿长生，但所考虑的是，有的人对选用养生之法疑虑不决或延误时机，以致不能成功。

通调有天年

【原文】

黄帝问于岐伯曰："愿闻人之始生，何气筑为基？何立而为楯？何失而死？何得而生？"

岐伯曰："以母为基，以父为楯，失神者死，得神者生也。"

黄帝曰："何者为神？"

岐伯曰："血气已和，营卫已通，五脏已成，神气舍心，魂魄毕具，乃成为人。"

黄帝曰："人之寿天不同，或天寿，或卒死，或病久，愿闻其道。"

岐伯曰："五脏坚固，血脉和调，肌肉解利，皮肤致密，营卫之行，不失其常，呼吸微徐，气以度行，气以度行，六腑化谷，津液布扬，各如其常，故能长久。"

黄帝曰："人之寿百岁而死，何以致之？"

岐伯曰："使道隧以长，基墙高以方，通调营卫，三部三里起，骨高肉满，百岁乃得终。"

黄帝曰："其气之盛衰，以致其死，可得闻乎？"

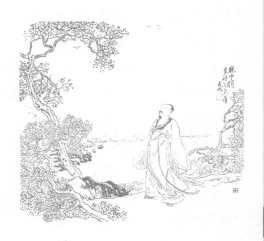

岐伯曰："人生十岁，五脏始定，血气可通，其气在下，故好走。二十岁，血气始盛，肌肉方长，故好趋。三十岁血气始盛，肌肉方长，故好趋。三十岁，五脏大定，肌肉坚固，血脉盛满，故好步。四十岁，五脏六腑十二经脉，皆大盛以平定，腠理始疏，荣华颓落，发颇斑白，平盛不摇，故好坐。五十岁，肝气始衰，肝叶始薄，胆汁始减，目始不明。六十岁，心气始衰，若忧悲，血气懈惰，故好卧。七十岁，脾气虚，皮肤枯。八十岁，肺气衰，魂魄离散，故言善误。九十岁，肾气焦，四脏经脉空虚。百岁，五脏皆虚，神气皆去，形骸独居而终矣。"

黄帝曰："其不能终寿而死者，何如？"

岐伯曰："其五脏皆不坚，使道不长，空外以张，喘息暴疾；又卑基墙薄，脉少血，其肉不实，数中风寒，血气虚，脉不通，真邪相攻，乱而相引，故中寿而尽也。"

【出处】

《黄帝内经·灵枢·天年》

【译文】

黄帝问岐伯道："我想知道人在生命开始的时候，是以什么做基础的？又是用什么做保护自己的武器呢？损失了什么东西就会死亡？得到了什么东西就能生存？"

岐伯说："人的生命是用母亲的血做基础，凭父亲的精做防卫武器的。父精母血结合而产生元神，失去元神就会死亡，有了元神就有了生命。"

黄帝问："什么是元神？"

岐伯说："当血气已经和调，营卫已经畅通，五脏已经形成，先天的元气已经进入新肌体的心灵之中，魂、魄也已全部齐备，这时候，一个健全的人体便形成了。"

黄帝道："人的寿命长短各不相同，有中途夭折的，有高年长寿的，有猝然死亡的，有长期患病的。我很想知道这中间的道理。"

岐伯说："五脏健强，血脉调顺，肌肉通利无滞，皮肤固密，营卫的运行总能保持正常，呼吸均匀徐缓，全身的气有规律地流动，六腑消化食物并将精气、津液敷布滋养整个人体，如果这些功能都处在正常状态中，人的生命一定能够长久。"

黄帝问："有些人活到一百岁以后才死，他们是怎么达到这样高寿的呢？"

岐伯说："长寿的人，他的鼻孔和人中深邃而长，面部骨骼高厚而方正，营卫的循行通畅无阻，面部的上、中、下三停耸起而不平陷，骨骼高突，肌肉丰满，这种健壮体貌的人，可以活到百岁才死。"

黄帝问："这些长寿者的气血盛衰，以及从生到死这一过程的具体情形，可以讲给我听听吗？"

岐伯说："人成长到十岁的时候，五脏发育开始趋于稳定，血气运行已经畅通，生气主要在下肢，所以喜动而好走。到二十岁，血气开始壮盛，肌肉也开始发达，所以行动敏捷，走路喜欢带着小跑。到三十岁，五脏已经发育健全，肌肉更加发达、充实，血脉旺盛，所以步履稳重，喜欢从容不迫地行走。到四十岁，五脏、六腑、十二经脉，都已达到了旺盛的极点，从此腠理开始疏松，面部的容颜开始减退，头发渐渐花白，性情极其静定而不喜动，所以好坐。到五十岁，肝气开始衰退，肝叶开始变薄，胆汁开始减少，视觉开始模糊。到六十岁呢，心气开始衰弱，经常会产生忧愁悲伤的痛苦，血气已衰，运行不利，形体懈惰，所以好卧。七十岁，脾气虚弱，皮肤枯槁无光泽。八十岁，肺气衰弱，已经不能收藏魂魄，所以说话常常出错。九十岁，肾气也枯竭了，肝、心、脾、肺四脏和全身经脉也空虚了。到了一百岁，五脏都已空虚，神气都已消失，只剩下了一副形骸，直到终尽其天年。"

黄帝问："有人不能活到应有的年寿就死亡了，这是什么缘故？"

岐伯说："这种人是由于五脏脆弱，人中短浅，鼻孔向外张着，呼吸急促；同时面部瘦薄不丰，脉络气血不足，肌肉松弛不实，这样就会经常为风寒所中，使血气更加虚弱，经脉不能通畅，真气经常遭到邪气的侵袭，正气不足以拒邪，反而引邪深入，所以只活到年寿中途便死亡了。"

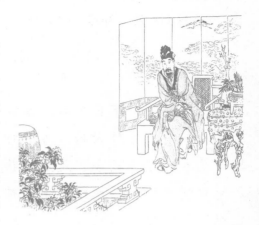

【原文】

医者，理也；理者，意也。药者，瀹也；瀹者，养也。腑脏之伏也，血气之留也，空窾之塞也，关鬲之碍也，意其所未然也，意其所将然也。察于四然者，而谨训于理，是之谓医。以其所有余也，而养其所乏也；以其所益多也，而养其所损也。反其所养，则益者弥损矣；反其所养，则有余者弥乏矣。察于二反者，而加疏瀹焉，夫是之谓药。

【出处】

战国·程本《子华子·北宫意问》

【译文】

医，即明病理；明病理，即究病因。药，即疏通障碍；疏通障碍，即养护身体。五脏六腑不宁，血气阻滞，孔窍堵塞，关隔障碍，推测它们没出现的症状，推究它们将要出现的症状。明察（脏腑、血气、孔窍、关隔）这四种情况，而细审病理，这便叫作"医"。以他所余之物来养补他所缺乏之物；以他所增加之物来补他所已损失之物。（如果）与应养补者反其道而行，则所

中华养生宝典

增加之物也会愈益受损；与应养补者反其道而行，则所余之物也变得更缺乏了。明察这两种反"补养"的情况，而加以疏通，这便叫作"药"。

【原文】

血气和合，营卫流畅，五脏成就，神气舍心，魂气毕具，然后成人。是故五脏六腑，各有神腑，各有神主，情禀于金火，气禀于水木，精气之合，是生十物：精神魂心意志思智虑是也。生之所自谓之精，两精相薄谓之神，随神往反谓之魂，并精出入谓之魄，所以格物谓之心，心有所忆谓之意，意有所存谓之志，志之所造谓之思，思而有所顾慕谓之虑，虑而有所决释谓之智……是以精上则滞，神惛则伏，魂拘则沉，魄散则耗，心忮则惑，志郁则陷，总营则囷，思涩则殆，虑殚则蒙，智碍则愚……

夫心也，五六之主也，精神之舍也。心之精为火……其窍上通于舌；肝之精为木……其窍上通于目；肺之精为金……其窍上通于鼻；肾之精为水……其窍上通于耳；脾之精为土……其窍上通于口。是故脾肾心肝肺，五官之司；口舌鼻耳目，五官之候。脾之藏情，肾之藏精，心之藏神，肝之藏魂，肺之藏魄。金木水火土，五精总；寒热风燥湿，五气之聚也……夫盈于天地之间而充物者，惟此五物也。凡五物之有，不可无也；其所无，不可有也。微者养之使章，弱者养之使强，损者养之使益，不足者养之使有余。无物不养也，无物不备也，夫是谓之和。喜怒哀恐思，不能泪也；视听言貌思，不能夺也，夫是之谓大和之国，无待于意而为医；大和之俗，无得于养而为药。不以物滑和，不以欲乱情。中无载则道集于虚矣，心无累则道载于平矣。安平恬愉，吐故纳新，静与阴同闭，动与阳俱开，若是者，由人而之天，合于太初之三气矣。

战国·程本《子华子·北官意问》

【译文】

　　血与气相融，躯体定型，五脏成就，神气依附心，魂气都具备，然后（作为一个人）才算成人了。所以人的五脏六腑各有其主。精由金火构成，气由水木铸成，精与气相接，才生发十物：精神魂魄心意志思智虑。生命所禀承的，叫作"精"；两精相接的，叫作"神"；随神往返的，叫作"魂"；与精出入的，叫作"魄"；穷究事理的，叫作"心"；心所忆的，叫作"意"；意所存的，叫作"志"；志所至的，叫作"思"；思而有所羡慕，叫作"虑"；虑而能有所取决，叫作"智"……所以精上浮，人便呆滞；神昏乱，人便低落；魂受制，人便沉闷；魄散乱，人便耗力费神；心生猜忌，人便迷惑；志抑郁，人便困窘；常谋求，人便迷惘；思枯涩，人便危险；虑尽竭，人便发蒙；智有障碍，人便变愚……

　　心，是五脏六腑的主宰，是精神的依存之处。心的精是火……心的孔窍上与舌相通；肝的精是木……肝的孔窍上与眼相连；肺的精是金……肺的孔窍上与鼻相通；肾的精是水……肾的孔窍上与耳相连；脾的精是土……脾的孔窍上与口相连。所以脾肾心肝肺是五官的统帅；口、舌、鼻、耳、目，是五官的使侯。意存于脾，精存于肾，神留于心，魂留于肝，魄留于肺。金木水火土，是五精的总和；寒热风燥湿，是五气的聚集……存留于天地之间而又贯流于物体的，只有这五种物质。凡是这五种物所有的，不能强使其无；凡是这五种物所无的，不可强使其有。不显明的，养护它并使它显明；虚弱的，养护它并使它强盛；损失的，养护它并使它再增加；不足的，养护它并使它变得丰余。任何物都加以养护，任何物都完备，这就是"和"。喜、怒、哀、恐、思，不能让它们如水流动（而应抛去它们）；视、听、言、貌、思，不可强夺而加以改变，这便叫"大和之国"，不须等待"意"而能明究病因；"大和之俗"，不须通过养护而能疏通内部障碍。不因外物扰乱"和"境，不因嗜欲淆乱性情。心中无任何负担而空无虚静，道便能集聚于身；心中无任何累赘而如衡器那样持平，道便能体现于这种"平"的境界。

安于"平"，立于"虚"，吐故而纳新，静居与阴气同静，行动时与阳气齐动，如能够达到这种境界，便能由人为境界而达到自然境界，从而与宇宙原始的三气相合（而有益于身，有利于心）。

【原文】

昔在黄帝，生而神灵，弱而能言，幼而徇齐，长而敦敏，成而登天。乃问于天师曰："余闻上古之人，春秋皆度百岁，而动作不衰。今时之人，年半百而动作皆衰者，时世异耶？人将失之耶？"岐伯对曰："上古之人，其知道者，法于阴阳，和于术数，食饮有节，起居有常，不妄作劳，故能形与神俱，而尽终其天年，度百岁乃去。今时之人不然也，以酒为浆，以妄为常，醉以入房，以欲竭其精，以耗散其真，不知持满，不时御神，务快其心，逆于生乐，起居无节，故半百而衰也。"

【出处】

《黄帝内经·素问·上古天真论》

【译文】

从前的轩辕黄帝，天生聪明过人，很小就学会了说话，幼小时就具备很强的理解力，长大之后，为人敦厚，思维敏捷，到成年时候，就做了天子。有一次他向天师岐伯问道："我听说上古时代的人，大都能活到一百岁，而他们的行动还没有衰老的迹象。现在的人，只活到五十岁左右，动作就显得衰老了，这是因为时代的变迁呢？还是因为人们违反了养生之道呢？"岐伯回答说："上古时代的人，懂得养生之道，能适应寒来暑往阴阳变化的规律，调和于养生的各种方法，饮食有节制，起居有常规，不使身体过度劳累，所以他们能使形体与精神都健壮协调，活到天赋之年，一百岁以后才去世。现在的人就不是这样了，他们把酒当成水浆一样贪饮，生活毫无规律，经常做本不该做的事，酒醉以后肆行房事，纵情沉溺于声色，以致竭尽精气，耗散真

中华养生宝典

42

元，不知道保持真元的充实，经常过度耗费精力，贪图一时的快意，违背养生之道而取乐，作息没有一定的规律，所以五十岁左右就衰老了。"

【原文】

身者，所为也；天下者，所以为也。审所以为，而轻重矣。今有人于此，断首以易冠，杀身以易衣，世必惑之。是何也？冠，所以饰首也，衣，所以饰身也，杀所饰要所以饰，则不知所为矣。世之专利有似于此。危身伤身，刈颈断头以徇利，则不知所为也。

【出处】

吕不韦《吕氏春秋·审为》

【译文】

自身的生命是行为动作的目的，天下是用来保养生命的手段。弄清哪个是目的，哪个是手段，问题的轻重位置就摆恰当了。假如现在有这样一个人，为了换帽子而砍掉头颅，为了换衣服而残杀躯体，世人必定会以为他糊涂。这是为什么呢？因为帽子是用来装饰头部的，衣服是用来打扮躯体的，残杀被装扮的东西以求得用以装扮的东西，这就是不懂得自己的行为动作的目的了。世上的趋向财利和这相似。他们危害身体、损伤生命，甚至不惜割断脖子、砍掉头颅以追求财利，这也是不知道行为之目的是什么的缘故。

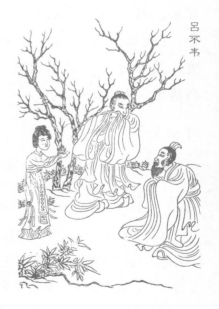

吕不韦

通阴阳而知养生

【原文】

《大有经》曰：或疑者云：始同起于无外，终受气于阴阳，载形魄于天地，资生长于食息，而有愚有智，有强有弱，有寿有夭，天耶？人耶？

解者曰：夫形生愚智，天也；强弱寿夭，人也。天道自然，人道自己。始而胎气充实，生而乳食有余，长而滋味不足，壮而声色有节者，强而寿；始而胎气虚耗，生而乳食不足，长而滋味有余，壮而声色自放者，弱而夭。生长全足，加以导养，年未可量。《道机》曰：人生而命有长短者，非自然也，皆由将身不谨慎，饮食过差，淫泆无度，忤逆阴阳，魂神不守，精竭命衰，百病萌生，故不终其寿。

【出处】

南朝梁·陶弘景《养性延命录》卷上《教诫》

【译文】

《大有经》说：有疑惑的人问：同样来到世间，同样受气于阴阳，载形于天地，同样靠着饮食呼吸而生长，却为何有的愚笨、有的聪明，有的强壮、有的弱小，有的长寿、有的短命？这是天注定的呢？还是人为造成的呢？

明白的人回答说：人的智力差别，是先天就有的；而体质的强弱、寿命的长短，则是人为造成的。一方面，大自然的客规律不以人的意志为转移；另一方面，各人的人生道路还要看各人怎样去走。初生时有好的禀赋，生长阶段乳食充足，成年、壮年时期注意节制饮食、声色，就会强健、长寿；初生时禀赋较差，生长阶段乳食有亏，成年、壮年时期饮食无节，肆意声色，就会形体薄弱、短命。生长、发育非常充分，再加以导引，年寿是不可限量的。《道机》说：人的生命有长短，并不是天然如此，全是由于对待自己的身体不谨慎，饮食不节，淫逸无度，阴阳不和，魂神不守，精竭命微，百病萌生，所以不能使其应有的寿命达到终点。

【原文】

世或有谓神仙可以学得，不死可以力致者；或云上寿百二十，古今所同，过此以往，莫非妖妄者。此皆两失其情，请试精论之。

夫神仙虽不目见，然记籍所载，前史所传，较而论之，其有必矣。似特受异气，禀之自然，非积学所能致也。至于导养得理，以尽性命，上获千余岁，下可数百年，可有之耳。而世皆不精，故莫能得之。

何以言之？夫服药求汗，或有弗获；而愧情一集，涣然流离。终朝未餐，则嚣然思食；而曾子衔哀，七日不饥。夜分而坐，则低迷思寝；内怀殷忧，则达旦不瞑。劲刷理鬓，醇醴发颜，仅乃得之；壮士之怒，赫然殊观，植发冲冠。由此言之，精神之于形骸，犹国之有君也。神躁于中，而形丧于外，犹君昏于上，国乱于下也。

夫为稼于汤之世，偏有一溉之功者，虽终归于焦烂，必一溉者后枯。然则一溉之益，固不可诬也。而世常谓一怒不足以侵性，一哀不足以伤身，轻而肆之。是犹不识一溉之益，而望嘉谷于旱苗者也。是以君子知形恃神以立，神须形以存，悟生理之易失，知一过之害生。故修性以保神，安心以全身，爱憎不栖于情，忧喜不留于意，泊然无感，而体气和平。又呼吸吐纳，服食养身，使形神相亲，表里俱济也。

夫田种者一亩十余斛，谓之良田，此天下之通称也；不知区种可百余斛。田种一也，至于树养不同，则功收相悬。谓商无十倍之价，农无百斛之望，此守常而不变者也。且豆令人重，榆令人瞑，合欢蠲忿，萱草忘忧，愚智所共知也。熏辛害目，豚鱼不养，常世所识也。虱处头而黑，麝食柏而香。颈处险而瘿，齿居晋而黄。推此而言，凡所食之气，蒸性染身莫不相应，岂惟蒸之使重，而无使轻；害之使暗，而无使明；熏之使黄，而无使坚；芬之使香，而无使延哉！故《神农》曰"上药养命"、"中药养性"者，诚知性命之理，因辅养以通也。

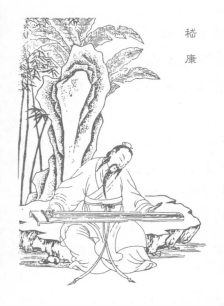

嵇康

【出处】

三国魏·《嵇康集》卷三《养生论》

【译文】

有人说神仙可由学习而成，不死可凭努力而致。也有人说，人的生命极限不过一百二十岁，古今皆同，说能超过这个岁数的，都是胡言乱语。这两种说法，都不符合实际情况。

神仙，虽然我们没有亲眼看到过，但是各种典籍、史书都有记载，细加考较，其有是可以肯定的。好像他们有着独特的先天禀赋，受于自然，不是后天积累知识、刻苦努力所能达到的。至于导引、摄养得法，得以享尽天年，多者达到千余岁，少者能活几百年，也是可能的。然而世人大多不能精通其术，所以没有人能到此限。

为什么这样说呢？吃药以求发汗，有时并不能出汗；但羞愧的心情一生，却汗出淋漓。一天不吃东西，就会觉得腹中空空，嗷嗷待食；而曾子服孝含哀，七日水浆不曾入口，却毫无饥饿之感。一般坐到半夜，就会神志迷糊，昏昏欲睡；但是如果心怀重忧，辗转反侧，直到天亮也不能入眠。用硬毛的刷子梳理头发，喝浓淳的美酒使面部发红，不过勉强如愿；壮士勃然而怒，就会立即面红耳赤，发上冲冠，完全变成了另一番模样。由此说来，精

中华养生宝典

神对于肉体，就同国家里的君主一样。体内精神躁扰不安，外部形体就会失去常态，犹如上面的君主昏庸腐朽，整个国家就会大乱一样。

商汤之世，大旱七年，五年不收。在那个时代种庄稼，能灌溉上一次，虽然终究要枯焦，但灌溉过一次的一定枯焦在后。显然，一次灌溉的好处肯定是不容抹杀的。然而世人常常认为，一次愤怒不至于损害生命，一次悲哀不至于损伤身体，从而不经意地予以放纵。这就如同不懂得一次灌溉的益处，却指望干旱的禾苗结出丰硕的果实来一样。所以君子懂得形体依赖精神而确立，精神依赖形体而存在，深知养生的道理容易被忽视，一次的过失也对生命有害。所以便修性以保神，安心以全身，不让爱憎进入情感中，不让忧喜留在我心胸内，淡泊冲和，无所触动，从而保持着身心的畅适和美；加上注意呼吸吐纳，服食养身，就可以取得形神相养、内外俱济的良好效果。

一亩地能收获十几斛粮食的就叫做良田，这是天下普遍的标准；但若是采用新的"区种"法，却可以一亩收获一百多斛。土地和种子都是一样的，由于种植和养护的方法不同，功效、收获的差别甚至如此之大。认为商人永远不会得到十倍的利润，农夫永远不要指望百斛的收成，这只是那些死守常规、不知变化的人们的看法。何况吃大豆能使人体重，吃榆树的叶和皮可以使人易于入睡，合欢树可以使人消除忿怒，忘忧草能使人忘记忧愁，更是人所共知的事实。气味强烈的蔬菜对眼睛有害，猪和鱼并不补养人，这是世上一般人都知道的。虱子生活在人的黑发中就成为黑色的，麝吃了芬香的柏树叶也就有了香气。人住在险阴的地方脖子就会长瘤，住在山西常吃大枣牙齿就会变黄。由此可以得出结论：凡是人们所吃的食品，所呼吸的空气，所接触的环境，这些都无时无刻地不在影响着人体，改变着人体，其间的关系、效应，既精微而又深远，又何止大豆能使人变重而不变轻、刺激物使眼睛变暗而不变明、山西大枣使牙齿变黄而不变坚、香柏能使麝体带香而不会使它延寿这么几种简单的外部现象呢！所以《神农本草经》中说："上等药材养命"，"中等药材养性"，这是真正懂得生命需要凭借外物的辅佐、滋养才能维持旺盛的道理啊。

【原文】

天生阴阳、寒暑、燥湿、四时之化、万物之变，莫不为利，莫不为害。圣人察阴阳之宜、辨万物之利以便生，故精神安乎形，而年寿得长焉。长也者，非短而续之也，毕其数也。毕数之务，在乎去害？何谓去害？大甘、大酸、大苦、大辛、大咸，五者充形则生害矣。大喜、大怒、大忧、大恐、大哀，五者接神则生害矣。大寒、大热、大燥、大湿、大风、大霖、大雾，七者动精则生害矣。故凡养生，莫若知本，知本则疾无由至矣。

【出处】

吕不韦《吕氏春秋·尽数》

【译文】

天生出阴阳、寒暑、燥湿以及四时的更替、万物的变化，没有一样不给人带来益处，也没有一样不给人带来危害。圣人能洞察阴阳变化的合宜之处，辨析万物的有利一面，以利于生命，所以精、神能安守在形体之中，而寿命得以长久。长久，并不是寿命本是短的而使它延长，而是使寿命尽其天年。尽其天年的要务在于避开危害。什么叫避开危害？过甜、过酸、过苦、过辣、过咸，这五种东西充满形体，那么生命就受到了危害了。过喜、过怒、过忧、过恐、过哀，这五种东西和精神接和，那么生命就受到危害了。过寒、过热、过燥、过湿、过多的风、过多的雨、过多的雾，这七种东西摇动人体内的精气，那么生命就受到危害了。所以，凡是养生，没有比知道这个根本更重要了，知道了养生的根本，疾病就无从产生了。

【原文】

君子行正气，小人行邪气。内便于性，外合于义，循理而动，不系于物者，正气也。重于滋味，淫于声色，发于喜怒，不顾后患者，邪气也。邪与正相伤，欲与性相害，不可两立，一置一废，故圣人损欲而从事于性。目好色，耳好声，口好味，接而说之，不知利害，嗜欲也。食之不宁于体，听之不合于道，视之不便于性，三官交争，以义为制者，心也……此四者耳目鼻口，不知所取去，心为之制，各得其所。由是观之，欲之不可胜明矣。凡治身养性，节寝处，适饮食，和喜怒，便动静，使在己者得，而邪气因而不生，岂若忧瘕疵之与痤疽之发而豫备之哉？

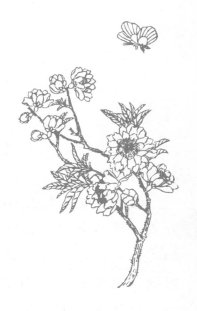

【出处】

西汉·刘安《淮南子·诠言训》

【译文】

得道之人行正气，不得道之人行邪气。内，于天性有利；外，与仁义相合；依（事）理而行，不被外物所牵累，这便是正气。（口鼻）沉醉于滋味（的享受），（耳目）沉溺于声色（的享乐），喜怒无常，不考虑后果，这便是邪气。（一个人体内）邪气与正气相损伤，物欲与天性相妨害，（邪气与正气）不可两立，必定一兴一废，所以，圣人减损物欲而专心于养性。眼好色，耳好声，口好味，（与此三者）应接而喜欢它们，不明白（其对于人）有利或有害，这些便是（人的）嗜好欲望。吃，却使形体不安宁；听，却不合于道；视，却于天性不利，视、听、食三者相争，必须以适度来节制它们，（这适度便是）心……对于耳、目、鼻、口四者，如果人们不知该取谁舍谁，可以以"心"来节制统治它们，（使它们）各得其应处的位置。由此看来，物欲不能尽力发挥，这很明白。凡是养身养性，（必定）要寝处有节，饮食适度，喜怒有常，动静合宜，使在自己身上的天性保持，那么邪气即使偶尔袭身也不会久据人心，（这样的人）岂会因担忧身将有瘕疵痤疽而预作防备呢？

49

摄 养 延 年

【原文】

或人难曰：人中之有老、彭，犹木中之有松柏，禀赋之自然，何可学乎？

抱朴子曰：夫陶冶造化，莫灵于人。故达其浅者，则能役用万物；得其深者，则能长生久视。知上药之延年，故服其药以求仙；知龟鹤之遐寿，故效其导引以增年。且夫松柏枝叶，与众木则别；龟鹤体貌，与众虫则殊。至于老、彭，犹是人耳，非异类，而寿得长者，由于得道，非自然也。众木不能法松柏，诸虫不能学龟鹤，是以短折耳。人有明哲，能修老、彭之道，则可与之同功矣。

【出处】

晋·葛洪《抱朴子·内篇·对俗》

【译文】

有人诘难道：人们之中有老子、彭祖这样的长寿者，是否由于他们先天的禀赋特殊，就像树木之中有四季长青、千年不老的松柏一样，而不是后天所可学习的呢？

抱朴子回答说：作育自身，裁成自然，万物之中，这种能力没有能超过人类的。所以人在这一方面，造诣低的可以役用万物；造诣高的则可以长生长寿。他们知道上等药材能够延年，就服食它以求达到神仙那样的高龄；知道乌龟、仙鹤寿命很长，就模仿它们的动作从事导引，以期增加年寿。况且松柏的树叶和其他树木有区别的，龟鹤的体貌与其他禽兽也是不同的，它们之间寿命的长短犹可归于禀赋；至于老子、彭祖则和别人一样是人，不是异类。他们之所以能够长寿，是因为他们行合大道，并非出自天然。其他的树木不能效法松柏，其他的禽兽不能学习龟鹤，因此只能听任自然而短折。人有主观能动性，能够学习老子、彭祖的方式方法，所以是完全可以取得和他们一样的功效的。

【原文】

世人不察，惟五谷是见，声色是耽，目惑玄黄，耳务淫哇；滋味煎其府藏，醴醪鬻其肠胃，香芳腐其骨髓，喜怒悖其正气，思虑销其精神，哀乐殃其平粹。无以蕞尔之躯，攻之者非一涂，易竭之身，而外内受敌；身非木石，其能久乎？其自用甚者，饮食不节，以坐百病；好色不倦，以致乏绝；风寒所灾，百毒所伤；中道夭于众难，世皆知笑悼，谓之不善持生也！至于措身失理，亡之于微，积微成损，积损成衰，从衰得白，从老到终，闷若无端。中智以下，谓之自然，纵少觉悟，感叹恨于所遇之初，而不知慎众险于未兆，是犹桓侯抱将死之疾，而怒扁鹊之先见：以觉痛之日为受病之始也。害成于微，而救之于著，故有无功之治。驰骋常人之域，故有一切之寿。仰观俯察，莫不皆然。以多自让，以同自慰，谓天地之理，尽此而已矣。

【出处】

晋·嵇康《养生论》

【译文】

世人们不了解（养生之道），只看到五谷（可以养生），沉溺于声乐和美女，眼睛也被各种色彩所迷惑，耳朵里听到的也都是靡靡淫荡之音；各样的滋味煎熬着他的脏腑，各色美酒烧煮着他的肠胃，各种芳香腐蚀着他的骨髓，喜怒无常阻扼着他的正气，思虑万端消磨着他的精神，忽哀忽乐伤害了他的平静与安宁。对人的这种小小的身躯，进攻的力量又不是来自某一个方面，（本来就）容易衰竭的身体，却外面和里面同时受到攻击；身体不是木

中华养生宝典

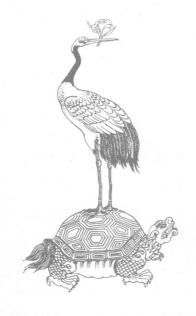

头和石块，这样下去怎能长久呢？那些极其自以为是的人，饮食没有节制，从而生出种种疾病；贪恋女色而不知疲倦，以致极端疲惫；风寒引起灾殃，百毒造成伤亡；人正当中年却因众多疾病缠身而丧生，世人都知道这可叹可悲，称他们是不善于养生啊！由于平时对身体失于调理，无视微小的变化，结果微小的变化多了就造成损伤，损伤多了就造成衰弱，由于衰弱而头生白发，由头生白发而渐渐衰老，由衰老以至于死亡，（然而却一直）还不明白这是怎么造成的。一般人都认为这是自然之理，即使年老时曾有所觉悟，却都叹恨当初未能很好保养，却不知道在疾病萌芽时就应当谨慎，犹如桓侯染上致死的病（自己不知道），却怨怪扁鹊没有先见之明，等到他感到疼痛，还认为是病刚开始呢！大害是由于微小之变形成的，（微小时不注意却要）到显著时才救治，所以才有徒劳无功的举动。通观常人的世界，所以有各种寿数；纵观四面八方，没有不是这样的。（于是人们）以多是如此来证明真理，以与人相同来自我安慰，认为天地间所有的养生之理，全部都在这儿了。

【原文】

善养生者则不然矣。清虚静泰，少私寡欲；知名位之伤德，故忽而不营，非欲而强禁也；识厚味之害性，故弃而弗顾，非贪而后抑也；外物以累心，不存神气，以醇白独著；旷然无忧患，寂然无思虑，又守之以一，养之以和，和理日济，同乎大顺。然后蒸以灵芝，润以醴泉，晞以朝阳，绥以五弦，无内自得，体妙心玄，忘欢而后乐足，遗生而后身存，若此以往，庶可与羡门比寿，王乔争年，何为共无有哉？

三国魏·嵇康《养生论》

【译文】

　　善于养生的人就不是这样了。（他们）心境清静安定，没有私心邪欲；知道名利地位有损德性，所以无视它不去追求它，而不是心里想着外表加以克制；懂得味道太浓厚会伤害身心，所以抛弃它而毫不顾惜，而不是先有贪慕之心然后再加以抑制；外界的事物连累人的心灵，就不让它们杂存于自己的精神气禀中，而以单纯明朗独自标榜；（他们）心地宽阔而无患难事，安静平定而没有私心邪虑，再加上（他们）遵循大道公理，以恬淡平和的心境来涵养自身，怡和的心境与大道公理一天天增长，（最后就）互相融合而成为一体。然后嗅着灵芝的芳香，吮吸着甜美的泉水，沐浴着灿烂的阳光，弹奏着五弦琴儿，悠然自得，身心和乐玄妙；不知道欢乐才是最大的欢乐，忘记了生命而后身体才真能得到存养。这样下去，就几乎可以与羡门比寿长，和王乔争年高，怎么能说养生之道不存在呢?

与其服延年之药，不若守保身之方

【原文】

　　身欲宁，去声色，禁嗜欲，安形性，定心气。

【出处】

　　《礼记·月令》

【译文】

　　身体要想平安健康，就要舍弃歌舞女色，禁绝不良嗜好与欲念，修养自己的身心，稳定自己的心气。

【原文】

嗜欲使人气淫，好憎使人精劳。

【出处】

《文子·九宋》

【译文】

爱好私欲会使人元气大伤，喜爱憎恨会使人的精神劳损。

【原文】

心清欲寡则气平体胖。

【出处】

明·龙遵叙《饮食绅言》

【译文】

心地高洁，欲念淡漠，就能气平体胖。

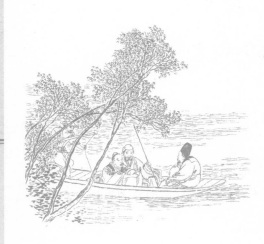

【原文】

老人之情欲豪畅，不欲郁瘀，可以养生。

【出处】

明·吕坤《呻吟语·修身》

【译文】

年纪大的人心情应该痛快舒爽，不要忧闷寡欢，这样可以保养身体。

【原文】

与其服延年之药，不若守保身之方。

【出处】

明·吕坤《呻吟语·修身》

【译文】

与其服延年益寿的药品，不如遵守保养身体的方法。

【原文】

精神不运则愚，血脉不运则病。

【出处】

明·赵希鹄《调燮类编》卷二

【译文】

思想不开动就会愚笨，血脉不畅通运行就会生病。

【原文】

老来病都是壮时招疾。

【出处】

清·石成金《传家宝·绅喻》

老年时的疾病都是年轻时不注意招来的隐患。

【原文】

卫生切要知三戒：大怒、大饱并大醉。

清·石成金《传家宝·卫生歌·起居》

【译文】

讲究卫生一定要知道三条戒律：盛怒、过饱和大醉都不合卫生要求。

【原文】

无病之声，不知其乐也；病生，始知无病之乐。

【出处】

清·史典《愿体集》

【译文】

一个人无病的时候，不知道无病的快乐；生了病，才知道无病的快乐。

【原文】

体欲常劳，食欲常少；劳勿过极，少勿过虚。

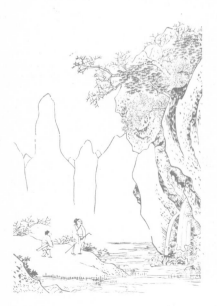

【出处】

《神仙传·封衡》

【译文】

身体要经常运动，吃东西要经常保持少量；运动但不要过分，少吃但不要不够身体的营养。

【原文】

无以所好害身，无以嗜欲妨生。

汉·刘向《说苑·谈丛》

【译文】

不要因为对某种事物的嗜好而伤害自己的身体，不要因为自己的嗜好和欲求而妨害生命。

养 生 五 难

【原文】

养生有五难：名利不灭，此一难也；喜怒不除，此二难也；声色不去，此三难也；滋味不绝，此四难也；神虚精散，此五难也。五者必存，虽心希难老，口诵至言，咀嚼英华，呼吸太阳，不能不回其操，不夭其年也。五者无于胸中，则信顺日济，玄德日全。不祈喜而有福，不求寿而自延，此养生之大旨也。

【出处】

三国魏·嵇康《答难养生论》

【译文】

养生有五大难：追名求利之心不灭，这是一难；喜怒之情不除，这是二难；声色之欲不去，这是三难；贪图美味之念不绝，这是四难；神情虚妄，精气四散，这是五难。这五难不去除，虽然心里希求着长生不老，嘴上诵读着至理名言，咀嚼着芬芳嫩蕊，呼吸着阴阳二气，仍很难做到不事与愿违，不中年丧命。（如果）心中去除了这五难，就会信服顺从，日日长进，完成了至大美德。无需祈求而自有福禄，不求高寿而自然寿长，这是养生之道的基本精神啊！

病 六 不 治

【原文】

使圣人预知微，能使良医得蚤从事，则疾可已，身可活也。人之所病，病疾多；而医之所祸，病道。故病有六不治：骄恣不论于理，一不治也；轻身重财，二不治也；衣食不能适，三不治也；阴阳并，藏气不定，四不治也；形羸不能服药，五不治也；信巫不信医，六不治也。有此一者，则重难治也。

【出处】

汉·司马迁《史记·扁鹊仓公列传》

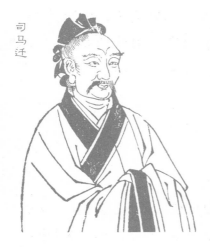

司马迁

【译文】

要是让圣哲之人从细小之事上预见未来，从而能使高明的医生早日着手治理，那么不仅病可以得到控制，人的身体机能也能重新复活。人们所忧虑的，是担忧疾病过多；医生所忧虑的，是担忧治病的方法太少。所以有六种情况的病无法治理：骄横放荡与道德伦理相违悖，这是一不可治；轻视身体看重财富，这是二不可治；衣食方面不能适宜，这是三不可治；阴阳之气混杂，体内之气不能安定，这是四不可治；身体过于虚弱不能服用药物调理，这是五不可治；迷信巫术而不相信医生，这是六不可治。这六种之中有一样沾身，就会病情沉重而难以治理。

中华养生宝典

只有一身宜爱护，少教冰炭通心神

【原文】

人之于身也，兼所爱；兼所爱，则兼所养也。无尺寸之肤不爱焉，则无尺寸之肤不养也。

【出处】

《孟子·告子章》

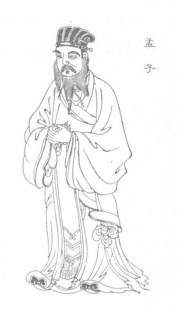

孟子

【译文】

人对于自己的身体，各部分都要爱护；各部分都爱护，就各部分都要保养。没有一尺一寸的皮肤不爱护，就没有一尺一寸的皮肤不保养。

【原文】

人生之为体，易伤难养。

【出处】

晋·葛洪《抱朴子·内篇·极言》

【译文】

人的身体，容易受到伤害而难于保养。

【原文】

万人操弓，共射其一招，招无不中；万物彰彰，以害一生，生无不伤。

【译文】

众人各自弯弓，射向同一个靶子，靶子不可能射不中；众多对身心明显有害的事物，集中起来伤害一个人，这个人不可能不受到伤害。

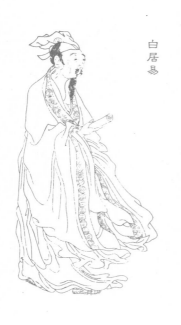

白居易

【原文】

只有一身宜爱护，少教冰炭通心神。

【出处】

唐·白居易《读〈道德经〉》诗

【译文】

人只有一个身体，应当爱护，（此句也可理解为：只有自己的身体才值得爱护。言外之意就是，身外之物不值得看重。）不要让人情冷暖的世风浸蚀心神。

【原文】

全生为上，亏生次之，死次之，迫生为下。

【出处】

《吕氏春秋·贵生》

【译文】

生命完好无损为最上等，其次是生命有所亏损，再其次是死，在别人的压力下苟活为最下等。

中华养生宝典

【原文】

先要培根基，又要无欲迷。

【出处】

宋·陆游《书感》诗

【译文】

先要增强体质，又要排除欲念。

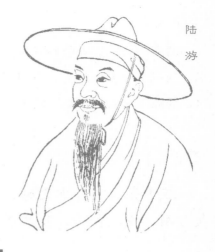

陆游

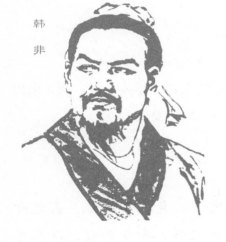

韩非

【原文】

行端直则无祸害，无祸害则尽天年。

【出处】

《韩非子·解老》

【译文】

行为正直就不会遭遇祸害，不遭遇祸害就能安享天年。

保生寡欲，保身者避名

【原文】

身之虚者，万物至焉；心之无者，和气归焉。故善养生者，藏身于身而不出，藏人于人而不见。

【出处】

宋·曾慥《至游子·西升篇》

谦虚的人，能吸收到各种知识；心中没有杂念，和顺的内气便能留归那里。所以善于养生的人，将自己的身体隐藏于众人的身体之中而不突出，将自己隐藏于众人之中而不显露。

【原文】

君子有三戒：少之时，血气未定，戒之在色；及其壮也，血气方刚，戒之在斗；及其老也，血气既衰，戒之在得。

【出处】

《论语·季氏》

【译文】

君子有三件事需要戒：年轻的时候，血气未定，要戒女色；壮年的时候，血气方刚，要戒斗殴；等到年老了，血气已衰，要戒贪心。

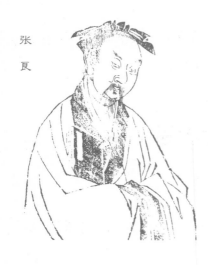

张
良

【原文】

经冬之草，复之而不死，露之即见伤。草木植性，尚犹如此，况人万物之灵？

【出处】

汉·张良（托名）《阴符经注》上篇

【译文】

过冬的草，覆盖住就可以不死，暴露着就会受到伤害。草木所具有的是植物的属性，尚且这样，何况作为万物之灵的人呢？

【原文】

柢固则生长，根深则视久。故曰：深其根，固其柢，长生久视之道也。

【出处】

《韩非子·解老》

【译文】

根柢牢固了，生命就长久；基础深厚了，寿命就久远。所以说：使根深，使柢固，是使寿命长久的办法。

【原文】

保生者寡欲，保身者避名。

【出处】

宋·林逋《省心录》

【译文】

保重生命的人减少情欲，保养身体的人远避荣名。

养生在人牧，肥肉在谷食

【原文】

养生之士，先知自慎。

【出处】

《册府元龟·总录部·养生》

养生的人，首先要懂得自我谨慎。

【原文】

养生在人牧，肥肉在谷食。

【出处】

明·庄元臣《叔苴子·内篇》卷四

【译文】

养生靠自己的调理，长肌肉靠五谷食物。

【原文】

养身不在安饱。

【出处】

清·赵遵路《榆巢杂识》

【译文】

保养身体不在于安逸和吃饱。

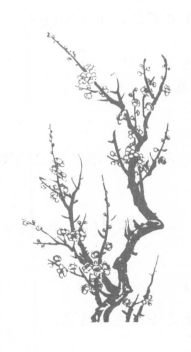

【原文】

养志者忘形，养形者忘利。

【出处】

《庄子·杂篇·让王》

中华养生宝典

【译文】

培养志气的人忘却形体，保养形体的人忘却财利。

【原文】

谨修而身，慎守其真，还以物与人，则无所累矣。

【出处】

《庄子·杂篇·渔父》

【译文】

谨慎地修身，谨慎地保持你的本真，将自己所有之物，连同自己本身，一同归还自然，就没有牵累了。

无劳尔形，无摇尔精

【原文】

修性以保神，安心以全身。爱憎不栖于精，忧喜不留于意；泊然无感，而体气和平。

【出处】

《嵇康集·养生论》

【译文】

平时通过修心养性常可保持精神元气的协调，安心清静可呵护身心的健康。世间的爱与厌恨不使它影响精气，忧愁与喜乐也不放在心上，这样的淡泊和清静，常可使人体气血精神协调平和而长寿。

【原文】

形者生之具，神者生之本。形不得神不能自主，神不得形不能自成。形神更相生，更相成。形神合同，可以长久。

《七部语要》

【译文】

　　形体是生命的器具，精神是生命的根本。形体不得到精神，就不能自己具备生命，精神不得到形体的凭借，也不能成就自己。形体和精神不断地相生相成。形神结合在一起生命才能长久。

【原文】

　　身劳则神散，气竭则命终。根竭枝繁，则青青去木矣；气疲欲胜，则精灵离身矣。

【出处】

《抱朴子·内篇·至理》

【译文】

　　身体劳累，精神就会消散，元气耗竭，生命就走到了尽头。根柢已经枯竭了，枝叶却很繁盛，那么青翠的生机就会离开树木；元气疲乏嗜欲却超过限度，那么精神灵明就要离开身体。

【原文】

　　无劳尔形，无摇尔精，归心静默，可以长生。

【出处】

《云笈七签》卷五六《诸家气法·元气论》

【译文】

　　不要劳累你的形体，不要撼动你的精神，心念归复到宁静无声，可以长生了。

【原文】

内养形神除嗜欲，专修静定身如玉。

【出处】

《太清中黄真经·内养形神章》

【译文】

自身修炼形体和精神，去除外驰的嗜欲，专志修持心念不起本性不摇的法门，身体便能像玉石般的坚固美好。

【原文】

人欲不病，宜精自守也。

【出处】

《太平经》

【译文】

人要想不生病，应当专精地守住自己（的神明和精气）。

【原文】

故精神不可不常守之，守之即长寿，失之即命穷。

【出处】

《太平经》

【译文】

所以精神不能不经常守持住，守住精神能长寿，失却精神，生命也就走到了尽头。

养心 调心

耳目之欲，背于养心

【原文】

凡人之生也，天出其精，地出其形，合此以为人。和乃生，不和不生。察物之道，其精不见，其征不丑。平正擅匈，论治在心，以此长寿。

【出处】

《管子·内业》

【译文】

人之所以产生，天给予他精气，地给予他形体，精与形体结合就成为人。二者和谐则生存，二者不和谐则不能生存。考察和谐的道理，精气是看不见的，它的特征无法分类。只要使胸怀平正，要说治理还在于心，靠这个才能长寿。

【原文】

先天之气，气化为精；后天之气，精化为气。精之与气，本自互生。精气既足，神自王矣。虽神由精气而生，然所以统驭精气而为运用之主者，则又在吾心之神。三者合一，可言道矣。

【出处】

《类经·摄生类》

与生俱有之气，经过运行变化，成为人体的精微物质；后天生成的气，是由精微物质所化成。精与气是互根互生的。精气充足，则神就旺盛。神虽然由精气产生，但是用来驾驭精气同时又运用精气的主持者，却又是人心中的神。精、气、神三者合一，才可以称得上养生之道。

【原文】

五色令人目盲，五音令人耳聋，五味令人口爽，驰骋畋猎令人心发狂，难得之货令人行妨。是以圣人为腹不为目，故去彼取此。

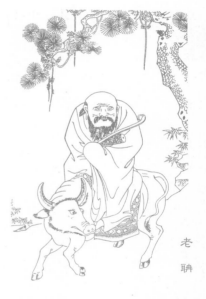

老聃

【出处】

春秋·老聃《老子·十二章》

【译文】

五色齐观，使人眼花缭乱；五音齐鸣，使人耳聋；五味同尝，使人口味败坏；骑着骏马去打猎，使人心躁动；难得的财宝，使人品德受损。所以，圣人只求果腹而不求饱眼，因此要抛弃耳目之欲而取果腹之实。

【原文】

心平愉，则色不及佣而可以养目，声不及佣而可以养耳，蔬食菜羹而可以养口，粗布之衣，粗纠之履而可以养体，屋室庐庾，葭稿蓐，尚机　而可以养心。

【出处】

战国·荀况《荀子·正名篇》

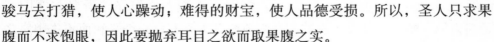

中华养生宝典

69

【译文】

　　心情平静愉快，那么所看到的美色不如佣作之人也可以使眼睛得到满足，所听到的声乐不如佣作之人也可使耳朵得到满足，素食菜汤也可以满足口福，粗布衣服，粗麻绳编的鞋，可以保暖身体，茅草屋、芦苇门帘、草席子、上古时代质朴的坐席结机用具，也可以保养身体。

心平中正，长寿之道

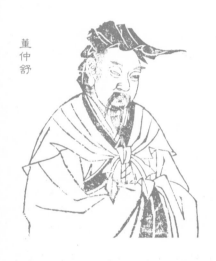

董仲舒

【原文】

　　仁人之所以多寿者，外无贪而内清静，心和平而不失中正，取天地之美以养其身，是其且多且治。

【出处】

　　西汉·董仲舒《春秋繁露·循天之道》

【译文】

　　敬爱他人的人之所以能多有长寿的，是因为他（她）对外没有贪欲，身心清静无为无邪，心态平和而不失中庸之道，能效法天地间包容万事万物的美德而修养其身心，所以他（她）们才得以多寿、得以制约本人的言行使其符合社会和法纪的需要。

【原文】

　　贵、富、显、严、名、利六者，勃志也。恶、欲、喜、怒、哀、乐六者，累德也。

战国·庄周《庄子·庚桑楚》

【译文】

一个人如果陶醉于自身的高贵、富有、显赫、尊严、名声、功利此六种心态中，则多可动摇且削弱其正常的心理和意志状态。如果见事而过分地或失常地表现其憎恶、奢欲、狂喜、大怒、大悲、极乐此六种心理情绪，则常可成为其正常道德品性的累赘。

【原文】

至人之用心若镜，不将不迎，应而不藏，故能胜物而不伤。

【出处】

战国·庄周《庄子·应帝王》

【译文】

善于心理修养的人，他们的心理状态有如高度清晰的明镜一样，其接触各种人的面貌体态和形物的姿势，来既不迎，去亦不送，不隐晦，不夸张，如实映照形象，故能胜任于探照人形事物均可如实反映其庐山真貌而不会被外物所歪曲或变形。

【原文】

圣人不以身役物，不以欲滑和。

【出处】

西汉·刘安《淮南子·原道》

【译文】

善于养生的人常不易受外界事物的驱使而莫衷一是，也不会被七情六欲扰乱其平和的心理本性。

【原文】

诚能存养此心，使志意和平，精神澹定，悲怒不起，惊忧不忧，则天君泰然，百体从令，自然勿有喜，何必乞灵于草根树皮哉！

【出处】

清·顾锡《银海指南》卷一

【译文】

真的能够保养这颗心，使情志意念和平，精神安宁，不生悲怒，不忧惊恐，像这样心就安然无恙，全身每一部分都服从心的指挥，身体自然健康没有疾病，何必去求助于草根树皮组成的药方呢！

【原文】

心主血，养血莫先于养心。心之不养，而多郁多思，多疑多虑，即日饵良药，亦何益之有？

【出处】

《医述·医学溯源》

【译文】

心主使血脉，养血莫过于先养心。如果心得不到保养，而是多愁多思，多疑多虑，那么即使每天吃最好的药，又有什么用呢？

【原文】

未来之事莫预虑，既去之事莫留念，见在之事，据理应之，而不以利害惕心，得失撄念。如此，则神常觉清净，事常觉简少。

《医述·医学溯源》

【译文】

　　未来的事不要预先忧虑，已经过去的事不要留恋，眼前的事，按照常理对付，不要因利害而使心忧虑，也不要为得失烦心。如此则神常觉清净而事情也会变得简单。

【原文】

　　养生以养心为主，故心不病则神不病，神不病则人不病。

【出处】

　　清·梁文科《集验良方·养生篇》

【译文】

　　养生应当以养心为主，因为心不病则神不病，神不病则人不病。

【原文】

　　养心又在凝神，神凝则气聚，气聚则形全。若日逐劳攘忧烦，神不守舍则易于衰老。

【出处】

　　《集验良方·养生篇》

【译文】

　　养心又在于专注，凝聚神气，神凝聚则气亦聚，气凝聚则形体安全。如果每天都在劳累、混乱、忧愁、烦扰中度过，神不能安居于心中，则容易衰老。

中华养生宝典

73

心忿则热，心劳则汗

【原文】

一切病在于心；心神安宁，病从何生？

【出处】

明·王文禄《医先》

【译文】

一切疾病都发生于心理；心理安宁，疾病从哪里发生呢？

【原文】

人之心胸，多欲则窄，寡欲则宽。

【出处】

清·金缨《格言联璧·存养》

【译文】

人们的心胸，欲望多了就狭窄，欲望少了就宽广。

【原文】

人之有心，犹舟之有舵也。舵横则舟横，舵正则舟正。故善检身者先治心。

【出处】

明·庄元臣《叔苴子·内篇》卷二

　　人有思想，就好像船有舵一样。舵如横向，船也横向；舵如正向，船也正向。所以善于约束身体的人，首先约束思想。

【原文】

　　人身之中，只有此心，便是一身之主，所谓视、听、言、动者，此心也。故心常清静则神安，神安则七神皆安。以此养生则寿，殁世不殆。

【出处】

　　明·万全《养生四要·慎动》

【译文】

　　人的身体中，只有这一分思想，它是一身的主人。所谓视听、言语、动作，都是由这分思想决定的。所以若思想能经常保持清静，心神就能安定；心神安定，全身调节功能就能不受干扰。用这一方法养生就能长寿，一辈子不会出危险。

【原文】

　　人身以心为主，心忿则热，心劳则汗，心恐则慄，心惊则颤，心忧则癖。

【出处】

　　明·庄元臣《叔苴子·内篇》卷四

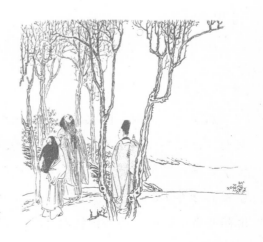

【译文】

　　人身以心理为主宰。心理上一忿

怒，就会发热；心理上一疲劳，就会出汗；心理上一恐惧，就会瑟缩；心理上一惊吓，就会颤抖；心理上一忧虑，就会形成反常而固执的性格。

【原文】

人知其神而神，不知不神而所以神。

【出处】

《阴符经》

【译文】

人们只知道他因为有思想、意识，所以才显示出旺盛的精力（直译是才显示出健全的自身调节功能），却不知道旺盛的精力（直译是健全的自身调节功能）正是由于没有思想、意识的缘故。

心志修而轻外物

【原文】

志意修，则骄富贵；道义重，则轻王公。内省而外物轻矣。

【出处】

战国·荀况《荀子·修身》

【译文】

如果一个人的心理意志能得到正确的修炼与摄养，则他（她）一定会以具有"富贵不能淫、威武不能屈"的性格而感到骄傲；如果一个人能看重道德和仁义，则他（她）一定会看轻或蔑视王公贵族所逞的权力和霸道。这也就是心理养生时所求达到的"大公无私"、"无私无畏"的崇高境界，如内心能修养省悟，则一切外物就无足轻重了。

见利不诱，见害不惧，宽舒
而仁，独乐其身，是谓灵气。

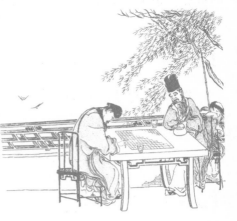

【出处】

《管子·内业》

【译文】

不为名利所诱惑，不为祸害而恐
惧，秉性仁爱、宽厚而舒畅，知足常乐，这即是具有灵性养生的气质。

【原文】

知大备者，无求、无失、无弃、不以物易己也。

【出处】

战国·庄周《庄子·大宗师》

【译文】

心理精神完备无缺的崇高境界是，不贪求名利、不患得患失、不放弃原
则、不因外物而影响正直的人性品德。

【原文】

古之真人，不逆寡，不雄成，不漠士。

【出处】

战国·庄周《庄子·大宗师》

【译文】

古代认为心性完美高尚的人，是不会为享受而贪得无厌，不会雄吹个人

中华养生宝典

77

的成就，也不会瞧不起有知识才能的人。

【原文】

欲修其身者，先正其心，欲正其心者，先诚其意。

【出处】

《大学》

【译文】

如想要身健长寿，必先养心静正其心，如想要养心，则必须先意念欲望恬淡寡欲而少思。

多欲气淫，无有天年

【原文】

嗜欲使人气淫，好憎使人精劳。夫人之所以不能终其天年者，以其生生之厚。

【出处】

春秋·辛妍《父子·九守》

【译文】

过多的嗜好和欲望可使人心气浮荡不安宁，过度的喜爱和憎恶可使人精气劳损。不少人之所以不能活到其应有的年寿，主要原因是因其营求太过分之故。

【原文】

不以雄名疏野贱，唯将直气折王侯。

唐·王建《寄上韩愈侍郎诗》

【译文】

不因自己身名卓著而疏远乡野贫下的人，却敢于对王侯权贵理直气壮地予以抗衡而决不谄媚求宠。

【原文】

曲则全，枉则直，洼则盈，敝则新，少则得，多则惑。是以圣人抱一为天下式。不自见自明，不自是故彰，不自伐故有功，不自矜故长。夫唯不争，故天下莫能与之争。

【出处】

春秋·老聃《老子·二十三章》

【译文】

委曲故能求全，弯曲故能伸直，低凹能蓄水，陈旧促更新，少欲便可得道，多欲则失道。所以圣人坚守（所得之）道，为天下做典范。不自以为有见识，所以见识明；不自以为是，所以其是彰明；不自夸其功，所以才有功劳；不自高自大，所以才进步的。正因为（他）不争，所以天下人没有谁能与他争。

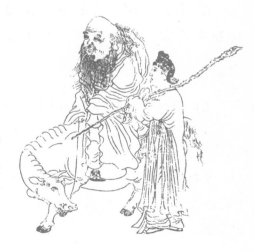

恬淡虚无，寿命无穷

【原文】

凡心静则神悦，神悦则福生，人能化毒性以救死。养喜神以延年，必去身灾兼除人患。

【出处】

清·冯兆张《冯氏锦囊必录·杂症》

【译文】

凡是心平静就会使神愉悦，神愉悦就会有福气降临，人可以化解恶性事件挽救死亡。养快乐之神用以延年，一定可以去除身体的病灾和人事的祸患。

【原文】

是以圣人为无为之事，乐恬淡之能，从欲快志于虚无之守，故寿命无穷，与天地终，此圣人之治身也。

【出处】

《黄帝内经·素问·阴阳应象大论》

【译文】

因为圣人做顺应自然的事情，以恬静的情绪为快乐，最大的欲望和快乐的心志在于平静虚无的操守，所以寿命无穷，和天地共存，这就是圣人养生的方法。

【原文】

凡心之刑，自充自盈，自生自成。其所以失之，必以忧乐喜怒欲利。能去忧乐喜怒欲利，心乃反济。彼心之情，利安以宁。

【出处】

《管子·内业》

【译文】

　　一般养心之法，是让它自我充实，自我完善。养心之法之所以失掉，一定是因为心中充满忧乐喜怒欲利等欲望杂念。如能摒弃这些不利于养心的欲望和杂念，心就能回到它固有的心安理得的状态。人的心情得到安宁，不要烦恼，也不要扰乱它，使它保持一种"中和"状态，它自然能得到养护，从而达到理想的境界。

【原文】

　　是以志闲而少欲，心安而不惧，形劳而不倦，气从以顺，各从其欲，皆得所愿。

【出处】

《黄帝内经·素问·上古天真论》

【译文】

　　情志悠闲而少欲望，心神安宁而无所畏惧，形体劳动而不疲倦，气调和顺畅，各种愿望就都能得到满足。

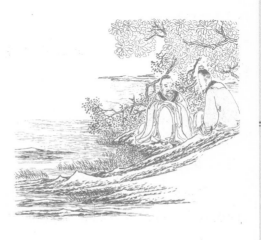

【原文】

　　人参淡默恬愉，不染不移；养其心以无欲，颐其神以粹素；扫涤诱慕，收之以正；遣害真之累，薄喜怒之邪，灭爱恶之端，则不请福而福来，不禳祸而祸去矣。

【出处】

晋·葛洪《抱朴子·内篇·道意》

【译文】

人如能够淡泊沉默，怡然自得，不为外物所影响、诱惑；没有欲念，以保养大脑；思想专一，以保养心神；排除诱惑，保持思念因素，在爱憎之情刚刚开始时就克制住；这样不求取幸福，幸福自会来临；不求消除灾难，灾难自会消除。

【原文】

长生岂有巧，要令方寸虚。

【出处】

宋·陆游《晨晓南堂晨起》诗

【译文】

长生之术难道有什么奥妙？就是要使心里没有欲念。

【原文】

不欲有心，有心则真气不集；不欲苦志，苦志则客邪来舍。

【出处】

宋·曾慥《至游子·玄纲篇》

【译文】

不要有思虑，一有思虑，体内的元气就不能汇集；不要为实现自己的志向而刻苦思谋，刻苦思谋，外界的邪气就会侵入体内。

不能自胜者无寿

谋思危之首，危害将不久，不久将欲衰，衰者将不寿。

【出处】

汉·刘安《西升经·善诸章》

【译文】

经常思虑谋计名誉地位财物的人，须知这就是伤害危及他身体的首要原因。如身心受伤害，健康就会维持不久。失去健康则不久将身心虚衰，身心虚衰的人多将不能长寿。

【原文】

不能自胜而强弗从者，此之谓重伤。重伤之人，无寿类矣。

【出处】

汉·刘安《淮南子·道应》

【译文】

如果自己对某些嗜欲或名利经受不住，虽强制自己不去纵欲但又抵不住诱惑，这就常使身心受到双重的伤损。这种身心重伤的人是无法长寿的。

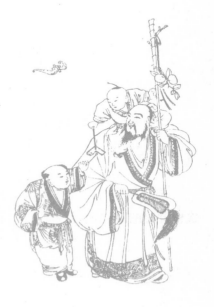

中华养生宝典

知 足 常 乐

【原文】

知足不贪，安贫乐道，力行趣善，不失其常，举动适时，自得其所者，所适皆安，可以长久。

【出处】

前蜀·杜光庭《道德真经广圣义》卷二十七

【译文】

知道满足、不贪名利，安于贫困、乐于养生，努力追求人格的完善、从善趣欲，不违背做人的准则，言行举止均适守时宜而心安理得地履行自己的职责，因而使自己的生活环境安适。能这样可健康长寿。

【原文】

世之难得者，非财也，非荣也，患意不足耳。

【出处】

三国魏·嵇康《答向子期难养生论》

【译文】

世界上难以获得的东西，不是财利物质，也不是荣誉地位，而是自己嗜欲和意愿的难以满足。

【原文】

得道之士，建心于足，游志于止。

汉·严遵《道德指归论·天下有道篇》

【译文】

真正懂得养生之道的人，常建树有易满足的心愿，志欲与追求也常适可而止。

【原文】

圣人置腹而食，度形而衣，节于己而已，贪污之心奚由生哉？

【出处】

汉·刘安《淮南子·俶真》

【译文】

善于养生的人，饮食适可而止，穿衣因身材而定，这都是适合需求的自我节制，从而不会滋生贪婪卑污的心意。

【原文】

足者不须外，不足者无外之不须也。无不须，故无往而不乏；无所须，故无适而不足。

【出处】

三国魏·嵇康《答向子期难养生论》

【译文】

知足的人常不贪求身外之物，不知足的人，对身外之物常无所不求。因无所不求，故总感到不满足和自己贫乏；无所需求的人，则在任何情况境遇下都感到满足和无更多需求。

中华养生宝典

【原文】

知足矣，贫贱亦乐；不知足者，富贵亦忧。

【出处】

宋·林逋《省心录》

【译文】

知足的人，虽处于贫贱生活中也感到快乐；不知足的人，虽生活于富贵条件下也有更多忧愁和索求。

【原文】

祸莫大于不知足，咎莫大于欲得。

【出处】

春秋·老子《老子·第四十六章》

【译文】

不知满足是产生祸殃的罪魁，贪得无厌是导致罪恶的祸首。

【原文】

心足则物常有余，心贪则物常不足。

【出处】

前蜀·杜光庭《道德真经广圣义》卷三十五

【译文】

心中感到满足，则常感到自己拥有的财物绰绰有余；贪心太重的人则常感到自己的财物不足。

养生须除六害

多思则神殆，多念则志散，多欲则志昏，多事则形劳，多语则气乏，多笑则脏伤，多愁则心摄，多乐则语溢，多喜则妄错昏乱，多怒则百脉不定，多好则专迷不理，多恶则憔悴无欢。

【出处】

宋·张杲《医说》卷九

【译文】

多思虑则心神不安，多思念则意志涣散，多贪欲则神志昏迷，多劳动则形体劳累，多话语则中气短乏，多笑则五脏受损，多愁则心被牵制，多乐则语言唠叨，多喜则神魂颠倒，多愤怒则浑身血脉不安定，多嗜好则执迷不悟，多憎恶则身心憔悴没有欢乐。

【原文】

若能摄生者，当先除六害，然后可以延驻。何名六害？一曰薄名利，二曰禁声色，三曰廉货财，四曰损滋味，五曰屏虚妄，六曰除沮妒。六者若存，则养生之道徒设耳。

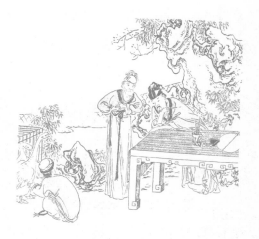

【出处】

宋·李昉等《太平御览》卷七百二十一

87

中华养生宝典

【译文】

如果要养生，当先除去六害，然后可以延缓衰老。怎样才能去除六害？一是淡薄名利，二是禁绝歌舞女色，三是看轻货物钱财，四是节制饮食口味，五是除却痴心妄想，六是戒除败坏、妒忌他人。这六点如果存在，那么养生之道只能是虚设而已。

【原文】

安于淡薄，少思寡欲，省语以养气，不妄作劳以养形，虚心以维神，寿夭得失安之于数。得丧既轻，血气自然谐和。邪无所容，病安增剧？苟能持此，亦庶几于道，可谓得其真趣矣。

【出处】

《脾胃论·远欲》

【译文】

安于平淡，少思寡欲，少说话以养气，不乱疲劳以养形体，宽心以维系神思，生死得失都安然于天数。得失已经看轻了，气血自然和谐。邪气没有安身之所，病怎么会加重呢？如果能够保持这样，差不多就达到了养生之道，可以说是得到了它的真正意旨了。

恬和安内，清虚不诱外

【原文】

人果能寡欲清心，喜怒哀乐，情不妄发，则是致中致和。天地位而万物育，岂徒为一身却病延年计乎？圣贤诚意正心学问在此，修身俟命，功夫在此，然则养心之学，其所系岂浅鲜哉！

《医原·内伤大要论》

【译文】

人真的能做到寡欲清心，喜怒哀乐的感情不乱萌发，由此达到中庸平和。天地正位而万物生育，难道仅仅为了一个人的除病延寿的考虑吗？圣人贤人诚心诚意钻研的学问在于此，修身待命的成就在于此，这样养心的学问，它所关系到的方面难道还少吗？

【原文】

心常清静则神安，神安则七神皆安，以此养生则寿，没世不殆。心劳则神不安，神不安则精神皆危。

【出处】

明·万全《养生四要·慎动》

【译文】

心中常常清静则心神安宁，心神安宁则七情都安，以此来养生则会长寿，一辈子坚持下去不要松懈。心过操劳则神不安宁，神不安宁则整个精神就会崩溃。

【原文】

清心释累，绝虚忘情，少思寡欲，见素抱朴，学道之工夫也。心清累释，足以尽瑕，绝虑忘情，足以静世；思欲俱泯，足以造道，素朴纯一，足以知天下安乐之法。

【出处】

明·龚居中《红炉点雪》卷四

中华养生宝典

澄清心灵解除思想负担，杜绝忧虑不动感情，少思寡欲，朴实无华，这是学习道的功课。心清纯去掉负担，完全可以克服缺点；绝虑忘情，可以安静处世；忧虑欲望都泯灭了，足以成就道业；朴实纯真，完全可以体验到世上的平安快乐之法。

【原文】

神静则心知，神躁则心荡，心荡则形伤。欲全其形，先在理神。恬和养神以安内，清虚栖心不诱于外。

【出处】

《寿世传真·修养宜宝精宝气宝神》

【译文】

神静则心智慧，神气浮躁则心动荡，心动荡则形体受到损伤。要想保全形体，先要调理精神。恬愉平和养神使身体平安，让清静空虚留在心中不为外界所诱惑。

心平则气自和

【原文】

少欲则心静，心静则事简。

【出处】

明·薛瑄《读书录》卷三

【译文】

欲念少了，心就清静；心清静了，事情也就少了。

【原文】

心中斯须不和不乐，而鄙诈之心入之矣。

【出处】

《礼记·乐记》

【译文】

头脑中有片刻的不和谐不愉快，邪恶的念头就会乘虚而入。

【原文】

心平则气自和。

【出处】

宋·朱熹《朱子语录辑略》卷三

【译文】

思想平静，元气自然调和。

【原文】

心有千载忧，身无一日闲。

【出处】

唐·白居易《秋山》诗

【译文】

心中怀着千年的忧愁，身体没有一日的空闲。

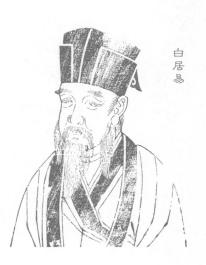

白居易

【原文】

心有忧者，筐床衽席，弗能安也；菰饭刍牛，弗能甘也；琴瑟鸣竽，弗能乐也。患解忧除，然后寝宁，安居游乐。

【出处】

汉·刘向《淮南子·诠言训》

【译文】

心中有忧虑的人，即使坐卧在舒适的床和席子上，也不能安宁；即使吃着菰米做的饭和牛肉，也不会觉得可口；即使听着悦耳的音乐，也快乐不了。引起忧虑的祸患解决了，忧虑排除了，然后睡觉都可以安宁，安心度日，悠游自乐。

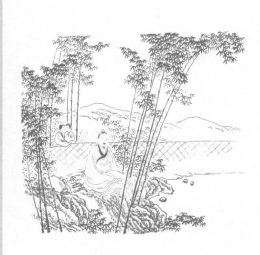

【原文】

心安静则神明荣。

【出处】

《鬼谷子·本经阴符》

【译文】

思想安静，就能充分发挥"元神"的调节功能。

中华养生宝典

达人不愁死

【原文】

达人所以不愁死者，非不欲求，亦因不知所以免死之术，而空自焦愁，无益于事。故云，乐天知命，故不忧耳。

【出处】

晋·葛洪《抱朴子·勤求》

【译文】

善于养生和豁达之人之所以不愁会死这一事，并非其不想求，而是因他也不知如何免于不死的方术，而他知道空自焦虑忧愁，也无益于事。所以说，尽人养生之事而乐安天命，故无须去为死而忧愁了。

【原文】

君子在寒则有以处寒，在困则有以处困，道无时不可行也，不以寒而寒，困而困也。

【出处】

宋·程颢《二程集·河南程氏粹言》

【译文】

正人君子和善于养生的人，在困苦逆境中有其对待困境的方法和处置逆境的措施，要行正道随时都可坚持实行，不会因处逆境而消极，处困境而疲乏颓唐。

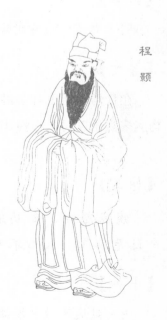

程颢

93

【原文】

笑一笑，少一少；恼一恼，老一老；斗一斗，瘦一瘦；让一让，胖一胖。

【出处】

明·胡文焕《类修要诀》

【译文】

每天常笑乐一阵子，可因心胸豁达欢乐而显得年轻；如人每天都要因事而自寻一阵子烦恼，则其身体也会显得衰老了；如果每天都要与人斗一斗心、斗一斗口，因耗费气血也常会使身体消瘦；如果遇事能谦让一些，则会心宽体胖。

【原文】

每把戏言多取笑，常含乐意莫生嗔。

【出处】

明·龚廷贤《寿世保元·摄养》

【译文】

在日常生活中宜多讲一些诙谐轻松的戏弄言语以图笑谑爽快，对一些事物应多欢乐以对，心胸开朗而切莫生气或斥责。

【原文】

疾风怒雨，禽鸟戚戚；霁日光风，草木欣欣。可见天地不可一日无和气，人心不可一日无喜神。

【出处】

明·洪应明《菜根谭》

【译文】

在暴雨狂风中，飞禽走兽都感到忧怨哀悲；在晴空万里的风光中，草木滋生欣欣向荣。由此可见，宇宙间不可以一天没有和暖安详的气象，而人间也不可以一天没有喜乐欢欣的气氛。

【原文】

处世让一步为高，退步即进步的张本；待人宽一分是福，利人实利己的根基。

【出处】

明·洪应明《菜根谭》

【译文】

为人处世，凡事能做到让人一步的态度是很高明的，因为今日让人一步可能即为它日进一步留有机会；待人接物以宽厚是快乐而有福的，因为你方便别人即为今后别人方便你留下了余地。

心为万法之宗

【原文】

夫心者，万法之宗，一身之主，生死之本，善恶之源，与天地可通，为神明之主宰，而病否之所系也。盖一念萌动于中，六识流转于外，不趋乎善，则五内颠倒，大疾缠身……妄想一病，神仙莫医。正心之人，鬼神亦惮，养与不养故也。目无妄视，耳无妄听，口无妄言，心无妄动，食嗔痴爱，是非人我，一切放下……此养心之法也。

《寿世青编》卷上

【译文】

　　心是产生千万种思想的宗师，全身的主宰，生与死的根本，善与恶的根源，同天地可以相通，是神明的主宰，也是同疾病有着关系的地方。要是有一个想法在心中萌发，外部的六个感知器官就会轮流行动，如果不是走向好的方面，则五脏颠倒逆行，大病就会缠身……妄想这种病，即使神仙来也医不好。心思正直的人，鬼神见了也怕。这是因为养心和不养心的缘故。眼睛不要乱看东西，耳朵不要乱听声音，嘴巴不要乱说话，心思不要乱动，一切恨和爱，人与人之间的是非，统统放下……这就是养心的秘诀。

【原文】

　　将躁而止之以宁，将邪而闲之以正，将求而抑之以舍。于此习久，则物冥于外，神安于内，不求静而心自静矣。

【出处】

《寿世传真·修养宜宝精宝气宝神》

【译文】

　　用宁静制止浮躁，用正气虚化邪气，用施舍抑制贪求。这样做，时间长了，则物欲远离形体，精神平安地在人体内存，不用刻意地去追求静而心自然而然就平静了。

【原文】

　　自心有病自心知，身病还将心自医。心境静时身亦静，心生还是病生时。

【出处】

《寿亲养老新书》卷四

【译文】

自己身上有病自己心里知道，身病还要用心药来自己医治。心情平静时身体也会平静，心里生病就该是身上生病的时候了。

【原文】

惜气存精更养神，少思寡欲勿劳心。食惟半饱无兼味，酒至三分莫过频。每把戏言多取笑，常含乐意莫生嗔。炎凉变诈都休问，任我逍遥过百春。

【出处】

明·龚廷贤《摄养诗》

【译文】

爱惜气保存精更要养神，少思寡欲不要让心太操劳。饮食吃到半饱即止，不要再被美味吸引，酒喝到三分醉就够了且不要常喝。每天都要讲些开玩笑的话多多取乐，常常心怀快乐不要生气。世态炎凉都不闻不问，让我逍遥自在地活上一百年。

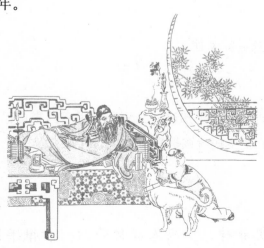

中华养生宝典

自心有病自心知，自病还将心自医

【原文】

将躁而止之以宁，将邪而闲之以正，将求而抑之以舍。于此习久，则物冥于外，神安于内，不求静而心自静矣。

【出处】

《寿世传真·修养宜宝精宝气宝神》

【译文】

用宁静制止浮躁，用正气虚化邪气，用施舍抑制贪求。这样做，时间长了，则物欲远离形体，精神平安地在身体内存，不去追求静而心自然而然就平静了。

【原文】

自心有病自心知，身病还将心自医。心境静时身亦静，心生还是病生时。

【出处】

《寿亲养老新书》卷四

【译文】

自己身上有病自己心里知道，身病还要用心药来自己医治。心情平静时身体也会平静，心里生病就该是身体生病的时候了。

【原文】

惜气存精更养神，少思寡欲勿劳心。食惟半饱无兼味，酒至三分莫过频。每把戏言多取笑，常含乐意莫生嗔。炎凉变诈都休问，任我逍遥过百春。

【出处】

明·龚廷贤《摄养诗》

【译文】

爱惜气保存精更要养神，少思寡欲不要让心太操劳。饮食吃到半饱即止不要再被美味吸引，酒喝到三分醉就够了且不要常喝。每天都要讲些开玩笑的话多多取乐，常常心怀快乐不要生气。世态炎凉都不闻不问，让我逍遥自在地活上一百年。

【原文】

心闲天地本来宽。

【出处】

宋·陆游《初寒宴坐》诗

【译文】

心境闲适，自会觉得天阔地广，悠然自得。

【原文】

心和则邪气不干。

【出处】

清·梁章钜《退庵随笔·摄生》

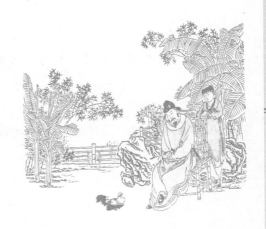

【译文】

心境平和，病邪之气就无法侵入。

凡心静则神悦，神悦则福生

【原文】

　　仁人之所以多寿者，外无贪而内清静，心和平而不失中正，取天地之美养其身，是其且多且治。

【出处】

　　西汉·董仲舒《春秋繁露·御天之道》

【译文】

　　敬爱他人的人之所以能长寿，是因为他（她）对外没有贪欲，身心清静无为无邪，心态平和而不失中庸之道，能效法天地间包容万事万物的美德而修其身心，所以他（她）们才得以多寿，得以制约本人的言行使之符合社会和法纪的需要。

【原文】

　　凡心静则神悦，神悦则福生，人能化毒性以救死。养喜神以延年，必去身灾兼除人患。

【出处】

　　清·冯兆张《冯氏锦囊秘录·杂症》

【译文】

　　凡是心平静就会使神愉悦，神愉悦就会有福气降临，人可以化解恶性事件挽救死亡。养快乐之神用以延年，一定可以去掉身体的病灾和人事的祸患。

【原文】

至人之用心若镜，不将不迎，应而不藏，故能胜物而不伤。

【出处】

战国·庄周《庄子·应帝王》

【译文】

善于心理修养的人，他们的心理状态有如高度清晰的明镜一样，其接触各种人的面貌体态和形物的姿势，来既不迎，去亦不送，不隐晦，不夸张，如实反映形象，故能胜任于探照人形，事物均可如实反映其庐山真貌而不会被外物所歪曲或变形。

【原文】

圣人不以身役物，不以欲滑和。

【出处】

西汉·刘安《淮南子·原道》

【译文】

善于养生的人常不易受外界事物的驱使而莫衷一是，也不会被七情六欲扰乱其平和的心理本性。

【原文】

志意修，则骄富贵；道义重，则轻王公。内省而外物轻矣。

【出处】

战国·荀况《荀子·修身》

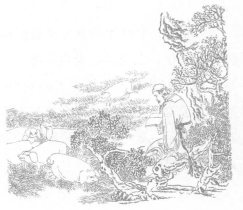

【译文】

如果一个人的心理意志能得到正确的修炼与摄养，则他（她）一定会以具有"富贵不能淫、威武不能屈"的性格而感到骄傲；如一个人能看重道德和仁义，则他（她）一定会看轻或蔑视王公贵族所逞的权力和霸道。这就是心理养生时所要求达到的"大公无私"、"无私无畏"的崇高境界，如内心能修养省悟，则一切外物就无所谓轻重了。

长 寿 十 要

【原文】

一要寿，横逆之来欢喜受；二要寿，灵台密闭无情窦；三要寿，艳舞娇屏左右；四要寿，远离恩爱如仇寇；五要寿，俭以保贫常守旧；六要寿，平生莫遣双眉皱；七要寿，浮名不与人相斗；八要寿，对客忘言娱清昼；九要寿，谨防坐卧风穿牖；十要寿，断酒莫教滋味厚。

【出处】

清·褚人获《坚瓠集·补集》

【译文】

一要寿，对横生的意外遭遇要高兴地接受；二要寿，要将心灵紧闭防范感情的起伏；三要寿，身边不能有声色美女；四要寿，远离房室恩爱就像远离仇敌；五要寿，保持穷人的勤俭生活；六要寿，一生也不要皱起眉头发愁；七要寿，不要为了浮名去与人争斗；八要寿，与朋友结成忘言之交一同欢娱度日；九要寿，小心提防坐卧处的穿堂风；十要寿，忌酒的同时饮食别过于膏粱厚味。

心宽出少年

【原文】

心是枢机，目为盗贼。欲伏其心，先摄其目。盖弩之发动在机，心之缘引在目。机不动则弩住，目不动则心住。

【出处】

明·尹真人弟子《性命圭旨·涵养本原救护命宝》

【译文】

思想是关键，眼睛是盗贼。要想控制思想，首先要收敛眼睛。弓弩是靠机关发动的，思想是被眼睛引诱的。机关不发动，弓弩就不会启动；眼睛不看，思想就不会受引诱。

【原文】

心宽出少年。

【出处】

清·王静庄《冷眼视》二十五回

【译文】

心胸开阔，可延缓衰老。

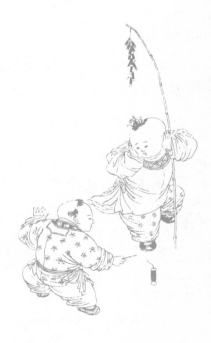

【原文】

心虚则神凝，神凝则气聚。

103

清·柳华阳《金仙证论·顾命说》

【译文】

心中没有欲念，意识就能集中；意识集中了，元气就能凝聚。

圣人除心不除境，凡人除境不除心

【原文】

圣人以身为国，以心为君，以精气为民。民安则国斯泰矣，民散则国斯虚矣。

【出处】

宋·曾慥《至游子·虚白问篇》

【译文】

圣人以身体为国家，以思想为国君，以元气为国民。国民安宁，国家就平安；国民散乱，国家就空虚。

【原文】

圣人除心不除境，凡人除境不除心。

【出处】

明·郑瑄《昨非庵日纂·颐真》

【译文】

圣人排除自己思想中的杂念，但不逃避不安静的环境；凡人逃避不安静的环境，但不排除自己思想中的杂念。

【原文】

形者，生之器也；心者，形之主也；神者，形之宝也。故神静而心和，心和而形全；神躁而心荡，心荡则神伤。

【出处】

北齐·刘昼《刘子·清神》

【译文】

形体，是生命的载体；心理，是形体的主宰；思想，是形体的珍宝。所以思想安静，心理就平和；心理平和，形体就安全。思想烦躁，心理就波动；心理波动，形体就会受到伤害。

【原文】

但能虚心绝虑，保气养精，不为外境爱欲所牵，恬淡以养神、气，即长生之道毕矣。

【出处】

明·王文禄《胎息经疏》

【译文】

只要能排除意志，断绝思虑，保住元气，蓄养元精，不被外界的爱欲所牵累，清静无为，保养大脑的心理功能和元气，这就是全部的长寿之法了。

【原文】

彼心之情，利安以宁，勿烦勿乱，和乃自成。

【出处】

《管子·内业》

【译文】

那思想的状况，需要的是安宁，不要烦躁和迷乱，自然能够和谐。

【原文】

治心无他术，要使百念空。

【出处】

宋·陆游《治心》诗

【译文】

控制自己的思想没有其他办法，必须排除各种欲念。

【原文】

性海澄渟平少浪，心田洒扫净无尘。

【出处】

唐·白居易《狂吟七言十四韵》诗

【译文】

克制各种本能的欲求，平静而少起波动；排除思想中的各种杂念，一尘不染。

【原文】

性躁暴者，一身之剧贼。

【出处】

《太平御览·道部·养生》引《众真戒》

【译文】

暴躁的性格，是身体的大敌。

【原文】

草木之根病则枝叶病。若人之心，犹草木之根也，心病则身病。

【出处】

明·尹真人弟子《性命圭旨·真土根心说》

【译文】

花草树木的根如果生了病，枝叶就会生病。至于人的思想，就好像花草树木的根，如果思想中有无法摆脱的负担和忧虑，身体就会生病。

【原文】

珠莹则尘埃不能附，性明则情欲不能染。

【出处】

北齐·刘昼《刘子·防欲》

【译文】

珍珠光洁明亮，尘埃就无法沾附；能控制自己的本真天性，就不会染上各种情欲。

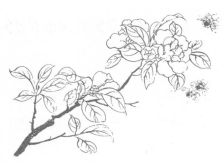

养心"五不要"

【原文】

目不欲视不正之色,耳不欲听丑秽之言,鼻不欲向膻腥之气,口不欲尝毒刺之味,心不欲谋欺诈之事。此辱神损寿。

【出处】

南朝梁·陶弘景《养性延命录》

【译文】

眼睛不要看不正当的事物,耳朵不要听肮脏污秽的言辞,鼻子不要闻膻骚腥臭的气味,嘴巴不要尝有毒、辛辣的味道,内心不要策划做欺诈的事情。这些都是困辱心神减损寿命的事情。

养生"十二少"

【原文】

少思、少念、少欲、少事、少语、少笑、少愁、少乐、少喜、少怒、少好,少恶,行此十二少,养生之都契也。

【出处】

南朝梁·陶弘景《养性延命录》引《小有经》

【译文】

少思索、少念虑、少欲望、少事务、少讲话、少欢笑、少忧愁、少逸乐、少喜悦、少发怒、少嗜好、少厌恶,实行这十二个"少",是养生的总枢要。

中华养生宝典

养生"三戒"

【原文】

卫生切要知三戒，大怒大欲并大醉。三者若还有一焉，须防损失真元气。

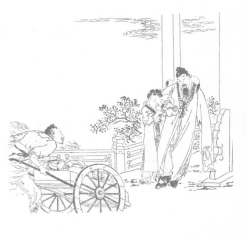

【出处】

《卫生歌》

【译文】

养护身体必须要知道戒除这三者：暴怒，极度淫欲，以及喝得大醉。三者当中如果还有一项未戒除，就要提防会损伤元气。

【原文】

憎爱损性伤神。心有所憎，不用深憎，常运心于物平等；心有所爱，不用深爱。如觉偏颇，寻即改正，不然损性伤神。

【出处】

《三元延寿参赞书》卷二

【译文】

憎恶和爱悦都会损害本性伤及心神。心中有憎恶之感，不可过分，要经常使心神居于万物平等的境界中。心中有所爱悦，不可过分。如觉得憎爱有不当及过分就要改正，不然便会损害天性伤及元神。

调养补养

人体的生理和调养

【原文】

人之生，气之聚也。聚则为生，散则为死。

【出处】

战国·庄子《庄子·知北游》

【译文】

人的生命就是气的聚集。气聚集在一起就是生命，气离散了就是死亡。

【原文】

上下灌注，气乃流通，如水之流，如日月之行而不休，阴营其脏，阳固其腑，源流浩浩，满而不溢，冲而不盈，夫是之谓久生。

【出处】

战国·程本《子华子·大道》

【译文】

人体上下通畅，真气就可通行无阻，就像水流，就像日月的运行没有休止。而阴气滋养五脏，阳气固守六腑，就像汩汩不绝的流水，充满了却不漏出来，流动着却不溢出去，这样子才叫做长生。

人之血气精神者，所以奉生而周于性命者也；经脉者，所以行血气而营阴阳，濡筋骨，利关节者也；卫气者，所以温分肉，充皮肤，肥腠理，司关合者也；志意者，所以御精神，收魂魄，适寒温，和喜怒者也。是故血和则经脉流行，营复阴阳，筋骨劲强，关节清利矣；卫气和则分肉解利，皮肤调柔，腠理致密矣；志意和则精神专直，魂魄不散，悔怒不起，五脏不受邪矣；寒温和则六腑化谷，风痹不作，经脉通利，肢节得安矣。此人之常平也。五脏者，所以藏精神血气魂魄者也；六腑者，所以化水谷而行津液者也。此人之所以具受于天也，无愚智贤不消，无以相倚也。

【出处】

《黄帝内经·灵枢·本藏》

【译文】

人的血气精神是奉养生命以维持正常生理机能的；经脉是运送气血、调和阴阳、滋润筋骨、滑利关节的；卫气是温煦肌肉、充养皮肤、滋润腠理、主宰汗孔开合的；意志是统驭精神、收摄魂魄、调节人体对冷热刺激的适应能力和情志变化的。因此，血脉和调，气血的周流就会畅通无阻，全身内外都在这往复循环的过程中得到充分的营养，从而筋骨劲强有力，关节滑利自如；卫气的功能正常，就会使肌肉滑润富有弹力，皮肤调和而柔润，腠理也能致密；志意和顺，就会精神集中，思维敏捷；魂魄安定，没有懊悔愤怒等过度的情志波动，五脏就不会受外邪的干扰；掌握好气候、饮食冷暖的调摄，六腑运化水谷的功能就正常，气血来源就充盛，经脉运行就通利，也就不至发生风病、痹病，肢体关节就能保持正常的活动。这些就是人体正常的生理状态。五脏是贮藏精神气血魂魄的；六腑是传化水谷运行津液的。所有这些功能，都禀受于先天，不论愚笨或聪明、好人或坏人，均无两样。

111

中华养生宝典

人 体 七 养

【原文】

　　一者少言语养内气，二者戒色欲养精气，三者薄滋味养血气，四者咽精液养脏气，五者莫嗔怒养肝气，六者美饮食养胃气，七者少思虑养心气。

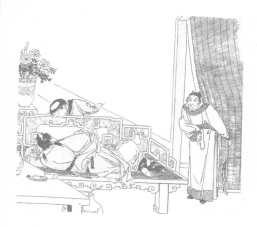

【出处】

　　《寿亲养老新书》卷四

【译文】

　　一是少说话养内气，二是戒除性欲以养精气，三是淡薄口味以养血气，四是咽津液以养脏气，五是少愤怒以养肝气，六是吃精美的食物以养胃气，七是少思虑以养心气。

【原文】

　　与其救疗于有疾之后，不若摄养于无疾之先。盖疾成而后药者，徒劳而已，是故已病而不治，所以为医家之法；未病而先治，所以明摄生之理，夫如是则思患而预防之者，何患之有哉？此圣人不治已病治未病之意也。尝谓备土以防水也，苟不以闭塞其涓涓之流，则滔天之势不能遏；备水以防火也，若不以扑灭其荧荧之光，则燎原之焰不能止。其水火既盛尚不能遏，况病之已成，见能治欤？故宜夜卧早起于发陈之春，早起夜卧于蕃秀之夏，以之缓形无怒而遂其志，以之食凉食寒而养其阳。圣人春夏

中华养生宝典

治未病者如此。与鸡俱兴于容平之秋，必待日光于闭藏之冬，以之敛神匿志而私其意，以之食温食热而养其阴。圣人秋冬治未病者如此。或曰：见肝之病，先实其脾脏之虚，则木邪不能传；见右颊之志，先泻其肺经之热，则金邪不能盛。此乃治未病之法。今以顺四时，调养神志而为治未病者，是何意邪？盖保身长全者，所以为圣人之道，治病十全者，所以为上工术。不治已病治未病之说，著于四气调神大论，厥有旨哉？昔黄帝与天师难疑答问之书，未尝不以摄养为先，始论乎天真，次论乎调神；既以法于阴阳，而继之以调于四气；既曰食饮有节，而继之以起居有常。谆谆然以养生为首务者，意欲治未然之病，无使至于病难图也。厥后秦缓达乎此，见晋侯病在膏肓，语之曰不为也；扁鹊明乎此，视齐侯病在骨髓，断之曰不可救也。噫！惜齐晋之侯不知治未病之理。

【出处】

元·朱震亨《丹溪心法·不治已病治未病》

【译文】

　　与其在有病之后求医，不如在未生病之前摄养防病。大凡疾病发展到一定程度再治疗，只是徒劳而已。所以，病已成则难治，需要求助于医生；病未形成而提前防治，是要明白摄生的道理。像这样，时时想着预防疾病，还会有什么疾病产生呢？这是圣人不治已病治未病的意义所在。常言道，备土以防水，假如不用土阻塞其微小的漏洞，则等到水势已大时就难以遏止；备水而防火，若不用水扑灭刚开始时的微小火势，则当至燎原之势时就难以遏止。水、火已经盛大尚且不能遏止，何况疾病已经形成，怎么能够痊愈呢？因此，要在生发去陈的春天及万物茂盛秀丽的夏天，早晨起床，夜幕降临而入寝，从而舒缓形体，并节制怒气而舒畅情绪；饮食要偏于寒凉以存养阳气。圣人春夏摄生防病就是这样。在平和的秋季，要随鸡鸣而起床；在闭藏的冬季则必待日出方起床，从而敛藏神志、节制思虑；饮食要偏于温热以奉养阴精。圣人在秋冬季摄生防病就是这样。或许有人问：发现肝脏有病，先补脾脏的虚弱，则肝木的邪气不能传至脾；右颊部出现红赤，要提早宣泄肺经之热，则肺金之邪气不能至亢盛。这才是无病先治的方法。今以顺应四时、调养神志称为无病先治的方法，是什么道理呢？大凡使身体保持长久健康是圣人的做法，力求治病痊愈是技术高明医生的追求。不治疗已经形成的疾病而注重未病先防的说法，见于（《内经》）四气调神大论篇，这有什么旨意呢？古时黄帝与天师（岐伯）对答疑问的书中，无不以摄生养生为先，首先就谈论顺应天理，接着就谈论调养神志；既论遵循阴阳之理，又继以论顺从四时气候；既说饮食要有规律，又接着指出生活要有节奏。谆谆教诲以养生为首务，意在未病先防，以不让疾病产生而难以治愈。此后秦医缓和通达这些道理，发现晋侯病在膏肓，便对他说已不能救治；扁鹊通晓这些道理，发现齐侯病在骨髓，断定说已不可求治。哎！可惜齐、晋的侯爵不懂得未病先防的道理。

心之形，自生自成

【原文】

凡心之形自充自盈，自生自成。其所以失之，必以忧乐喜怒欲利。能去忧乐喜怒欲利，心乃反济。彼心之情，利安以宁。勿烦勿乱，和乃自成。折折乎如在于侧，忽忽乎如将不得，渺渺乎如穷无极。此稽不远，日用其德。

【出处】

战国《管子·内业》

【译文】

凡是心这种形体，都是本身自然充实，自然满足，自然生长，自然成全的。它所以有时会不完美、不成全，一定是由于忧愁、快乐、喜悦、恼怒、嗜欲和贪利的缘故。若能除去忧愁、快乐、喜悦、恼怒、嗜欲和贪利，心就可以回复到完满无缺。心的本性，最需要安定和宁静。不烦躁，不忙乱，心就自然达到了和谐。这个和谐的心，明明白白地像在身旁，恍恍忽忽地又像摸它不着，渺渺茫茫地又像追寻不到尽头。如果常常考察这个心，它却并不在远处，人们天天都在用着它的功能。

【原文】

虽治形之法，非止一端，而形以阴言，实惟精血二字足以尽之。所以欲祛外邪，非从精血不能利而达；欲固中气，非从精血不能蓄而强。水中有真气，火中有真液，不从精血，何以使之升降？脾为五脏之根本，肾为五脏之化源，不从精血，何以使之灌溉？然则精血即形也，形即精血也，天一生水，水即形之祖也。故凡欲治病者，必以形体为主；欲治形者，必以精血为先，此实医家大门路也。使能如此，则变化可以无方，神明自有莫测。

然用此之法，无愈药饵，而药饵之最切于此者，不过数味之间，其他如性有偏于春，惟堪佐使而已。亦犹饮食于人，凡可口者，孰无资益，求其纯正无损而最宜于胃气者，则惟谷食，类可见矣。或问余以所宜者，必如醴如饴，而不善吾言者，必仅借此为射的，以资口吻之基矣。余故不能显言之，故发明此义，以俟有心者之自悟。

【出处】

明·张介宾《景岳全书·传忠录·治形论》

【译文】

虽然治疗形体的方法，不止一个，但从阴的一面来说形体，实在是只用精血二字就足以概括了。所以要想祛除外邪，不从精血论治就不能通利而畅达；要想护固中气，不从精血论治就不能蓄积而强盛。水中有真气，火中有真液，不从精血论治，怎么能够升降水火？脾为五脏的根本，肾为五脏的化源，不从精血论治，怎么能使它灌溉五脏？然而精血构成身形，身形就是精血。天一生水，水就是身形的始祖。所以凡是想治病的人，必以形体为主；而想要治形体的人，必先治精血，这确是医家治疗的大法。若能知道这些，则可以变化无穷而致神明莫测。

但是采用这种方法时，没有越过药物的，而药物最适合于这种方法的，不过几味而已，其他像性味有所偏用时，只要能佐使一下就行了。就像饮食对于人一样，凡是可口的饮食，哪一个对人没有滋养补益的作用，但要想求其中纯正对人无损而又最适合胃气的，只有谷食，类比一下就能明白用药的道理了。有人问我所适宜的是哪一种，我很难明白地讲出来。善于理解我说的话的人，回味起来必像甜酒像饴糖一样，而不善于理解我说的话的人，反而以此做为射击的靶子，成为他们攻击的对象。所以我不能明白地说出来，暂且说此义，等待有心之人去自己领悟。

善于养生者，以一身之小自全其气

【原文】

善治生者，以一身之小，能自全其中之正气与天时之气。顺受其正而防其逆，是以康宁寿考而吉。不善治生者，纵无穷之欲，反以兆致沴厉之气，使一身之气，本平者乃偏胜，其偏胜者乃太过，是以疾病死亡而凶。

【出处】

清·魏荔彤《金匮要略方论本义》卷一

【译文】

善于养生的人，可以用自己身体的小宇宙，充实自己的正气和自然界的四季之气，能够正面接受正气并防止它变邪气，所以能健康长寿并大吉大利。不善于养生的人，没有边际地放纵欲望，违反规律造成气不和产生邪气，使自身本来平衡的气偏斜，这个不平衡的气就是大祸，所以会造成疾病、死亡和不幸的事件。

【原文】

上古之人，其知道者，法于阴阳……起居有常，不妄作劳，故能形与神俱，而尽终天年，度百岁乃去。今日之人不然也，以酒为浆，以妄为常，醉以入房，以欲竭其精，以耗散其真，不知持满，不时御神，务快其心，逆于生乐，起居无节，故半百而衰也。

【出处】

《黄帝内经·素问·上古天真论》

【译文】

远古的人，其掌握了养生法则的，皆知晓，人的生命活动都要效法自然界的阴阳寒暑变化……要起居生活有常规，不过分地劳累和贪欲，这样才能使身形与心神清静配合一致而健康长寿直至自然死亡，即活到百岁。现今的人多不是这样，常把酒当浆喝，把多劳多思多欲视为正常，并醉酒后行房事，以过分的性欲耗竭其精气、亏损其真元，平时不知少思寡欲以充满其精气，经常多思多欲以煽动其心神，以取悦一时之情性，而与生命的清静欢乐相违背，以致生活起居没有节制，耗损精神，故常未到五十岁就身心衰弱了。

【原文】

髓海有余，则轻劲多力；自过其度，髓海不足，则脑转耳鸣，胫酸眩冒，目不所见，懈怠安卧。

【出处】

《黄帝内经·灵枢·海论》

【译文】

脑为髓海，髓生于肾精，如脑髓充实有余，则人感轻松强劲且有力；如果淫欲过度，则肾精衰，髓脑也感不足而亏虚，常表现为头脑昏转双耳鸣响，腿酸眼晕花，视物不清或失明，一身懈惰乏力而思睡。

【原文】

夫人之所受天而得生者，本有全局是即所谓天年也。余尝闻之岐伯曰：上古之人，其知道者，法于阴阳，和于求数，食欲有节，起居有常，不妄作劳，故能形与神俱，而尽终其天年，度百岁乃去。又尝闻之老子曰，生之徒十有三，死之徒十有三，民之生，动之死地亦十之有三。余因此言，乃知先天之畀，而不得尽其合者有如是，然则后天之养，其为在人可以，养生家而不依此为首务乎，故常深慨于斯，而直穷至境，则若老氏所云，十中之三者，盖亦言其约耳，而三之倍倍，则尤有不忍言者，兹请得而悉之。

夫人生于地，悬命于天，可由此而生，亦可由此而死，故凡天亦杀人，有如寒暑不时，灾荒荐至，或天祥之横加，或百六之难避，是皆天刑之谓也；地亦杀人，则如旱潦无方，水火突至，或阴毒最以贼人，或危险多能困毙，是皆地杀之谓也；人亦杀人，如争斗伤残，刀兵屠戮，或嫁祸阴谋，或明欺强劫，是皆人祸之谓也。凡此三者，十中约去其几，再若三春之外，则凡孽由自作而至，不可治者犹有六焉。何以见之？则若酒色财气名之累，庸医之害皆是。

……由是乘除，则既有前三又有后六，凡此淘汰之余，而得尽其天年者，果胜其几。吾故言老氏言十之有三者，盖亦言其约耳。兴言及此，诚可为人生之痛苦也，然徒悲何益，曷亦为人之计乎，则惟上知者有可晓也，虽前之三者，或多出于莫测，则有可避者，有不可避者，即听之天坎不可也，然知者见于未然而得天者，天庇之；得地者地庇，得人者，人庇之。得此三者即得生之道也，失此三庇则失生之道也，人道于此，岂曰尽其无其权乎？至于六杀之防，则全由乎我矣。酒杀可避，吾能不醉也。色杀可避，吾能不迷也。财杀可避，吾能不贪也。气杀可避，吾能看破不认真。功名之杀可避，吾能素其行藏也。庸医之杀可避，吾能相以予也。夫如是而培以为善，存以无欺，守以不行险，戒以毋侥幸，则可全收其效矣。孔子曰：毋意，毋必，毋固，毋我，盖示人以无勉强也。广成子曰："毋劳尔形，毋摇尔清"，乃可以长生，盖形言其外，精言其内，外内俱全，尽乎道矣。是皆古圣人垂念苍生至真至极良方也，可不佩乎，或曰：子言虽是，而实亦迂迂，独不见有识不知而偏跻上寿者，又何人力之不足恃耶？余曰：此正可谓其知可及也，其愚不可及也。然予论，诚迂矣，倘以蒙知者之相顾，而咀之识之，或亦可为天年之一助否。

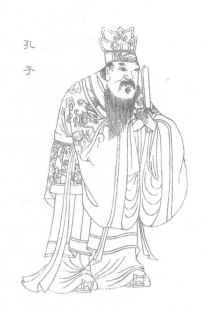

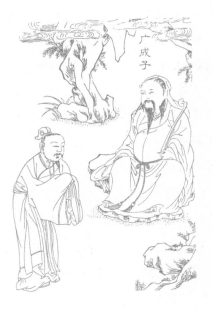

明·张介宾《景岳全书·传忠录·天年论》

【译文】

人禀受于自然界而得以生存，本来是有全局，也就是所谓天年的，我曾经听岐伯说：上古时候的人，懂得养生的道理，取法于阴阳变化的规律，调和于养生的各种方法，饮食有节制，起居有常规，不使身体过度疲劳，所以他们能使形体与精神都健壮、协调，所以能够活到天赋之年，一百岁以后才去世。又曾听老子说过：生存下来的人有十分之三，丧失生命的人有十分之三，老百姓由于过度劳累而致死的也有十分之三。我听了这话，才知道有如此多的人不能尽享先天所赐予的寿命，然而后天的保养，如果是一般人不注意，还说得过去，若是养生的人不把依法保养作为首要任务，那就不行了，我对此常常深深地感慨，若到最严重的境地，那么老子所说的十分之三，只是一个大概的数目，而三的倍数，我不忍说出来，大家对此应有一个全面的了解。

人禀天地之气而生，生命也要受天地自然的控制，也就是说人可由天地之气而生，也可由于天地之气而死，所以天可以杀人，例如寒暑不得其时，灾荒接连而至，或飞来横祸，或难以躲避的厄运，这都是说天惩罚人的事例；地也可以杀人，例如旱涝成灾，水火突至，或阴毒最能害人，或屡次遭受危险而毙命，这些都是讲地杀人的事例；人也可以杀人，如争斗而致伤残，刀枪兵器屠杀，或阴谋嫁祸于人，或明抢欺诈，这都是说的人祸。因以上三条，就约有十分之几的人失去生命，除这三条以外，还有六条因为自己作孽而招致的祸害，以致不能医治。哪六条呢？即酒、色、财、气、功名、庸医所致的灾害。

由此算来，前面已经有三条（天、地、人），后面又有六条。能除去这几条的危害，而得以享其天年的人，还能剩下几个？所以我说老子说十分之三，也只是说了一个约数。说到这里，实在是应该为人生而痛哭一场。但是只是伤悲又有什么补益？该怎么为人们计划呢？这就只有那些上知的人知道了。虽然前面三种，大多是一些不可预测的灾难，但是有可以躲避的，有不

中华养生宝典

可以躲避的，只好听命于天也就罢了。但是智者却在事情未发生之前而发现它，顺应上天的人，能够得到上天的庇护，顺应大地的人能够得到大地的庇护，得人心者可以受到人的庇护。有了这三种庇护，就得到了生存的方法。失去了这三种庇护，就失去了生存的道路。人道对此，难道能说没有丝毫的权利吗？至于六杀的防备，则全由人来决定。酒杀可以避免，只要我能够做到不喝醉；色杀可避免，只要我能不沉溺；财杀可避免，只要我能不贪。气杀可避免，看破红尘不认真苛求。功名之杀可避免，只要我能安心于现在的出处和行止。庸医之杀可以避免，只要我能够对他了解后再托付与他。像这样去做就能培养好的德性，就可以不受欺骗地生存下去，静守而不去冒险，警戒而不要侥幸，就可以收到完全的成效。孔子说：毋意，毋必，毋固，毋我，是告诉人们不要勉强。广成子说："不要令你的形体过劳，不要过度耗散你的精气"，这样就能够长生。形是说的体外，精是说的体内，内外俱全，就全部掌握养生道理了。这些都是古时的圣人垂念众生，而给予的至真至极的灵方，能不令人佩服吗？有人说：你说的虽然正确，但实际上也近于迂腐，为什么唯独没有看见那些没有知识也没有智慧却偏偏跻身于上寿的行列的人呢？他们又有什么人力足够持恃的呢？我说：这正是所谓其智可及而愚不可及的道理。我的这些议论实在是迂腐，倘若承蒙智者相顾加以咀嚼、认识，或许也能为享其天年提供一些帮助呢。

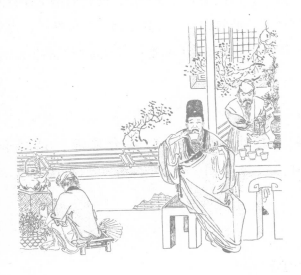

善调阴阳者，与天地同寿

【原文】

　　阴者，藏精而起亟；阳者，卫外而为固也。阴不胜其阳，则脉流薄疾，并乃狂；阳不胜其阴，则五藏气争，九窍不通。是以圣人陈阴阳筋脉和同，骨髓坚固，气血皆从。如是则内外调和，邪不能害，耳目聪明，气立如。

【出处】

　　《黄帝内经·素问·生气通天论》

【译文】

　　人体的阴，起着内藏精血，并不断供给外在阳气活动所需能量的作用；人体的阳，具有抗御外邪坚体固本的作用。使阴阳的平衡遭到破坏，出现阴阳偏盛偏衰的现象，那么就会发生疾病：阳偏盛而火亢，就会血脉流动紧迫而急速，严重时乃至扰乱神明而发狂；阴偏盛而寒凝，就会五脏气滞，乃至造成九窍的功能障碍。所以圣人协调阴阳，使它们经常保持既不偏盛、也不偏衰的状态，这样就会筋脉和同，骨髓坚强，气血畅顺，内外调和，从而使邪气无法伤害形体，永远保持着耳目聪明和充沛旺盛的生命活力。

【原文】

　　精存自生，其外安荣，内脏以为泉源，浩然和平，以为气渊。渊之不涸，四体乃固。泉之不竭，九窍遂通。乃能穷天地，被四海。

【出处】

　　《管子·内业》

中华养生宝典

【译文】

人的精元之气能保存则生命存在，其身形安定荣盛，内脏也以此为生命之源泉，此身心的长久平和安宁，是以阴精为气的泉渊的。阴精神气的泉渊若不干涸，则人的手足、脏腑等身形也因而固实。阴精神气之泉不枯竭，则上下九窍都能通畅。因而善养生的人才能与天地同寿，与四海共生。

【原文】

养生者之言曰：天下之人，皆可以无死。斯言妄也何则？人生自免乳哺以后，始而孩，既而长，既而壮，日胜一日。何以四十年以后，饮食奉养如昔，而日且就衰？或者曰嗜欲戕之也，则绝嗜欲，可以无死乎？或者曰劳动贼之也，则戒劳动，可以无死乎？或者曰思虑扰之也，则屏思虑，可以无死乎？果能绝嗜欲，戒劳动，减思虑，免于疾病夭折则有之。其老而眊眊而死，犹然也。况乎四十以前，未尝无嗜欲劳苦思虑，然而日生日长；四十以后，虽无嗜欲劳苦思虑，然而日减日消。此其何故欤？盖人之生也，顾夏虫而却笑，以为是物之生死何其促也，而不足我实犹是耳。当受其生之时已有定分焉；所谓定分者，元气也，视之不见，求之不得，附于气血之内，宰乎气血之先。其成形之时，已有定数。譬如置薪于火、始燃尚微，渐久则烈，薪力既尽，而火熄矣。其有久暂之殊者，则薪之坚脆异质也。故终身无病者，待元气之自尽而死，此所谓终其天年者也。至于疾病之人，若元气不伤，虽病甚不死；元气或伤，虽病轻亦死。而其中又有辨焉。有先伤元气而病者，此不可治也；有因病而伤元气者，此不可预防者；亦有因误治而伤及元气者，亦有元气虽伤未甚，尚可保全之者，其等不一。故诊病决死生者，不视病之轻重，而视元气之存亡，则百失一矣。至所谓元气者，何所寄耶？五脏有五脏之真精，此元气之分体者也。而其根本所在，即《道经》所谓丹田，《难经》所谓命门，《内经》所谓七节之旁中有小心。阴阳阖辟存乎此，呼吸出入系乎此。无火而能令百体皆温，无水而能令五脏皆润。此中一线未绝，则生气一线未亡，皆赖于此也。若夫有疾病而保全之法何如？盖元气虽自能所在，然实与脏腑相连属者也。寒热攻补，不得其道，则实其实而虚其虚，必有一脏大受其害。邪入于中，而精不能续，则元气无所附而伤矣。故人之一身，无处不宜谨护，而药不可轻试也。若夫预防之道，惟上工能虑在病前，不使其势已横而莫救，使元气克全，则自能托邪于外。若盛为害，则乘元气未动，与之背城而一决，勿使后事生悔，此神而明之之术也。若欲与造化争权，而令天下之人终不死，则无是理矣。

【出处】

清·徐大椿《医学源流论·元气存亡论》

【译文】

善养生的人说：天下的人，都可以不死。这种言论为何如此荒诞不实？人生下来从免去哺乳以后，开始为小孩，不多时渐渐长大，不多时渐渐苗壮，一日胜过一日。为何在四十年以后，饮食奉养同以前一样，而却日日衰弱、衰老？或者说是嗜欲所戕害的，那就断绝嗜欲，这样可以不死吗？或者说是劳动所残害的，那就戒除劳动，这样可以不死吗？或者说是思虑所忧扰的，那就摒弃思虑，这样可以不死吗？如果真能断绝嗜欲、戒除劳动、减少思虑，就可以免去疾病，不致于短命早死，那是有的。也有渐渐衰老而后双目不明，而后导致死亡，这样的情况也有的。况且在四十岁以前，未曾不嗜欲、劳动、思虑的，然而却生长不息；四十岁以后，虽然不再有什么嗜欲、劳苦、思虑，但却日日消减，这又是什么原因呢？在人的一生当中，看到夏天的虫子会发笑，认为这种东西的生死，是多么快，　实在是不如我呀！当自然授与每种生物以生命时，就已经有固定的名分了，所谓固定的名分，就是元气。看也看不见，求也求不得，附着在气血里面，主宰着气血的运作。

而元气成形的时候，已经有一定的气数。就像将木材放置在火里，开始燃烧时火势还很微弱，渐渐地时间长了火势就猛烈了，直到木材烧尽为止，火也就熄灭了。而燃烧时间长短的分别，则决定于木材质量的坚硬与脆弱。所以终身没有疾病的，等到元气自然消灭时则死亡，这就是所说的终其天年吧。至于患有疾病的人，倘若没有伤害元气，虽然生病但也不会死亡；伤害到元气，虽然疾病轻但也会死亡。这其中又是有区别的。有先伤害到元气而又患疾病的，这是无法治疗的；也有因为先患疾病而伤害元气的，这种不可以不事先预防；也有因为错误治疗而伤害到元气的，也有元气尚未伤害很深，还可以保全的。各种情况都不一样。所以诊断疾病而断定生死的人，不只查探病情的轻重，而且查探元气的存亡，才能百无一失。至于所谓的元气，什么地方可以依附呢？五脏有五脏的真精，此为元气的分支。而元气的根本所在，就是《道经》所称的丹田，《难经》所称的命门，《内经》上所称的七节旁边居中有小心。阴阳开关存在于此，呼吸的出入也与此有关系。没有火而能够使身体温煦，没有水而能够让五脏皆润泽。这其中只要有一点没有断绝，那么就还有一线生机，也就不会灭亡，而这些都是依赖着元气。若是有疾病而保全生命的方法又是怎样的呢？元气虽然有自己存在的地方，但实际上都与脏腑相关连。寒热攻补，不得其道，就会使实者更实，虚者更虚，必定有一脏腑受到莫大的伤害。邪气入里，而真精不能接续，那么元气无所依附而受到伤害。所以人的一身，处处都要谨慎保护，而药物不可轻易试用。预防的方法，有高超技能的人在疾病发生之前进行思考，不使病势横逆而无法救治，使元气充足，那么自然能够将邪气祛除在外。如果邪气过盛，伤害人体，那么乘它还没有伤害元气的时候，与邪气背水而决一死战，不要让元气受害而后悔，如此则为神妙而明智的方法。如果欲与命运造化争夺权利，而让天下的人终身不死，是没有那样的道理的。

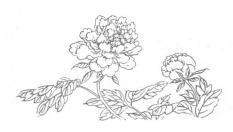

中华养生宝典

补 养

淡食能多补，无心得大还

【原文】

食淡精神爽。

【出处】

明·陈继儒《养生肤语》

【译文】

人经常吃淡食可感到精神爽快。

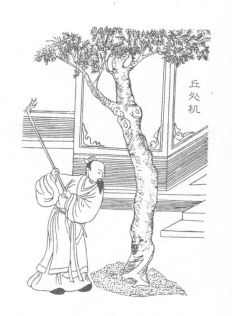

丘处机

【原文】

薄滋味，所以养气。

【出处】

元·陈致虚《上阳子金丹大要》

【译文】

将食物的滋味搞得清淡一些，可以滋养人的元气。

【原文】

淡食能多补，无心得大还。

【出处】

元·邱处机《颐身集》

【译文】

经常吃淡食，能得到更多的补益，在无心之中可得到圣道而长寿。

【原文】

《内经》云："精不足者补之以味。"然醲郁之味不能生精，惟恬淡之味乃能补精耳。

【出处】

明·袁黄《摄生三要》

【译文】

《内经》说："精髓不足的可用五味食物滋补。"但太浓的甜味食物不能生精，只有恬淡味的食物才能滋补精气。

【原文】

人之受用自有剂量，省啬淡泊，有久长之理是可以养寿也。

【出处】

明·龙遵叙《食色绅言》

【译文】

人承受饮食的滋补有它一定的浓度和数量，经常吃食节省和淡泊的人多是可延年益寿的。

【原文】

不论腥素，淡煮之得法，自有一段冲和恬淡之气，益人肠胃。

　　明·袁黄《摄生三要》

【译文】

　　食物不论是荤或素，只要所煮的味道适当淡薄一些，以保持它冲和恬淡的本味，对肠胃及人身体多是有滋补的益处的。

【原文】

　　万物皆有其味，调和胜而真味衰矣。

【出处】

　　明·袁黄《摄生三要》

【译文】

　　各种各样的食物都有其独特的味道，如果烹调太甚则其真味就失去太多而滋养价值就少了。

【原文】

　　晨飧啖蔬菜，如读渊明诗，清腴有至味，舌本生华滋。

【出处】

　　清·朱珪《知足斋集》

【译文】

　　早餐吃点素菜，如同读陶渊明的田园诗一样，清淡腴素很有咏味，舌根生出津液华美滋润。

中华养生宝典

【原文】

人当病愈后，胃气必虚，固不可恣情口吻，尤不可太过，绝口不沾肉味。

【出处】

明·裴一中《言医》

【译文】

人在其病初好时，脾胃之气必然还虚弱，所以不可放肆乱吃以饱口福，但尤其不可小心谨慎太过头，以致连点肉味都不敢尝了。

人参补气，羊肉补形

【原文】

人之生也，以气为主，食为辅。今子终日药不释口，臭味乱于外，而百毒战于内，劳其主，隔其辅，是以病也。

【出处】

宋·苏轼《盖公堂记》

【译文】

人的生命，主要靠先天的元气，其次靠后天的饮食。现在男人们药不离口，药的各种气味和滋味搅乱于外，各种药毒交战于内，干扰了元气，妨碍了食物吸收，因此要生病啊。

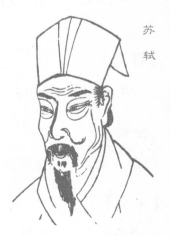

苏轼

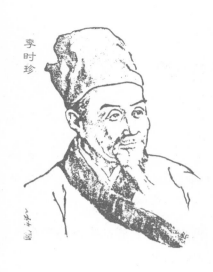

李时珍

【原文】

人参补气，羊肉补形。

【出处】

明·李时珍《本草纲目·草部》

【译文】

人参能增强人体的功能，羊肉能强壮人体的肌肉。

【原文】

三分治病，七分调养。

【出处】

《中国古代谚语》

【译文】

对付疾病，应该三分治疗，七分调养。

【原文】

万般补养皆虚伪，唯有操心是要规。

【出处】

清·魏裔介《琼琚佩语》

【译文】

各种补养的方法都无法真正解决问题，只有清心寡欲才是保健养生的关键。

中华养生宝典

【原文】

上药养命，中药养性。

【出处】

三国魏·嵇康《养生论》

【译文】

上等药物可保养形体，中等药物可保养气质。

【原文】

以方药治已病，不若以起居饮食调摄于未病。

【出处】

清·曹庭栋《老老恒言·防疾》

【译文】

用方技和药物治疗疾病，不如在未病的时候注意起居饮食，来调养身体。

【原文】

古人医在心，心正药自真。

【出处】

唐·苏拯《医人》诗

【译文】

古人医病重在医心，心无杂念，药物自能发挥作用。

食补不如精补，精补不如神补

【原文】

养生当论食补，治病当论药攻。

【出处】

金元·张子和《儒门事亲》

【译文】

保健养生当然应该用饮食补养，治疗疾病当然要用药物攻邪。

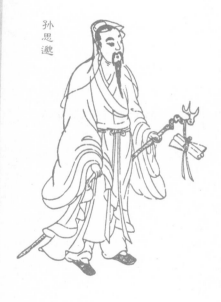

孙思邈

【原文】

不知食宜者，不足以存在也。不明药忌者，不能以除病也。

【出处】

唐·孙思邈《备急千金要方》

【译文】

不知道饮食宜忌的人，就不足以健康长寿。不了解药物禁忌的人，就不能驱除病患。

【原文】

服食药物者，因血以益血，而血垂竭者则难益也。

【出处】

晋·葛洪《抱朴子》

靠吃药来治病的，是因为靠人体的气血来补益其血，而当人体血气即将衰竭时，靠药物也就难补益血气了。

【原文】

凡人年四十已下，不宜全食补丸散，为阴气尚未足，阳气尚盛之故也，特宜慎之。

【出处】

宋·张君房《云笈七签》

【译文】

四十岁以下的人，不适宜多服食补丸补药，这是因为他们阴气尚不充足，阳气正当充盛的时候，补药对之有害，故须慎重。

【原文】

气血资于药食，药食非即气血。

【出处】

清·唐甄《潜书·自明》

【译文】

人的气血依靠食物、药物滋养和提供，但食物、药物本身并不等于气血。

【原文】

食补不如精补，精补不如神补。节饮食，惜精神，用药得宜，病有不瘥焉者寡矣。

133

清·程国彭《医学心语》

【译文】

饮食补养不如精气补养，精气补养不如心神补养。只要做到节制饮食，爱惜精气心神，用药适宜，则人的病体就会没有不好的。

调药性易，调自性难

【原文】

恬淡虚无，真气从之；精神内守，病安从来？

【出处】

《黄帝内经·素问·上古天真论》

【译文】

清静无念，无所作为，心不外驰，疾病又从哪里发生呢？

【原文】

病来如山倒，病去如抽丝。

【出处】

清·曹雪芹《红楼梦》第五十二回

【译文】

病来像山倒一样迅猛，病去像抽丝一样缓慢。

中华养生宝典

【原文】

调药性易，调自性难。

【出处】

明·宋国祯《涌潼小品》卷二十五

【译文】

改变药性容易，改变自己的本性困难。

【原文】

宽泰自居，恬淡自守，则神形安静，灾病不生。

【出处】

《太平御览·方术部·养生》引《老子养生要诀》

【译文】

宽心、安泰地生活，保持清静无为的状态，这样，精神和形体都能安静，灾病不会发生。

【原文】

常减食节欲，使元气内运；元气若壮，即阴气自消。阳壮阴衰，则百病不起。

【出处】

明·王文禄《胎息经疏》

【译文】

经常节食节欲，使元气在体内畅通运行；元气壮盛，邪气自然消退。正气壮盛，邪气衰弱，就不会生病。

【原文】

病养精神过服药，贫知俭约胜营生。

【出处】

宋·陆游《杂兴》诗

【译文】

生病时，静养心神，比服药还有效；贫穷时，俭仆节约，比赚钱更重要。

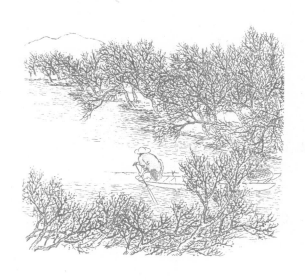

中华养生宝典

饮　食

饮食之患，过于声色

【原文】

百病横夭，多由饮食。饮食之患，过于声色。声色可绝之逾年，饮食不可废之一日。为益亦多，为患亦切。

【出处】

南朝梁·陶弘景《养性延命录·教诫篇》

【译文】

各类病症乃至短命而死，多由饮食引起。饮食不当的祸患，超过声乐女色。声色可以断绝至一年以上，饮食却不能有一日废弃。它给人带来的好处很多，而带来的祸患也很迅疾。

【原文】

夫为医者，当须先洞晓病源，知其所犯，以食治之。食疗不愈，然后命药。

【出处】

《备急千金要方》卷二十六

【译文】

当医生的，必须先透彻了解致病的根源，知道是什么引起的，先以食物加以治疗。食疗治不好，然后才开方用药。

凡所好之物不可偏耽，偏耽则伤而生疾；所恶之味不可全弃，全弃则藏炁不均。

【出处】

《保生要求》

【译文】

凡是所爱吃的不可偏一地酷嗜，偏一酷嗜便会伤食以至生病。所不爱吃的，也不可全部不吃，全部不吃，会导致五藏之炁不均衡。

【原文】

厚味伤人众所知，能甘淡泊是吾师。

【出处】

《逍遥子导引法·淡食能多补》

【译文】

味道浓重的食物会损害身体是众所周知的，能甘于恬淡的饮食才是我们的指南。

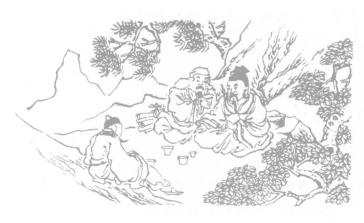

【原文】

人之所取畏者，衽席之上，饮食之间，而不知为之戒者，过也！

【出处】

《庄子·外篇·达生》

【译文】

人们所应该畏惧的，在枕席之上，饮食之中，但是不知道防备，这是过错啊！

【原文】

人之当食，须去烦恼。如食五味，必不得暴嗔，多令人神惊。

【出处】

唐·孙思邈《千金要方·道林养性》

【译文】

人进食的时候，必须排除烦恼。如果进食五味，一定不能突然发怒，否则常常会使自己的大脑调节功能受到震动、干扰。

饥饱适度，饮食养生之道

【原文】

食莫若无饱，思莫若勿致。节适之齐，彼将自至。

【出处】

《管子·内业》

【译文】

　　饮食没有比不十分饱更好的了，思考没有比不达到极点更恰当的了。节食适思，使之达到某种恰如其分的境界，那么养生之道自然就得到了。

【原文】

　　凡食之道，大充，伤而形不臧；大摄，骨枯而血沍。充摄之间，此谓和成。精之所舍，而知之新生。饥饱之失度，乃为之图。饱则疾动，饥则广思，老则长虑。饱不疾动，气不通于四末。饥不广思，饱而不废，老不长虑，困乃遫竭。大心而敢，宽气而广，其形安而不移。

【出处】

　　《管子·内业》

【译文】

　　人的饮食规律，吃得过饱就会伤害你的形体，这是很不利的；过于饥饿，筋骨不健壮，血脉不畅通（会引起贫血）。最理想的是保持在过饱和过饥之间，这就是和畅，能和畅，养生也就有所成了。精气存在的地方也就是智慧存在的地方。所以饥饱超过限，就应该设法克服它。克服的办法是过饱了就加强运动；过饥了就通过广思而忘饥，老人应通过长虑而忘掉自己老。过饱如不运动，气脉就不能畅通于四肢。饥饿时如不广思，过饱而不停止进食，年老而不长虑，困顿就迅速到来。如果心境宽广，意志勇敢，气量宽大，胸怀开阔，则形体就平安而且不会衰老。

【原文】

　　（先王）味不众珍……味众珍则胃充，胃充则中大鞔，中大鞔则气不达。以此长生可得乎！……（昔先圣王）为饮食酏醴也，足以适味充虚而已矣……

中华养生宝典

秦·吕不韦《吕氏春秋·重己》

【译文】

　　（先王）饮食不求丰盛珍异……饮食丰盛珍异胃就会过饱，胃过饱胸腹就会闷胀，胸腹闷胀气就会不通畅。以此求长生能办到呢？……（古代的先圣王）置备食物酏醴，只要足以合口味、饱胃肠就行了……

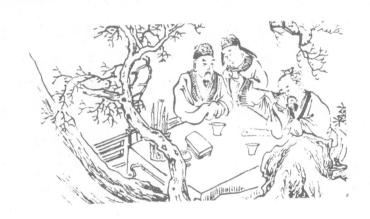

【原文】

　　凡食，无强厚味，无以烈味重酒，是以谓之疾首。食能以时，身必无灾。凡食之道，无饥无饱，是之谓五藏之葆。口必甘味，和精端容，将之以神气，百节虞欢，咸进受气。饮必小咽，端直无戾。

【出处】

　　秦·吕不韦《吕氏春秋·尽数》

【译文】

　　凡饮食，不要滋味过于浓烈，不吃厚味，不喝烈酒，这些东西都是疾病的开端。按时饮食，身体一定不会有什么疾病。饮食的原则，是不要过饥过饱，这样五脏就会舒适。一定要吃可口的食物，进食时，精神调和，仪容端

中华养生宝典

正，并用精气将养，这样周身就舒服愉快，各处都受到精气的滋养。饮食时一定要小口吞咽，身体要坐端正，不要歪斜。

【原文】

真人曰：虽常服药物，而不知养性之术，亦难以长生也。养性之道，不欲饱食便卧及终日久坐，皆损寿也。人欲小劳，但莫至疲及强所不能堪胜耳，人食毕，当行步踌躇，有所修为快也，故流水不腐，户枢不蠹，以其劳动数故也。故人不要夜食，食毕但当行中庭如数里可佳。饮食即卧生百病，不消成积聚也。食欲少而数，不欲顿多难消，常如饱中饥、饥中饱。故养性者，先饥乃食，先渴而饮。恐觉饥乃食，食必多盛；渴乃饮，饮必过。食皆当行，行毕使人以粉摩腹，数百过大益也。青牛道士言食不欲过饱，故道士先饥而食也。饮不欲过多，故道士先渴而饮也。食毕行数百步中益也。暮食皆行五里许乃卧，令人除病。

【出处】

南朝梁·陶弘景《养性延命录·食诫篇第二》

【译文】

真人说：虽然时常服用使人长寿的药物，但由于不知养性的方法，也实在难以达长寿之目的。延养性命的方法，不应该饱食便睡卧或整日长坐，这都不利于健康长寿。人应该时常劳作，但不要勉强去干那些力不胜任的事。如若人刚吃完饭，应有目的地散步，从容而自得，并以此为乐，正如流动的水不会腐臭，经常转动的门轴不会被虫蛀食，就是因为经常运动的缘故。所以人不要夜间吃东西，倘或吃了，就在庭院中散步约行数里亦可。吃饱就立刻睡卧即生百病，因为饮食不能被消化而成积滞。饮食适宜多次而少量，不适宜快而量多，否则难以消化，应经常保持似饱非饱，似饥非饥之状态。所以延养性命者，应在饥饿前即食，在渴前即饮水。因为觉得饥饿时再吃，吃时必过量；渴时再饮水，则必饮过多。食毕应当行走，然后让人用双手按摩腹部，达百次则非常有益。青年道士说：饮食不欲过饱，因此道士总在饥饿前吃饭。饮不欲过多，故道士在渴前饮水。食后行走百步而有益。晚饭后行走约五里左右而后睡卧，可以使人不生病。

已饥方食，未饱先止

【原文】

已饥方食，未饱先止。散步消遥，务令腹空。

【出处】

宋·苏轼《东坡志林·修养》

【译文】

感到饥饿后才可进食，还没有吃到有明显的饱的感觉就不要吃了。（吃完饭后）悠闲自得地散步，必须走到胃中没有饱胀感。

【原文】

已饥而食，蔬食有过于八珍。

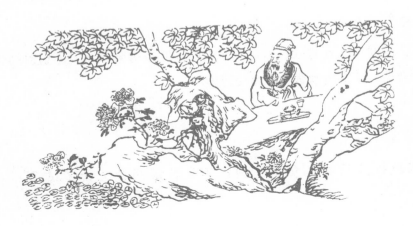

中华养生宝典

【出处】

宋·苏轼《东坡志林·修养》

【译文】

饥饿时吃粗茶淡饭，胜过不饿时吃山珍海味。

【原文】

无饥无饱，是谓五藏之葆。

【出处】

《吕氏春秋·尽数》

【译文】

不过饥而食，食又不过饱，五脏赖此保持健康。

【原文】

不饥勿强食，不渴勿强饮。不饥强食则脾劳，不渴强饮则胃胀。

【出处】

晋·葛洪《抱朴子·养生论》

【译文】

不饥的时候不要勉强进食，不渴的时候不要勉强饮水。不饥时勉强进食会使脾疲劳，不渴时勉强饮水会使胃饱胀。

【原文】

不欲极饥而食，食不过饱；不欲极渴而饮，饮不过多。

【出处】

晋·葛洪《抱朴子·内篇·极言》

【译文】

不要等到非常饿时方才进食，进食时不要吃得太饱；不要等到非常渴时方才饮水，饮水时不要喝得太多。

宁少勿多，宁饥毋饱

【原文】

宁少毋多，宁饥毋饱，宁迟毋速，宁热毋冷，宁零毋顿，宁软毋硬，此六者调理脾胃之要法。

【出处】

清·丁其誉《寿世秘典》

【译文】

餐饮进食宁可少吃一些，切忌吃得太多，宜脾胃有饥感而忌过饱，宜迟缓进食忌食之太快，宜热食忌冷食，宜分几次吃而忌一顿饱餐（少吃多餐），宜软食忌硬食，此六宁（宜）六毋（忌）是要旨，是调理脾胃的重要法则。

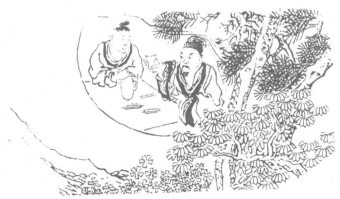

能善养性者，皆先候腹空，积饥而食，先渴而饮，不欲触热而饮。

【出处】

唐·王焘《外台秘要》

【译文】

善于养生的人，都会先待肚子空闲且有饥饿感才进食，先感口渴而后再饮，且不要烫热时即饮。

【原文】

饮温暖而戒寒凉，食细软而远生硬。

【出处】

明·高濂《遵生八笺》

【译文】

喝饮汤液宜用温热的而戒忌寒凉的，所吃的食物宜细宜软而戒忌食生硬的东西。

【原文】

不时，不食。

【出处】

《论语》

【译文】

未到进餐的时候，就不宜随便吃食东西。

中华养生宝典

【原文】

语曰:"不多食",又曰:"食无求饱。"谓食物无务于多,贵在能节,所以保冲和而顺颐养也。若贪生务饱,淤塞难消,徒积暗伤,以召疾患。

盖食物甚饱,耗气非一:或食不下而上涌呕吐,以耗灵源;或饮不消而作痰咯唾,以耗神水。大便频数而泄,耗谷气之化生;溲溲利滑而浊,耗源泉之浸润。至于精清冷而下漏,汗淋漓而外泄,莫不由食物过伤,滋味太厚。

如能节荡意之食,省爽口之味,长不至于饱甚者,即顿顿必无伤,物物毕为盖。糟粕变化,早晚溲便,按时华精,和一上下;津液蓄神,含藏内守,营卫外护,邪毒不能犯,疾疹无由作。故知古人之立言垂教,足以为养生之大经也。

【出处】

宋·张杲《医说·食忌》

【译文】

《论语》说:"吃饭不可过多",又说:"吃饭不要求饱"。这是说吃东西不要追求多,重要的在于能有节制,因此人们要保持淡泊平和从而获得对身体的保养。如果只是贪多求饱,食物就淤塞于胃内难以消化,这样就只会埋下隐患,以致发生许多疾病。

吃饭吃得太饱,就不仅仅只消耗人的一种精气:有的是吃得咽不下了从而食物涌上来,以致呕吐,这就会伤害人的脾胃;有的是饮水过多不能消化从而化成痰唾,这便要消损人的神水。大便次数频繁并且腹泻,就消耗人对五谷精气的消化;小便过急过滑而且浑浊,就损伤了人们对清泉之水的吸收。至于人们精液清冷而且(常)从下体排漏,出汗过多而且(常)从体内排出,没有不是由于吃的食物过多、滋味太浓厚(造成的)。

如果人们能够节制自己不去吃那些令人快意的食物,省免那些使口爽适的味道，常常使自己不至于吃得太饱，也就是要每顿饭都不给自己带来伤害，每样食物都能对身体有益。废物恶食使之变化，早晚大小便，按时消化排泄，使全身上下都能调和通畅；津液可以蓄养神气，使精气紧紧守藏于体内，使营卫护照于体外，邪气病毒就不能侵犯人的身体，疾病也就无法萌生。由此可知古代人们垂诫后人的话语，确实是保养生命的至大道理啊！

口腹不节，致疾之因

【原文】

　　人腐五脏，殆至灭亡。后人所以不能终其天年者，以其生生之厚。

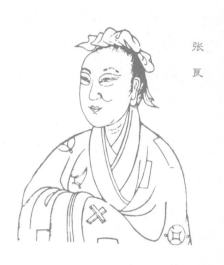

张
夏

【出处】

　　汉·张良（托名）《阴符经注》

【译文】

　　人们无限度地贪求美食，腐化五脏，危及生命。后代世人所以不能活到自己的寿限，就在于饮食过于丰厚。

【原文】

　　口腹不节，致疾之因；贪虑不正，杀身之本。

【出处】

　　宋·林逋《省心录》

【译文】

　　饮食不加节制，是生病的原因；思想不端正，会招来杀身之祸。

【原文】

凡以饮食，无论四时，常令温暖。夏月伏阴在内，暖食尤宜。

【出处】

明·龚廷贤《寿世保元》

【译文】

凡进食，无论春夏秋冬，都要保暖。夏天阴气伏于体内，暖食尤为相宜重要。

【原文】

凡当得病，宜先减食。

【出处】

明·龙遵叙《食色绅言·饮食绅言》

【译文】

凡是生了病，首先应该减食。

【原文】

百病横夭，多由饮食，饮食之患，过于声色。声色可绝之逾年，饮食不可废之一日。为益亦多，为患亦切。

【出处】

《养性延命录·教诫篇》

【译文】

各类病症使人短命而死，多由于饮食不当引起。饮食不当的祸患，超过声乐女色。声色可以断绝至一年以上，饮食却不能有一日废弃。它给人带来的好处很多，而带来的祸患也很急切。

【原文】

夫为医者，当须先洞晓病源，知其所犯，以食治之，食疗不愈，然后命药。

【出处】

《备急千金要方》卷二十六

【译文】

当医生的，必须先透彻了解致病的根源，知道是什么引起的，先以食品加以治疗，食疗治不好，然后才开方用药。

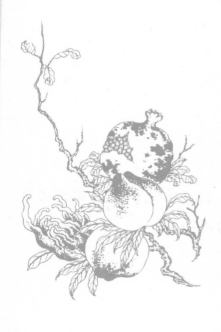

【原文】

凡所好之物不可偏耽，偏耽则伤而生疾；所恶之味不可全弃，全弃则藏炁不均。

【出处】

《保生要求》

【译文】

凡是所爱吃的不可偏一地酷嗜；偏一酷嗜便会食伤至生病。所不爱吃的，也不可都不吃，都不吃，会导致五藏之炁不均衡。

中华养生宝典

阴阳五行，食养之道

【原文】

春之时，其饮食之味，宜减酸益甘，以养脾气。

【出处】

元·邹铉《寿亲养老新书》

【译文】

对春季饮食五味的选择，因春为脏在肝，为味主酸，故进食五味品物宜酸味减少、甜味增加为好，因此类食物可滋养脾胃的功能。

【原文】

春月少酸宜食甘，冬月宜苦不宜咸，夏要增辛减却苦，秋辛可省便加酸，季月可咸甘略戒，自然五脏保平安。

【出处】

清·尤乘《寿世青编》

【译文】

春季要忌或少吃酸味食物而宜甜食，冬季宜吃苦味而不宜吃咸味食物，夏时宜多吃辛辣味而忌或少吃苦味食物，秋季忌或少吃辛辣而宜或多食酸味食物，每季的第三个月或长夏时宜吃咸味而应忌或减食甜味食物。这样根据五脏的五行生克制化之自然规律而注意五味食物的宜忌，多可以使人平安少病而延寿。

养生真味是清淡

【原文】

浓肥甘辛非真味，真味只是淡。

【出处】

明·洪应明《菜根谭》

【译文】

食物过于浓稠、肥腻、太甜、太辛辣的都不宜作为养生的真效品物，真正的养生食物的品位都只是清淡的。

【原文】

五味之于五脏，各有所宜，若食之不节，必致亏损，孰若食淡谨节之为愈也。然此淡亦非弃绝五味，特言欲五味之冲淡尔。

【出处】

明·逍遥子《逍遥子导引诀》

【译文】

食物的五味对于人的五脏，各有其相宜和不宜之处，故若饮食不加节制和注意宜忌，则必致身体亏损，而食养最合宜的莫过于淡食和有所节制。当然，所谓淡食也并非将辛、甘、酸、苦、咸五味都舍弃戒绝，只不过是特别强调对五味须冲淡而有所宜忌而已。

【原文】

厚味伤人无所知，能甘淡薄是吾师。

【出处】

　　明·谦启敬《修龄要旨》

【译文】

　　饮食膏粱厚味常可在不知不觉中伤损人，故养生最好的措施是安于饮食的淡薄。

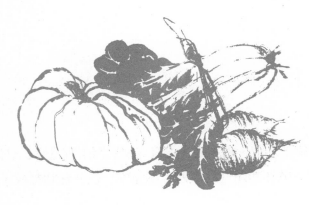

【原文】

　　凡食，无强厚味，无以烈味重酒，是以谓之疾首。

【出处】

　　《吕氏春秋·尽数》

【译文】

　　饮食不宜强求滋味肥厚，也不要吃刺激性很强的东西如喝烈酒等，因为这些饮食都是招致疾病的罪魁祸首。

【原文】

　　每食不用重肉，喜生百病，常须少食肉……。

【出处】

　　唐·孙思邈《备急千金要方》

中华养生宝典

153

【译文】

每餐不要吃太多的各种肉类，因为这易导致生病，一般应少吃肉。

【原文】

百味未成熟勿食，五味太多勿食，腐败闭气之物勿食，此皆宜戒也。

【出处】

唐·司马承祯《天隐子养生书》

【译文】

在千百种食物中凡动、植物之尚没有成熟的都不宜进食，过浓过多的五味也不宜食，已腐烂败坏和闭气的东西也不能吃。这些食物都属于戒忌之类。

【原文】

食淡极有益，五味盛多能伤生。

【出处】

明·陈继儒《养生肤语》

【译文】

饮食清淡极有益于养生，五味食物过于浓盛繁多则反而伤损生命。

【原文】

五味稍薄，则能养人，令人神爽；稍厚随其脏腑，各有所伤。

【出处】

明·万全《养生四要》

【译文】

稍为淡薄的饮食五味，进食宜于滋养人体，可使人精神爽利；但较浓厚的五味饮食吃后却可对不同的脏腑组织分别产生伤损。

【原文】

大甘、大酸、大苦、大辛、大咸，五者充形则生害矣。

【出处】

《吕氏春秋·尽数》

【译文】

食物的辛、甘、酸、苦、咸太浓厚，吃此五味入肚以留于形体则常损害健康。

【原文】

香美脆味，厚酒肥肉，甘口而疾形。

【出处】

《吕氏春秋·尽数》

【译文】

又香又爽脆又味美的食物，醇香的美酒和肥腻的肉类，吃起来虽口味香甜但身体却易致疾病。

【原文】

五味入口，不欲偏多，故酸多伤脾，苦多伤肺，辛多伤肝，咸多伤心，甘多伤肾，此五行自然之理也。

中华养生宝典

晋·葛洪《抱朴子》

【译文】

摄进五味食物，不宜偏多，此因多食酸味食物可伤损脾胃，多食苦味食物可伤肺气，多食辛辣之物可伤肝气，多食咸味食物可伤心，这都依据五行生克制化的自然规律而促成的。

丰年多病，饥年少疾

【原文】

嵇康云：穰岁多病，饥年少疾。信哉不虚。是以关中土地，俗好俭啬，厨膳肴羞，不过菹酱而已，其人少病而寿。江南领表其处饶足，海陆鲑肴，无所不备。土俗多疾而人夭。北方仕子游官至彼，遇其丰赡，以为福佑多臻，是以尊卑长幼恣口食啖，夜长醉饱，四体热闷，赤露眠卧，宿食不消，未逾期月，大小皆病。或患霍乱脚气胀满，或寒热疟痢恶核丁肿，或痈痔漏，或偏风狠退，不知医疗以至于死。凡如此者，比肩皆是。惟云不习水土，都不知此病之所由。静言思之可谓太息者也，学者先须识此，以自诚慎。

【出处】

唐·孙思邈《备急千金要方·养生序》

【译文】

嵇康说：丰年多病，饥年少疾。确实是这样而不假。这是因为关中土地上的人民，风俗喜爱节俭，厨房里做的饭菜，不过是酸菜酱菜罢了，那里的人少病而长寿。江南之地，那里富饶充足，海陆鲑肴，无所不备，那里的风习多病而人常早早的夭折。北方的学子做官到了那里，面对丰富美食，认为是福佑到了眼前，因此，无论尊卑长幼任意美味多食，夜晚经常饮醉食饱。四体闷热，就赤身露体地睡眠，宿食不得消化，没有超过一个月，大小人口都生病。有的患霍乱脚气胀满，有的患寒热疟恶核疔肿，有的患痈疽痔漏，有的患偏风猥退，还不知道医治以至于死。凡是出现这样的情况的，比比都是。只是说不习惯水土，却都不知道患病的根本原因。静下来想一想实在是令人感叹呀。有知识的人先要知道这个道理，用来告诫自己谨慎小心。

【原文】

是以善养性者，先饥而食，先渴而饮，食欲数而少，不欲而顿多，则难消也。常欲令如饱中饥，饥中饱耳。善饱则伤肺，饥则伤气，咸则伤筋，酢则伤骨，故每学淡食，食当熟嚼，使米脂入肠。人之当食，须去烦恼。如食五味必不得暴嗔，多令人神惊，夜梦飞扬。每食不用重肉，喜生百病，常须少食肉，及少蔬菜。并勿食生菜生米小豆陈臭物，勿饮浊酒，食面塞气孔，勿食生肉伤胃，一切肉惟须煮烂，停冷食之，食毕当嗽口数遍，令人牙齿不败口香。热食讫，以冷酢浆嗽口者，令人口气常臭，作蜃齿病。又诸热食咸物后，不得欲饮冷酢浆水，喜失声成尸咽。凡热食汗，勿当风，发疼头痛，令人目涩多睡。每食讫以手摩面及腹，令津液通流。食毕当行步踌躇，计使中数里来，行毕使人以粉摩腹上数百遍，则食易消，大益人，令人能饮食无百病，然后有所修为为快乐。饮食即卧，乃生百病，不消成积聚，饱食仰卧成气痞，作头风。触寒来者，寒未解食热食，成刺风。人不得夜食，又方夜勿过醉饱，食无精思。为劳苦事，有损余，虚损人，常须日在巳时食讫，则不须饮酒，终身无于呕。勿食父母本命所属肉，令人命不长。勿食自己本命所属肉食，令人魂魄飞扬。勿食一切脑，大损人。茅屋漏水坠诸脯肉上，食之成瘕结。凡暴肉作脯不肯干者害人，祭神肉无故自动，食之害人。饮食蜂行往，食之必有毒，害人。腹内有宿病，勿食陵鲤鱼肉，害人。湿食及酒浆临上看之不见人物影者，勿食之，成辛注。若已食腹胀者，急以药下之。每十日以葵，葵滑所以通五脏壅气，又是菜之主，不用合心食之。……厨膳勿使脯肉丰盈，常令节俭为佳。

【出处】

唐·孙思邈《备急千金要方·道林养性》

【译文】

　　善于修身养性的人，饥饿了才食，渴了才饮，饮食要少而多餐，不要饱而少餐，否则难以消化。常常要饱中有饥，饥中有饱，过饱则伤肺，过饥则伤气，过咸则伤筋，过酸则伤骨。所以要清淡饮食，吃时要细嚼，使饭食入肠中。人在进食时应去除烦恼，进食五味一定不要过多，过多则使人心神不宁，夜梦纷纭。饮食不能顿顿都吃肉，长期吃则易生百病，常须少吃肉，多吃饭，蔬菜也不能吃得太多。并且不要吃生菜、生米、小豆以及久放变质食物。不要饮浊酒，吃面食易阻塞气道，不要吃生肉否则伤胃。所有的肉食必须煮烂，待温后再吃，吃完应当嗽口数遍，能使人牙齿坚固口中香。吃完热食后，用酸冷水嗽口，能使人口气常臭，生蛀齿病。另外进热食咸物后，不要饮冷酸水，否则失声咽哑。凡吃热食出汗后，不要受风，否则易使人头痛，令人目涩多睡。每当吃完饭后宜用手摩面及腹部，这样可使气机通畅。吃完后应当慢慢散步数里，然后叫人用粉按摩腹部数百遍，则食物易消化，非常有益于人，能使人保持食欲旺盛而无病，然后有所作为。饱食后躺卧，易生各种病，食物不消化成为积聚、饱食后仰卧则易患气痞，作头风。冒寒而来，寒气未解而吃热食，则易患刺风。人不宜在睡前吃饭，且夜间宜勿醉及过饱，吃的食物不要过分精细。干劳苦的事情，可使人身体虚弱，每天应在巳时吃完饭，且不要饮酒，则一辈子不会发生呕吐。不要吃父母属相动物的肉，否则会使父母命短。也不要吃自己属相动物的肉，否则会使自己心神不宁。对于一切动物的脑不可吃，否则容易伤害身体。茅屋漏水滴在肉上，食后可生瘕结病。凡将肉晒干作脯肉，晒不干时不要吃，吃了易伤人。祭祀神的肉无故而动，吃了后易伤人。吃的食物上有蜂爬行后，吃了一定会中毒伤害人体。以往有胃肠病的人，不要吃陵江鲤鱼，能伤人。湿食及酒洒在上面照不出人影，不要吃，吃了易患急性病。如果吃了发生腹胀，要赶紧用药泻下。每十天吃一次葵菜，葵菜滑利可以通五脏壅塞，因它又是主要的菜，不用存心吃它。……厨房膳食不要令脯肉丰盈，常常节俭为最好。

【原文】

人生苟有累，食肉常如饥；
我心既无苦，饮水亦可肥。

【出处】

唐·白居易《对酒示行简》诗

【译文】

生活中如有牵累烦恼，即使吃佳肴美食，也会面有饥色；我的心里没有丝毫忧愁，即使喝口白水，也可补养身体。

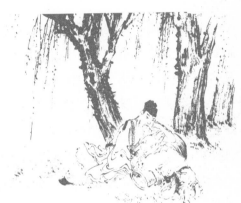

善食强于善医

【原文】

《经》曰：天地，万物之盗。人，万物之盗。人，所以盗万物为资养之法。其水陆之物为饮食者不啻千品，其五色、五味、冷热、补泻之性，亦皆禀于阴阳五行，与药无殊。大体用药之法，以冷治热，以热治冷，实则泻之，虚则补之，此用药之大要也。人若能知其食性调而用之，则信胜于药也。

缘老人之性，皆厌于药而喜于食。以食治疾，胜于用药。况是老子之疾，慎于吐痢，尤宜用食以治之。凡老有患，宜先食治，食治未愈，然后命药，此养老人之大法也。是以善治病者，不如善慎疾；善治药者，不如善治食。

【出处】

宋·陈直《养老奉亲书·序》

【译文】

《经》说：天地为万物之盗，人也为万物之盗。人取法于万物使自身得到资助和营养。水中和陆地上的动植物可以做为饮食的不止一千种，它们所具有的五色、五味、冷热，补泻等性质，都禀受于阴阳五行，跟药物相比没有什么差别。一般来讲，用药的方法是用寒凉药治疗热病，用温热药治疗寒症，实证用泻法，虚症用补法，这些都是用药时的大概情况。假如人们能知道食物的性质，调节饮食用于治疗疾病，这比用药治病要强得多。

因为老人的特点，都是讨厌药而喜欢食物。通过调整饮食来治病，比用药要好得多。况且老人的疾病，要慎用吐下的方法，尤其适宜用食物来治疗。大凡老人有病，宜先用食物治疗，用食物治疗未获痊愈，然后再给药，这是赡养老人的主要法则。这就是所谓善治病的人，不如善于注意生活起居，预防疾病的发生；善于研究和使用药物，不如善于研究和使用食物。

【原文】

凡食太热则伤骨，太冷则伤筋。

【出处】

唐·孙思邈《备急千金要方》

【译文】

饮食太热则会伤骨，太冷则会伤筋。

毒药攻邪，五谷为养

【原文】

不知食宜者，不足以存在也。不明药忌者，不能以除病也。

【出处】

唐·孙思邈《备急千金要方》

【译文】

不知道饮食宜忌的人，就不足以谈健康长寿。不了解药物禁忌的人，就不能驱除病患。

【原文】

食能排邪，而安脏腑；药能怡神养性，以资四气。故为人子者，不可不知此二事。

【出处】

唐·孙思邈《千金翼方》

【译文】

饮食有助于排除病邪，使脏腑平安健康；药物能够怡抚神气养治性命，并滋生五脏六腑之气。故作为祖辈父母的子孙，不可不知饮食和药物对人健康长寿的重要意义。

【原文】

毒药攻邪，五谷为养，五果为助，五禽为益，五菜为充，气味合而服之，以补精益气。

战国·《黄帝内经·素问》

【译文】

　　对症的药物可攻减病邪，五谷的饮食可滋养脏腑，多类瓜果可助滋养，多类禽兽肉对人体有益，多样菜蔬可补充人体养分，只要是气味相合而适当进食这些食物，多能补益身心的精气神气。

【原文】

　　凡人有虚损之病，及早为之补益，庶有延龄之望。

【出处】

宋·严用和《济生方·补益》

【译文】

　　当人患了虚亏耗损的疾病时，及早为之进行相应的补益，多有延年益寿效果。

【原文】

　　饮食得宜，是为药饵之助，失宜则反与药饵为仇。

【出处】

清·章穆《饮食辨录》

【译文】

　　治病时，饮食调理得当，可助增药物的功效；如饮食配合失宜，则反可削弱药物应发挥的作用。

【原文】

药为治病而设，非养生之物也。

【出处】

清·王士雄《潜斋医学丛书·言医》

【译文】

药物是用来治病的，并不是用来养生延寿的。

【原文】

药虽有利，害亦随之，不可轻服，切嘱。

【出处】

清·曾国藩《曾国藩全集·家书》

【译文】

药虽然对治病有利，但用之不当，害处也随之而来，故不可轻易服药。切记！

【原文】

谷菽菜果，自然中和之味，有食人补阴之功。

【出处】

金·朱震亨《格致余论》

【译文】

五谷、豆类、蔬菜、果瓜，各有其特有的自然平和的气味和营养，作为饮食皆具有补阴滋养的功效。

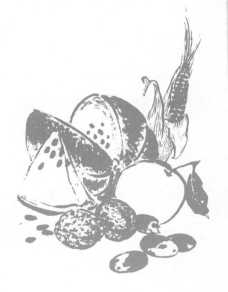

【原文】

莲实粉主补中，养神益气，力除百疾，夕服轻身延年。

【出处】

宋·蒲处厚《保坐要录》

【译文】

莲子研粉煮食可健脾胃补中益气，养心神、益元气，还可除多种病症，夜间服用，久之可使身体轻爽、延年益寿。

吃饭先喝汤，不用请药方

【原文】

安人之本，必资于食。食能排邪而安脏腑，精神爽志，以资血气。

【出处】

宋·王怀隐《太平圣惠方》

【译文】

人健康长寿的根本，必然由于饮食的资助。饮食既可助排出邪气因而也能使脏腑安康，精气神三宝充足，一身爽利振奋而不断为气血提供滋养。

【原文】

人以谷气为主，是以得谷者昌，绝谷者亡。

【出处】

明·王文禄《医生》

【译文】

人的生命活动主要是靠水谷精气提供滋养，故能源源不断地获得水谷精气滋养的人，其生命昌盛，不能得到水谷精气滋养的，就只有死路一条了。

【原文】

养生之道，莫先于饮食。

【出处】

清·屈大均《翁山文外》

【译文】

要养生以求延年益寿，首先就须注重饮食的宜忌、节制和防治等。

【原文】

人以水谷为生，故脾胃为养生之本。

【出处】

清·徐文弼《寿世传真》

【译文】

人是主要靠五谷和水液维持生命的，故保健养生有赖于脾胃这个后天之本。

【原文】

食能以时，身必无灾。

【出处】

战国·《吕氏春秋》

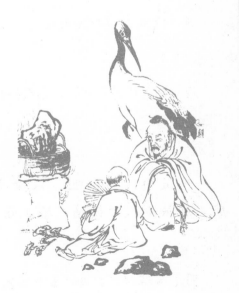

165

【译文】

如能按时适量进食，则人的身心就很少有病灾。

【原文】

口必甘味，和精端容，将之以神气，百节虞欢，咸进受气。

【出处】

战国·《吕氏春秋》

【译文】

口味一定要健常适当，进食时精神谐和姿势端正，全神贯注，身形舒乐，这样才能使整个身心受到食物供给的滋养。

【原文】

吃饭先喝汤，不用请药方。

【出处】

清·李光庭《乡言解颐·人部》

【译文】

吃饭时先喝些汤水，就不会得病，不用吃药了。

【原文】

吃饭须细嚼细咽，以津液送之，然后精味散于脾，华色充肌。粗快则只为糟粕，填塞肠胃耳。

【出处】

明·郑瑄《昨非庵日纂·颐真》

吃饭必须细嚼慢咽，用唾液送下，这样，食物中的营养才能被脾胃吸收，使肤色有光采。如果大口吞咽，食物不过是一堆糟粕，起到填塞肠胃的作用。

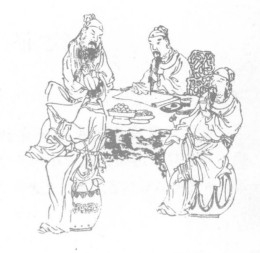

【原文】

饱食不节，杀人顷刻。

【出处】

明·李时珍《本草纲目·谷部》

【译文】

吃得过饱而不加节制，有可能使人顷刻之间丧失性命。

【原文】

夜饱损一日之寿。

【出处】

唐·孙思邈《千金翼方·养老大例》

【译文】

晚饭过饱，减一天的寿命。

中华养生宝典

167

饮 酒 十 过

【原文】

凡饮酒者有十过失。一者颜色恶，二者少力，三者眼神不明，四者现瞋恚相，五者坏田业资生法，六者增致疾病，七者益斗讼，八者无名称恶名流布，九者智慧减少。十者身坏命终堕三恶道。

【出处】

《四分律》第十六

【译文】

大凡饮酒者有十过失。一者面色不好，二者力气少，三者视物不清，四者显现瞋怒面相，五者毁坏田业资生法，六者增加患病，七者增益争斗诉讼，八者使不名誉之恶名流布，九者使智慧减少，十者使身坏命终，堕入三恶道。

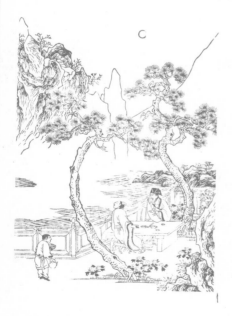

【原文】

宁食毒药不得饮酒，宁入大火不得嗜欲。

【出处】

《佛说大乘经》

【译文】

宁可食毒药也不得饮酒昏醉；宁可投入大火也不得嗜欲成性。

中华养生宝典

【原文】

夫酒为毒药，酒为毒水，酒为毒气。众失之源，众恶之本。

【出处】

《大爱道比丘尼经》

【译文】

酒是毒药，酒是毒水，酒是毒气。它是众失之源头，众恶之根本。

【原文】

饮酒过度，则失身体之调，以致疾病也。

【出处】

《四分律》第十

【译文】

饮酒过度，则使身体平衡失调，导致疾病。

【原文】

酒致失态，为放逸行，后堕恶道。

【出处】

《法句经》

【译文】

酒可致使人们丧失神志，放纵欲望，放弃精勤修习，它会引致堕落地狱道、饿鬼道和畜生道的无穷后患。

【原文】

诸饮酒者，心多纵逸，不能守护诸余律仪。

【出处】

《俱舍论》十四

【译文】

诸饮酒之人，心多放纵欲望，不能守护佛门诸多戒律仪规。

【原文】

若有如是如是病，余药治不差，以酒为药。若以酒涂疮，一切无犯。

【出处】

《四分律》第十六

【译文】

假如有这样那样的疾病，药物治疗不愈，可以酒为药。如以酒涂疮，一切无犯戒律。

【原文】

不饮酒，不得以酒为惠施，常当坚持尽形寿。若以酒为药，当推其轻重，要于不可致醉。……不醉则神理明治。

【出处】

梁·释僧佑《弘明集·郗超奉法要》第十三

【译文】

不饮酒，不能以酒作为恩惠施舍之物。应当坚持不懈，可尽形寿。如以酒为药，应该推测病之轻重，要紧之处在于不可致醉。……不醉则神识明，理念治。

【原文】

酒者，昏乱人之心性。

【出处】

《梵网经》

【译文】

酒，可以扰乱人的心智性情。

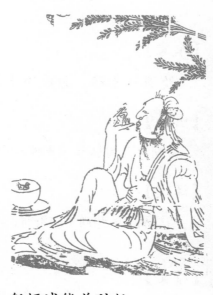

【原文】

离饮酒戒能总防护，诸余律仪，如堑垣城能总防护。

【出处】

《婆沙论》百二十三

【译文】

远离饮酒之戒，是于罪不作之防护律仪之总，犹如城之沟堑、垣墙，能总防护入侵者。

食唯半饱无药味，酒止三分莫过频

【原文】

饮酒热未解，勿以冷水洗面，令人面发疮。

【出处】

南朝梁·陶弘景《养性延命录》

【译文】

当饮酒后体热尚未散解时，不要用冷水洗脸，因为可由此生发面疮。

【原文】

饮酒不欲风里坐卧、袒肉、操扇。

【出处】

唐·刘祠《混俗颐生录》

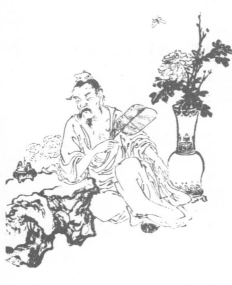

【译文】

饮酒后不要在风凉处坐卧、裸露肌肤、扇风取凉。

【原文】

饮酒后不欲得饮冷水冷茶，多为酒引入肾藏为停毒水，即须去之。多时必腰膝沉重，膀胱冷痛，兼患水肿、消渴、挛躄之疾。

唐·刘祠《混俗颐生录》

【译文】

喝酒后不要即饮冷水冷茶，否则，这冷液易为酒引入肾脏停滞而成毒水，必须及早除去。此毒水多时必将引发腰膝沉重，膀胱（即俗称的尿泡）又冷又痛，且还可兼患水肿、消渴和腿痉挛难行等疾病。

【原文】

食唯半饱无药味，酒止三分莫过频。

【出处】

明·龚廷贤《摄养诗》

【译文】

当进饮食时如只吃至半饱则多不会损伤人，喝酒时每次也只宜饮至十分之三的程度即止且不要频繁饮酒。

【原文】

酒少吃即益，多吃即损。少则引气导药力，润肌肤，益颜色。

【出处】

唐·刘祠《混俗颐生录》

【译文】

酒宜少喝可受益，多喝多受损。喝少量酒可引行气血、开导药力，滋润皮肤肌肉身形，颜色俊美而健壮。

中华养生宝典

173

【原文】

　　酒多血气皆乱，味薄神魂自安。

【出处】

　　宋·温革《琐碎录》

【译文】

　　喝酒过多可耗伤气血而致紊乱反常，少量饮酒则可使心神安、肺魄和，人自健康。

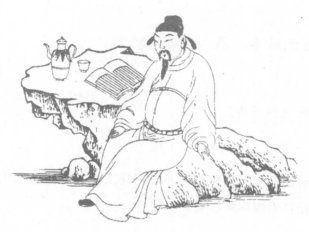

起　居

善养者起居有规

【原文】

是以摄生者，卧起有四时之早晚；兴居有至和之常制；调利筋骨，有偃仰之方；杜疾闲邪，有吞吐之术，流行荣卫，有补泻之法；节宣劳逸，有与夺之要。

【出处】

《抱朴子·内篇·极言》

【译文】

所以善于养生的人，睡眠和起床时间四季中各有规定；兴作和居止有最恰当的不变制度；调和疏导筋骨，有导引的方术；杜绝病源防斥邪气，有吐纳气功，使体内营养物质通流，有补正泻浊的法门；节制劳逸，有增减的权要。

【原文】

夫人若不能常于行住坐卧及饮食嗜欲间消息之，纵服灵芝，日饮沆瀣，岂有补益乎？

【出处】

《混俗颐生录》卷上

【译文】

人们如果不能经常在行、住、坐、卧以及饮食、嗜欲中知道增减节制的变化，即使服下灵芝仙草，每天服下沆瀣仙气，又能获得什么补养增益呢？

【原文】

若欲延年少病者，诚勿施精命夭残，勿大温消骨髓，勿大寒伤肌肉，勿咳唾失肥液，勿辛呼惊魂魄，勿久润神悲戚，勿恚怒神不乐，勿念内志恍惚。能行此道，可以长生。

【出处】

南朝梁·陶弘景《养性延命录·教诫篇》

【译文】

如想延年长生少生病，告诫你：不要泄精液导致短命，不要太温暖以致骨髓被销蚀，不要冒大寒以致伤损肌肉，不要咳嗽吐唾液以致失去有用的津液，不要突然大声呼叫以致惊动了自己的魂魄，不要久久哭泣以致心神悲戚，不要发怒导致精神不愉快，不要念头老萦于心闹得神志恍惚。能遵行这些做法，可以延年益寿。

【原文】

饮食合度，寒温得宜，则诸疾不生，遐龄自永矣。

【出处】

《保生要录》

【译文】

饮食合乎节度，顺应气候寒温变化的措施恰当适宜，那么各种疾病便不会感染，寿命自能延长。

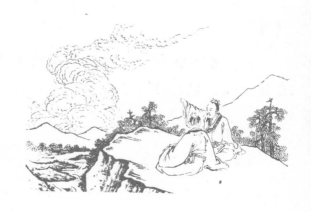

居处过于华丽，易使人滋生贪婪

至于居处不得绮靡华丽，令人贪婪无厌，乃患害之源。但令雅素洁净，无风雨寒暑（之患）乃佳。

【出处】

《备急千金要方·养性》

【译文】

至于居住处所，不能陈设得过于细致华丽，使人滋长贪婪之心永不满足，此乃是祸患的根源。只要使它素雅洁净，免除风雨寒暑的侵袭就好。

【原文】

《传》曰：土厚水深，居之不疾。故人居处随其方所，皆欲土厚水深。土欲坚润而黄，水欲甘美而澄。

【出处】

《保生要录》

【译文】

《左传》上说：土厚水深的地方，住着不生病。所以人的居处不管在哪里，土层都要深厚，水要深。土要坚实润泽，颜色要黄，水要甘甜而清澄。

【原文】

重衣厚褥，体不劳苦，以致风寒之疾。

177

中华养生宝典

【出处】

《养性延命录·教诫篇》

【译文】

穿厚厚的衣服，垫厚厚的被褥，身体不劳作辛苦，由此导致感冒风邪。

可使食无肉，不可居无竹

【原文】

是以摄生者，卧起有四时之早晚，兴居有至和之常制；调利筋骨，有偃仰之方，杜疾闲邪，有吞吐之术，流行荣卫，有补泻之法；节宣劳逸，有与夺之要。

【出处】

《抱朴子·内篇·极言》

【译文】

所以善于养生的人，睡眠和起床时间四季中各有规定，兴作和居止有最恰当的不变制度；调和疏导筋骨，有导引的方术，杜绝病源防斥邪气，有吐纳气功，使体内营养物质运流，有补正泻浊的法门；节制劳逸，有增减的权要。

【原文】

饮食合度，寒温得宜，则诸疾不生，遐龄自永矣。

【出处】

《保生要录》

【译文】

　　饮食合乎节度，顺应气候寒温的变化措施恰当，那么各种疾病便不会感染，寿命自能延长。

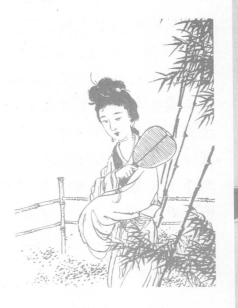

【原文】

　　可使食无肉，不可居无竹。

【出处】

　　宋·苏轼《于潜僧绿筠轩》诗

【译文】

　　吃饭可没有肉，居室周围不可没有竹。

神强者长生，气强者易灭

【原文】

　　神强者长生，气强者易灭。……积忧不已，则魂神伤矣。积悲不已，则魄神散矣。喜怒过多，神不归室。憎爱无定，神不守形。汲汲而欲神则烦，切切所思神则败。久言笑则腑脏伤，久坐立则筋骨伤，沿高涉下则肾伤，寝寐失时则肝伤，动息疲劳则脾伤，挽弓引弩则筋伤，沈醉呕吐则肺伤，饱食僵卧则气伤，骤马步走则胃伤，喧呼诘骂则胆伤，阴阳不交则疮痱生，房室不节则劳瘠。且人生一世，久远之期，寿不过于三万日。不能一日无损伤，不能一日修补，徒责神之不守，体之不康。岂不难乎！足可悲矣。是以养生之法，不远唾，不骤行。耳不极听，目不久视，坐不至疲，卧不及极。先寒而后衣，先热而后解。不欲甚饥，饥

179

则败气。食诫过多。勿极渴而饮，饮诫过深。食过则症块成疾，饮过则痰癖结聚气风，不欲甚劳，不欲甚逸，勿出汗，勿醉中奔骤，勿饱食走马，勿多语，勿生餐，勿强食肥鲜，勿沐发后露头。冬不欲极温，夏不欲极冷。冬秋温而春有狂疫，夏极凉而秋有疟痢。勿露卧星月之下，勿机临尸骸之前，勿睡中摇扇，勿食次露头，勿冲热而饮冷水，勿凌盛寒而逼炎炉，勿沐浴后而迎猛风，勿汗出甚而便解衣，勿冲热而便入冷水淋身，勿对日月及南北斗大小便，勿于星辰下露体，勿冲霜雾及岚气。此皆损伤脏腑，败其神魄。五味不得偏耽，酸多伤脾，苦多伤肺，辛多伤肝，甘多伤肾，咸多伤心。

【出处】

《彭祖摄生养性论》

【译文】

神强者长生，气强者易亡。经常忧思不断，则魂神伤。经常悲哀切切，则魄神散。喜怒超过常度，则神不归其舍。憎恨、爱慕情绪不稳定，则其神不守其形体。心情急切想要实现某事而又不能则心烦意乱，忧思则神散。过度言笑则脏腑伤。长久坐立则筋骨伤，从高处跳下则伤肾，寝寐失时则伤肝，劳作疲劳过度则伤脾，强力拉弓射箭则伤筋，饮酒过度致呕吐则伤肺，骑马奔驰容易伤胃，呼叫责骂则伤胆，阴阳不交接则生疮痹，房室不节，过度泄精则成虚损。况且人生一世，说是久远，也不过三万余日，如让人一天也没有损伤，一日无修补，只责神不守，体不健，这岂不太难了？实可悲叹。因此养生的方法，不要过度用力吐唾液，不要突然过度行走。耳朵不要极听，眼睛不要过长过久地看，坐不致于疲劳，卧不过度。天气寒冷前加衣，天气炎热之前减衣，不要过度饥饿，饥则败气。吃东西禁忌过多。不要很渴之后再饮，饮戒过多。食多则难以消化致块症之病，饮过多则脾胃运化失调致痰癖结聚病。勿过劳，也勿过安逸，勿过汗，也勿醉中奔跑，不要饱食后骑马，勿多语，勿生食，不要强吃肥鲜，勿洗头后露头。冬天穿衣服不要过暖，夏天不要因穿得太少而冷。冬天过暖则春有狂疫，夏天过凉则秋有疟痢。不要露宿于星月之下，不要到尸骸之前，不要睡中摇扇，不要食饮露头。不要冲热而饮冷水，不要凌盛寒而烤热炉，不要沐浴后迎大风，不要汗出而解衣，不要冲热后便又入冷水淋身，不要对着日月及南北斗大小便，不要在星辰下露体，不要冲霜雾及岚气。这些都能损伤脏腑，败其神魄、饮食五味不得偏嗜，酸多伤脾，苦多伤肺，辛多伤肝，甘多伤肾，咸多伤心。

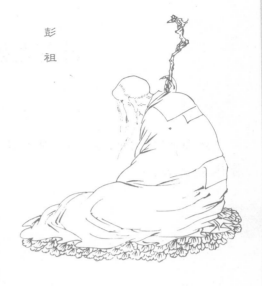

彭祖

【原文】

室大风多阴，台高则多阳；多阴则讨，多阳则痿。此阴阳不适之患。是故先王不处大室，不为高台……昔先王之为苑囿园池也，足以观望劳形而已矣，其为害宝台榭也，足以辟燥湿而已矣。

【出处】

秦·吕不韦《吕氏春秋·重己》

【译文】

房屋过大，阴气就多；台过高，阳气就盛。阴气多就会得讨病，阳气多就会得痿病。这是阴阳不适度而带来的隐患。因此先王不住大房，不筑高台……古代先王建造苑囿园池，只要足以供眺望、活动身体就行了；建筑宫室台榭，只要足以避开干燥和潮湿就行了。

居室之处须防风

【原文】

坐卧防风来脑后，脑内入风人不寿。更兼醉饱卧风中，风才着体成灾咎。

【出处】

《唐宋卫生歌》

【译文】

坐着睡着都要防风从脑后袭来，脑内被风吹入人活不长。要是醉饱之时躲在风中，风一吹入体就会成灾病。

【原文】

尝闻避风如避箭，坐卧须当预防患。况因食后毛孔开，风才一入成瘫痪。

【出处】

《续卫生歌》

【译文】

曾听说避风要像避箭般小心，坐、卧都必须预防有患。况且饮食之后毛孔张开，只要风一侵入，人便会成瘫痪。

【原文】

凡人居止之室，必须周密，勿令有细隙，致有风气得入。小觉有风，勿强忍之，久坐须急之避之。久居不觉使人中风，古来忽得偏风，四肢不遂，或如角弓反张，或失音不语者，皆由忽此耳。身既中风，诸病凑集，邪气得便。遭此致卒中者，十中有九。是以大须周密，无得轻之，慎焉！慎焉！所居之室，勿塞井及水渎，令人聋盲。

凡在家及外行，卒逢大飘风暴雨雷电昏暗大雾，此皆是诸龙鬼神行动经过所致，宜入室闭户，烧香静坐，安心以避之，待过后乃出。不尔损人，或当时虽未若，于后不佳矣。又阴雾中亦不可远行。

凡家中有经像行来共拜之，然后拜尊长，毋行至则峻坐焉。凡居家不欲数沐浴，若沐浴必须密室，不得大热，亦不得大冷，皆生百病。冬浴不必汗出霡霂，沐浴后不得触风冷。新沐发讫，勿当风，勿湿萦髻，勿湿头卧，使人头风眩闷，发秃面黑，齿痛耳聋，头生白屑。饥忌浴，饱忌沐。沐讫，须进少许食饮，乃出。夜沐发，不食即卧，令人心虚，饶汗之梦。又夫妻不用同日沐浴。常以晦日浴，朔日沐去。凡炊汤经宿，洗人体成癣，洗面无光，洗脚即疼痛，作甑畦疮。热泔洗头，冷水濯之，作头风，饮水沐头，亦作头风时行病。新汗解，勿冷水洗浴，损心包不能复。凡居家，常戒约内外长幼，有不快即须早道，勿使隐忍以为无苦，过时不知，便为重病，遂成不救。小有不好，即按摩接捺，令百节通利，泄其邪气。凡人无问有事无事，常须日别蹋脊背四肢一度；头项若令熟蹋，即风气时行不能著人，此大要妙，不可具论。

凡人居家及远行，随身常有熟艾一升、备急丸、辟鬼丸，生肌药、甘湿药、疗肿药、水银、大黄、芒硝、甘草、干姜、桂心、蜀椒，不能更畜余药，此等常不可缺少，及一两卷备急要方，并带辟毒蛇蜂蝎毒药随身也。

唐·孙思邈《备急千金方·居住法》

【译文】

　　人居住的房屋，必须周实严密，不要有细小缝隙，致使有风可入。只要稍觉有风，就不要强忍，如果长时间在屋内就应该躲避它。如果长时间居住没有发现，就会使人中风。古时忽得偏风，四肢不遂，或角弓反张，或失音不语，都是由此而得。如果身患中风，各种疾病都会发生，邪气容易侵犯人体，因这种情况而致死的，十中有九。所以居住之处必须周密，不能轻视，应慎重啊！房屋不能盖在水井及水池填塞的地方，这能使人耳聋目盲。

　　在家或外出，突然遇到大风、暴雨、雷电、昏暗、大雾等天气。这都是鬼神从这里经过所致。宜到屋内躲避，烧香静坐，安心躲避，待过后再出来。如果不这样则会损伤身体，或者当时虽未生病，但过后不佳。此外阴雨大雾天也不要远行。

　　若家中有经书佛像，归来后应先躬拜，然后再拜尊长，不要归来后就坐下而不去躬拜。在家中不要勤洗澡。如果要洗必须在避风的地方，不能太热，也不能太冷，如果不这样就会生病。冬天洗澡不要出汗太多，洗后不能接触冷风。刚洗完发未干，不要受风，头发未干不要盘起来，不要头发未干就躺下，否则能使人患头风眩晕，发秃面黑，齿痛耳聋，头生白屑。过饥过饱都不要洗澡，洗完后须进少量饮食后再外出。晚上洗头不进食就睡，能使人心虚，盗汗多梦。再者夫妻不可同日洗澡，应单日洗双日淋浴为好。凡是过夜的热水，用它洗身体则长癣，洗脸则无光，洗脚则痛，生甑畦疮。用热水洗头，用凉水冲洗，则生头风。喝的水洗头，也能生头风时行病。刚出汗后，不要用冷水洗澡，否则能损害人的心包。在家或外出要告诫家中老少，有不舒服必须立即早说，不要强忍而以为没有痛苦，过时不知，则使人生不治之病。稍有不舒服，就应按摩，使关节舒通，泻其邪气。凡人不管有病无病，须每日按摩脊背四肢一次；头项经常按摩，风行时气就不能伤人。这是养生的精要，不能不引起重视。

凡人居家或远行，随身常带熟艾一升、备急丸、避鬼丸、生肌药、甘湿药、疗肿药、水银、大黄、芒硝、甘草、干姜、桂心、蜀椒，不能携带更多的药，这些常不可缺少，并应带一二卷备急要方和解毒蛇蜂蝎毒之药。

【原文】

何谓安处？曰非华堂邃宇，重裀广榻之谓也。在乎南向而坐，东首而寝；阴阳适中，明暗相半。屋勿高，高则阳盛而明多；屋无卑，卑则阴盛而暗多。故明多则伤魄，暗多则伤魂。人之魂阳而魄阴，苟伤明暗，则疾病生焉。……吾所居室，四边皆窗户，遇风即阖，风息即开。吾所居座，前帘后屏，太明则下帘以和其内映；太暗则卷帘以通其外曜。内以安心，外以安目。心目皆安，则心安矣。明暗尚然，况太多情欲，太多事虑，岂能安其内外哉？故学道者以安处为次。

【出处】

唐·司马承桢《天隐子养生书·安处》

【译文】

什么叫安处呢？安处并非就是指住处华丽、深阔，在宽阔的床上铺着厚实的褥垫。而是指面向南而坐，头朝东睡；阴阳适中，明暗相宜。屋不要过高，高则阳盛明多；屋不要过低，过低则阴盛而暗多。因此明多则伤魄，暗多则伤魂。人的魂属阳，魄属阴，假若伤于明暗，则疾病生也。……我所居的屋，四边都是窗户，遇刮风时即关闭，风停即开。我所坐处，前帘后屏，太明则下帘以调和室内的光线，太暗则卷帘以使日光透入。

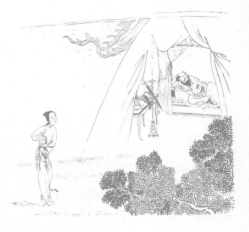

内以安心，外以安目。心目皆安，则心安。明暗尚且这样，又何况有太多的情欲，太多的事虑，怎能够安其内心和耳目？因此，养生之人把安处亦作为养生的重要内容。

【原文】

栖息之室，必常洁雅，夏则虚厂，冬则温密。其寝寐床榻，不须高广，比常之制三分减一，低则易于升降，狭则不容漫风。裀褥厚藉各在软平。三面设屏，以防风冷。其枕宜用夹熟色帛为之，实以菊花，制在低长，低则寝无罅风，长则转不落枕。其所坐椅，宜作矮禅床样，坐可垂足履地，易于兴起。左右设栏，面前投几，缘老人多困，坐则成眠，有所栏围，免闪侧之伤。

其衣服制度，不须宽长。长则多有蹜绊，宽则衣服不著身。缘老人骨肉疏冷，风寒易中，若容衣贴身，暖气著体，自然血气流利，四肢和畅，虽遇盛夏，亦不可令袒露。其颈后连项，常用紫软夹帛，自颈后巾帻中垂下著肉，入衣领中至北甲间，以护腠理。尊年人肌肉怯，腠理开疏，若风伤腠中，便成大患，深宜慎之。

【出处】

宋·陈直《养老奉亲书·宴处起居第五》

【译文】

居住休息的房间，必须清洁雅致，夏季要敞开通风，冬季要温暖严密。睡眠用的床榻，不须高而宽大，与通常制做的床相比，要低三分之一，床低则易于升降，床窄可避免钻入冷风。床垫、褥子及草编之厚垫力求达到软而平。床头和两侧设立屏风以防止冷风的侵袭。老人的枕头外用夹有熟丝的色帛做成，枕中实以菊花，枕头做得要低且长，低则睡觉时不易受到外风的侵袭，长则翻身时不致落枕。老人所坐的椅子，应该做成低而大的禅床一般，这样坐着的时候双足下垂鞋子可着地，容易立起。左右设置围栏，前面安放茶几，因为老人多困倦，坐时容易睡着，这样四周有围栏，可避免因身体的转侧或颠仆而扭伤筋骨。

　　老人衣服的制作，不须宽长。过长则走路时容易受绊跌倒，过宽则衣服不贴身。因为老人骨肉稀疏而怕冷，易为风寒所中。相反如果是窄衣贴身，可使身体温暖，气血自然流通，四肢调和舒畅。即使是在盛夏，老人也不可露体。老人颈项部的头巾，要用紫软夹帛制作，头巾从颈项后部，入衣领中，至背部肩胛间，以防止风寒侵入腠理。老人身体消瘦软弱，腠理开泄疏松，若风邪伤于腠理，就会造成大患，所以应谨慎对之。

起居阴阳，谨慎调理

【原文】

　　《经》曰：春秋冬夏，四时阴阳，生病起于过用。

【出处】

　　明·高濂《遵生八笺》

【译文】

　　《内经》说：春夏秋冬，四季有阴阳消长，人的生病主要在于不能顺应春生、夏长、秋收、冬藏等四季阴阳的变化而过度使用而发生疾病。

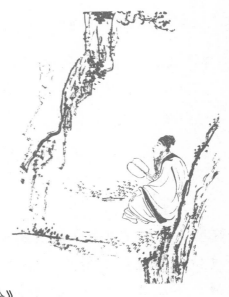

【原文】

　　起居常慎则天真之气得养。

【出处】

　　清·徐灵胎《内经诠释·上古天真论》

【译文】

人的起居生活能经常谨慎调理适中，则常可保养好精气和元气。

【原文】

甘其食，美其服，安其居，乐其俗。

【出处】

春秋·老子《老子·第八十章》

【译文】

欲求长寿的人，宜做到所进的饮食味道甘淡，服饰较美观怡人，生活起居安定，对地方的习俗乐于顺应。

【原文】

慎节起卧，均适暄寒。

【出处】

南北朝·颜子推《颜氏家训》

【译文】

谨慎调节四季起床睡卧的规律，对四季的冷热饮食及人们的地域习惯也要十分融洽欢乐。

【原文】

养生之方，唾不及远，行不疾步，耳不疾听，目不久视，坐不至久，卧不及疲，先寒而衣，先热而解，不欲极饥而食，食不过饱，不欲极渴而饮，饮不过多。凡食过则积聚，饮过则成痰癖。不欲甚劳甚逸，不欲起晚，不欲汗流，不欲多睡，不欲奔车走马，不欲极目远望，不欲多啖生冷，不欲饮酒当风，不欲数数沐浴，不欲广志远愿，不欲规造异巧。冬不欲极温，夏不欲穷凉，不露卧星下，不眠中见肩，大寒大热，大风大雾，皆不欲冒之。五味人口，不欲偏多，故酸多伤脾，苦多伤肺，辛多伤肝，咸多伤心，甘多伤肾，此五行自然之理也。

【出处】

晋·葛洪《抱朴子·极言》

【译文】

养生的方法是，吐唾液不要用力吐得很远，因为这样可伤气，行走不要太急太快，耳不要使劲去听，双眼不要久视，端坐不要过久，睡卧不要睡得懒洋洋的，要在将冷时即加衣，将热时即减衣，不要饿极了才进食，食不可过饱，不要渴极了才去饮水，饮水不宜过多。大凡饮食过饱则易生气血积聚成痞的病，饮水过多易生痰饮、水饮。不宜过于劳累和过于安逸，不要每天起床太晚，不要因劳累而流汗过多，不要贪睡不起，不要如马车一样奔走过快，不要经常用眼看得很远很费劲，不要多吃生冷饮食，不要对着风喝酒，不要洗浴太多太频，不要脱离实际地立大志许空愿，不要异想天开地标新立异。冬天虽冷也不宜太温，夏天虽热也不宜太贪凉，不宜于星光下露宿，不宜睡觉时两肩露在被外面，对极度的寒热和极大的风雾都不宜轻率地出去。进食饮食五味不宜过多，酸味太多可伤脾气，苦味太多可伤肺气，辣味太多可伤肝气，咸味太多可伤心气，甜味太多可伤肾气，这些都是五行相生相克变化的自然道理。

【原文】

发宜多梳，目宜常运，耳宜常凝，齿宜常叩，口宜常闭，津宜常咽，气宜常提，心宜常静，神宜常存，背宜常暖，腹宜常摩，胸宜常护，囊宜常裹。

明·冷谦《修龄要旨·起居调摄》

【译文】

头发宜多梳理，双眼宜常运动，双耳宜常凝听，牙齿宜常上下对叩，口宜常闭少说话，唾液宜常下咽，元气宜常升提，心气宜常宁静，精神宜常维护，背脊宜常保温暖，腹脐宜经常按摩，前胸宜常保护，阴囊（或外阴）宜常加护理。

【原文】

养性之道，莫久行、久坐、久卧、久视、久听；莫强食饮，莫大沉醉，莫大愁忧，莫大哀思。

【出处】

南朝梁·陶弘景《养性延命录·教诫篇》

【译文】

保养性命的方法是，不要一时行走太久、端坐太久、睡卧太久、注视太久、凝听太久；不要过多饮食、过多喝酒沉醉；不要太忧愁、太哀怨和思念。

【原文】

一曰寡欲，二曰节劳，三曰息怒，四曰戒酒，五曰慎味。

【出处】

明·袁黄《摄生三要》

【译文】

养生须着重在：一是欲念宜少，二是节制过于劳累，三是要不发大怒，四是戒酒尽量少喝，五是对饮食五味要慎重选用。

中华养生宝典

【原文】

口中言少，心头事少，肚中食少，自然睡少。依此四少，神仙可了。

【出处】

明·息斋居士《摄生四要》

【译文】

口要不多讲话，心要少挂念一些事，肚胃要少进一些饮食，睡眠也不宜太多。按此"四少"养生，自可延年益寿。

【原文】

衣不燀热，燀热则理塞，理塞则气不达。

【出处】

《吕氏春秋·重己》

【译文】

衣服不要穿得太多使人感到极热，极热则可使人的肌肤纹理堵塞，肌肤闭塞则卫气不能透达而易致病。

【原文】

栉头理发，欲得过多，通流血气散风湿也。

【出处】

南朝梁·陶弘景《诰真》

【译文】

要经常梳头理发，可使气血运行通畅，并可散风湿病邪。

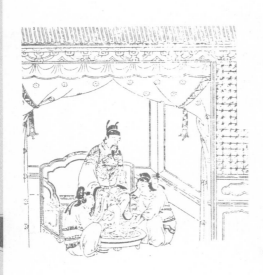

【原文】

　　梳头洗脚长生事，临卧之时小太平。

【出处】

　　宋·郭尚贤《清异录》

【译文】

　　睡觉之前，梳头洗脚可流通气血，使睡眠安稳，是养生长寿的好习惯。

一天里的禁忌

【原文】

　　道林曰：养寿之道，时令小劳。不致疲倦，不可强为不堪之事。食毕少行百步，以手摩腹百过，消食舒气。食欲少而数，恐多则难少。先饥而食，先渴而饮，先寒而衣，先热而解，勿食汗多。不欲多唾，唾不令远。勿令卧熟扑扇，勿食生冷过多。勿多奔走，勿露卧空阶而冒大寒、大热、大风、大雾。勿伤五味，酸多伤脾，苦多伤肺，辛多伤肝，甘多伤心，咸多伤肾。此数者，老人尤当加意。

　　《要记》曰：一日之忌，暮无饱食；一月之忌，暮无大醉；终身之忌，暮常护气。久视伤血，久卧伤气，久立伤骨，久行伤筋，久坐伤肉，大饱伤肺，大饥伤气。勿当屋梁脊下睡卧，卧勿头向北。勿点灯烛照卧，六神不定。大汗勿脱衣，多得偏风、半身不遂。卧处勿令孔隙，风入伤人。故寒勿令火炉安向头傍，令人头重、目赤、鼻干。冬日温足冻脑，春秋脑足俱冻。寅日剪指甲，午日剪足甲，烧白发并吉。勿食父母本生所属禽兽之肉，令人魂魄飞扬。勿忍溺并怒抛，以致膝冷成痹。勿忍后并强努，以致气痔腰疼。入庙宇必恭敬，勿恣意。注目见怪，勿得惊恐，以怪为怪。此数者，是亦养生之大者，当穷心焉。

养生大要：一曰啬神，二曰爱气，三曰养形，四曰导引，五曰言语，六曰饮食，七曰房室，八曰反俗，九曰医药，十曰禁忌。

十魔军最要提防：一欲，二忧愁，三饥渴，四触爱，五睡眠，六怖畏，七疑悔，八瞋恚，九利养虚称，十自高慢人也。

发宜多栉，齿宜多叩，液宜常咽，气宜清炼，手宜在面，此为修昆仑之法。

《禁忌篇》曰：善摄生者，卧起有四时之早晚，兴居有至和之常，制筋骨有偃仰之方，闭邪有吞吐之术，流行荣卫有补泻之法，节宣劳逸有与夺之要。

吕氏曰：室大则多阴，台高则多阳。多阴则蹶，多阳则痿。

《唐书云》：多记损心，多语耗气，心气内损，形神外散。初虽无觉久则为弊。

应璩诗曰：昔有行道人，陌上见三叟。年各百余岁，相与锄禾莠。往拜问三叟，何以得此寿。上叟前致词，室内姬粗丑。二叟前致词，量腹接所受。下叟前致词，暮卧不覆首。要哉三叟言，所以长寿久。

柳公度年八十九，或问之，曰：吾不以脾胃暖冷物、熟生物，不以元气佐喜怒，气海常温耳。

古云：口中言少，心头事少，

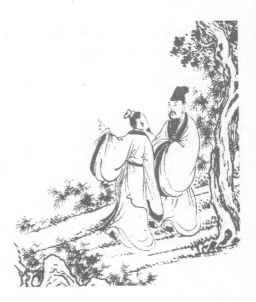

肚中食少，自然睡少。依此四少，神仙可了。

书曰：行走勿语，伤气，语多则住，而再语矣。多则肾转腰疼。

真人曰：常心不唾地，有则含以咽之，使人精气常留而目光彩，故曰远吐不如近唾，近唾不如不唾。盖唾津是人身三宝之一。

闲览曰：目疾，切忌洗浴，令人目盲。饱食沐发，冷水并热泔洗头，冷水濯足，皆令人头病。炊汤隔宿，洗体成癣。宜慎！

学山曰：饮食有节，脾土不泄，调息寡言，肺金自全。动静以敬，心火自定。宠辱不惊，肝木以宁。恬然无欲，肾水自足。

【出处】

明·息斋居士《摄生要语》

【译文】

道林说：养生长寿的方法，是时常让人有小劳作，不致疲倦，不要勉强做自己不能胜任的工作，食后宜走行百步，用手按摩腹部一百次，可消食舒畅气机，饮食要少量多餐，过多难以消化。要在饥饿到来之前进食，在觉口渴之前饮水，在寒冷前就要注意加衣，在炎热之前就要减衣，不要让汗出太多。吐唾液不宜多，也不宜吐得太远。熟睡后不要再扇扇、生冷食物不要多吃，不要奔走过劳，不要露天睡卧而感受大寒、大热、大风、大雾。不要被五味所伤，多食酸则伤脾，多食苦则伤肺，多食辛则伤肝，多食甘则伤心，多食咸则伤肾。这几点，老人尤其要注意。

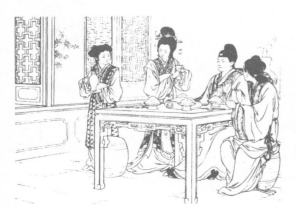

《要记》说：一天内的禁忌，是夜间不要饱食；一月内的禁忌，是夜间不能大醉；终身的禁忌，是夜间要常保护元气。久视伤血，久卧伤气，久立伤骨，久行伤筋，久坐伤肉，过饱伤肺，过饥伤气。不要正当屋梁下面睡卧，睡卧时头不要向北。睡眠时不要点灯，否则六神不安。大汗后不要马上脱衣，否则易使人得偏风、半身不遂。睡卧处不要有孔隙，否则风入伤人。寒冷时不要把火炉放在头边，否则令人头重、目赤、鼻干。冬季足要温，头要清凉，春秋头和足都要凉。寅日剪手指甲，午日剪足指甲，并烧白发求吉利。不要吃父母本属相的肉类，否则令人魂魄飞扬。不要强忍小便，也不要使劲小便，否则导致膝冷而成痹症。不要强忍大便或排便时过分用力，否则导致气痔腰疼。进入庙宇时必须恭敬，不要恣意乱动。眼睛看到奇怪的东西，不要惊恐，否则因怪而生怪病。以上几点，也是养生的关键，需要细心研究。

养生关键：一是爱惜精神，二是爱护元气，三是保养身形，四是导引，五是言语，六是饮食，七是房室，八是反俗，九是医药，十是禁忌。

十类魔君最要提防：一为欲望，二为忧愁，三为饥渴，四为性爱，五为睡眠，六为畏惧，七为怀疑后悔，八为瞋怒，九为利养虚称，十为自高傲慢。

头发宜多梳，牙齿宜多叩，津液宜常咽，气宜清炼，手宜放在面部摩擦，这是修昆仑的方法。

《禁忌篇》说：善于养生的人，睡眠、起床时间在四时有早晚不同，起居有一定规律，活动筋骨有俯仰的方法，闭邪有吞吐的方法，运行营卫有补泻的方法，能够掌握劳逸适度是关键。

吕氏说：房间大则多阴气，台子高则阳气多。阴盛则厥，阳盛则痿。

《唐书》说：多记损伤心，多语耗伤气，心气内损，则形神外散，最初虽然觉察不到，日久则成弊病。

应璩作诗道：昔有行路人，陌上见三叟。年各百余岁，相与锄禾莠。往拜问三叟，何以得此寿。上叟前致词，家中姬粗丑。二叟前致词，饮食不过求。下叟前致词，暮卧不盖头。要哉叟三言，所以寿长久。

柳公度年八十九岁，有人问他为什么长寿，他回答说：我不用脾胃来温暖冷物（即

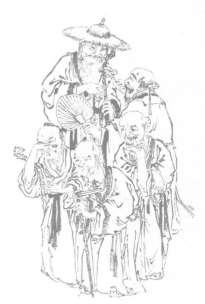

不食冷物），不熟的食物也不吃，不让喜怒来伤元气，气海经常保持温暖。

　　古人说：口中言少，心头事少，肚中食少，自然睡少。依此四少，神仙可了。

　　书中说：走路时不要说话，容易伤气，说话多了应休息后再说。说话太多则肾转而腰痛。

　　真人说：要习惯于唾液不吐在地上，有了则含在口中不唾。因为唾津是人身三宝之一。

　　闲览说：眼睛有病，切忌洗浴，否则会导致目盲，饮食后洗发，用冷水与热水洗头，或用冷水洗足，都会让人得头病。饮用的热水放了一宿后再用它来洗身体，易长癣，千万要谨慎。

　　学山说：饮食有节制，则脾土不散失，调息少言，肺金自全，动静有礼，心火自平。宠辱不惊，肝木安宁。恬然无欲，肾水自足。

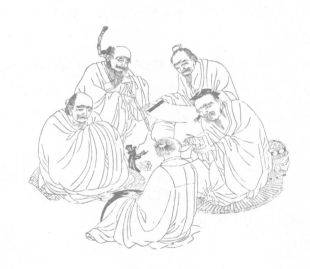

动静劳逸

淡静为不死之药

【原文】

致虚极，守静笃，万物并作，吾以观其复也。夫物芸芸，各复归其根。归根曰静，是谓复命。复命曰常，知常曰明。不知常，妄作，凶。知常，容。容乃公，公乃王。王乃天，天乃道，道乃久，殁身不殆。

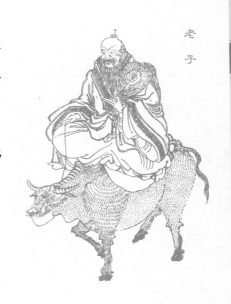

老子

【出处】

春秋·老聃《老子》

【译文】

达到虚的极致，专守纯一的静境，万物盎然生长，我都用眼观看它们往复变化。芸芸万物终都要回到自己的本原。回复到自己的本原叫做静，又叫做复命（受于自然，还于自然），复命是一种常道，知道这种常理才叫做明白事理。不明白事理（便会轻举妄动），一旦轻举妄动便必然招灾惹祸。明白事理，才能兼容天下万物。能包容天下万物才能公正地对待每一事物，公正地对待每一事物才能办事完满周全，办事周全完满便合乎造化，合乎造化才得道。得道之人才能长生，终生不遇任何危险。

197

【原文】

淡然无为，神气自满，以此为不死之药。

【出处】

《道德经》、《千金翼方·引语》

【译文】

常使心态保持恬淡清净的状况，不作非分之想，人的神气自然充满，这就是养生的人最佳的健康长寿之药。

【原文】

五色令人目眩，五音令人耳聋，五味令人口爽。

【出处】

《道德经·第十二章》

【译文】

过多的色彩常可使人眼花缭乱甚或失明，过度的高音声乐多可使人耳鸣耳聋，过多的膏粱厚味饮食常可使人肠不舒爽而生病。

【原文】

静则无为……无为则俞俞，俞俞者忧患不能处，年寿长矣。

【出处】

《庄子·天道仝上》

【译文】

心神安静则无非分之念……无非分之念则常心身康乐愉快，心身平静安乐者与经常忧虑和患得患失之人是不能共处的，所以平静无为的人常能健康长寿。

【原文】

见素抱朴，少思寡欲。

【出处】

《道德经》第十九章

【译文】

养生的人定要具备恬淡朴素的心神意识，尽量排除非分杂念和欲望。

【原文】

虚静恬淡，寂寞无为。

【出处】

《庄子·天道》

【译文】

心神要恬淡清静，不争名贪利，不为不能做的事。

【原文】

内无思想之患，以恬愉为务，以自得为功，形体不敝，精神不散，亦可以百数。

【出处】

《内经·素问·上古天真论》

【译文】

内养心神而无非分思想杂念，这样就可使身形四体不受病邪干扰，精神情志也无耗散，则人体寿命常可延长。

躁动催人老

【原文】

精神气志者，静而日充者以壮，躁而日耗者以老。

【出处】

西汉·刘安《淮南子·原道训》

【译文】

人的心神、情志和精神，如能做到恬淡清静且日能充实的则可健壮，如每日躁动不安且损耗多的人则易衰老。

【原文】

和心，少念，静虑，先去乱神犯性之事。

【出处】

南朝梁·陶弘景《养性延命录·教诫篇》

【译文】

心神平和，少有非分之念，恬静无忧虑，可先免去扰乱心神、违逆人性的一些麻烦事。

【原文】

万物无足以扰心者，故静也。水静则明烛须眉，平中准，大匠取法焉。水静犹明而况精神？……夫虚静恬淡寂寞无为者，天地之平而道德之至也……虚则静，静则动，动则得矣。静则无为，无为也，则任事者责矣。俞者，忧患不能处年寿长矣。夫虚静恬淡寂寞无为者，万物之本了民。

【出处】

战国·庄周《庄子·天道》

【译文】

万物不足以扰乱其心，是因为内心宁静。水静（则澄清）便能照出人的眉毛与胡须；平符合尺度，匠人以它为法。水静便能明，何况人的精神呢？……虚静恬淡寂寞无为，这便是天地的准，是道德的极致……心虚则心静，心静则天机自发，天机自发便是心有所得了。心静便无为，无为，即是让群才万品各任其事而自负其责。无为便心从容和乐。心神从容和乐，忧患就不能入居他的心，（这样他就）年高寿长。虚静恬淡寂寞无为，是万物的根本。

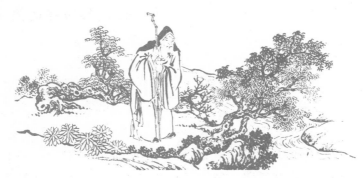

【原文】

云将曰："吾遇天难，愿闻一言。"鸿蒙曰："噫！心养。汝徒处无为，而物自化。堕尔形体，吐尔聪明，伦与物忘，大同乎涬溟。解心释神，莫然无魂。各复其根而不知，浑浑沌沌，终身不离。若彼知之，乃是离之。无问其名，无窥其情，物固自生。"云将曰："天降朕以德，示朕以默。躬身求之，乃今也得。"

【出处】

战国·庄周《庄子·在宥》

【译文】

云将说："我碰上天难，愿听你一番劝告。"鸿蒙说："啊！心！你处无为之中（不去强求有为），等待万物自化。遗弃你的形体，黜退你的聪明，与物相泯没而忘物我，与自然之气混同。使心宁使神静，显示无魂之状，芸芸万物，各得其本。不必强问它的名称，不必强窥它的迹象，而物却已自生了。"云将说："天降德于我身，又教我静守之理。我曾无数地寻求它，今天才得到。"

心如猿，意如马，无寿

【原文】

今人作文神去，作事神去，好色神去，凡动静运用纷纭，神无不去。

【出处】

陈继儒《养生肤语》

【译文】

现在的人作文时心神耗费，做事时心神耗费，好色贪淫时心神耗费，举凡是心神动静运用时错杂失常频繁，则神气没有不耗损的。

【原文】

心如猿，意如马，动而外驰，不易安定。

【出处】

陈师诚《养生导引术·呼吸》

有的人，心如猿猴时动，意如奔马难驭，心神常动而外泄，不易安定镇静而易衰老促寿。

【原文】

彼道自来，可借于谋。静则得之，躁则失之，灵气在心，一来一逝。其细无内，其大无外。所以失之，以躁为害。心能执静，道将自定。得道之人，理丞而屯泄，匈中无败。节欲之道，万物不害。

【出处】

《管子·内业》

【译文】

养生之道自然能够得到，这可以借助于设法克服忧、悲、喜、怒。心境和平就能得到它，心情烦乱就会失去它。"灵气"存在于心中，静则到来，躁则逝去。它可以小到不能容纳任何东西，也可以大到包罗万物。人之所以失掉它，是因为躁动带来危害。心境如能保持平静和谐，"道"自然会在其中安定下来。得道之人能腠理承达，屯聚泄散，所以胸中精气不会衰减。总之，如能按照节欲之道行事，则万物不能加害于人。

【原文】

七情无扰，清虚恬静。

【出处】

明·王文禄《医先》

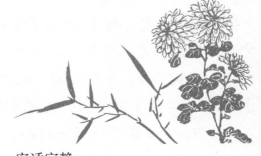

【译文】

不受各种情欲的干扰，心无念虑，安适宁静。

中华养生宝典

203

少私寡欲，是为真静

【原文】

养静为摄生要务。……心不可无所用，非必如槁木，为死灰，方为养生之道。

【出处】

清·曹庭栋《老老恒言·燕居》

【译文】

心神虽主静，但非绝对的静，而是少私少欲，多为正为公的摄生之静。……人的心神意识不可能不动用，因为它并不是已枯槁的木或烧成的灰，而人的心神却需要少私寡欲的静，这才符合摄生之道。

【原文】

崔瑗《箴》曰："动不肆勤，静不燕逸，有疾归天，医不能恤。……"

薛子曰："养得胸中无一物，其大浩然无涯。有欲则邪得而入之，无欲则邪无自而入。且无欲则所行自简，又觉胸中宽平快乐，静中有无限妙理。"

又曰："常沉静则含蓄义理深，而应事有力。故厚重、静定、宽缓，乃进德之基，亦为老人养寿之要。

"心本可静，事触则动。动之吉为君子，动之凶为小人。孟子曰：'我四十不动心。'是不为外物动。"

又曰："心静可以通乎神明，事未至而先知，足不出户知天下，不窥牖见天道也。

204

"盖心如水也，久而不挠，则澄彻见底，是谓灵明。"故心静可以固元气，万病不生，百岁可活。若一念挠浑，则神驰于外，气散于内，荣卫昏乱而病相攻，寿元自损。"

《道院集》曰："游心虚静，结志玄微，委虑无欲，归计无为。凝神灭想，气和体舒，达延生命，寿与天齐。"

又云："检情摄念，息业养神。悟妄归真，观空见性。常习静明，不为魔动，心我两忘，神气自满。"

又云："止念令静，观理令明。念静明理，不死可能。……"

养寿之道，清净明了四字最好。内觉身心空，外觉万物空，破诸妄相，无可执著，是曰清净明了。

【出处】

明·高濂《遵生八笺·清修妙论笺》

【译文】

崔珹《箴》说："动而不过分勤勉，静而不贪图安闲舒适，把疾患归于自然，医生也不能救助。……"

薛子说："修养得胸中没有任何欲望，就会胸怀宽广。有欲望，邪气就有机可入，而没有欲望邪念，心中就会感到快乐宽慰，静中有很多玄妙的道理。"

又说："经常沉稳恬静就能领会很深的道理，面对事情能够有力地解决它。因此，厚重、静定、宽缓是增进道德的基础，也是老年人养寿的要领。

"心本来可以宁静，遇到事情就会心动，心动产生积极想法的为君子，产生卑夷想法的是小人。孟子说：'我四十不动心。'这说的是不为外界事物动心。"

又说："心静可以与神明相通，事情尚未来到就已经有预知，这样就能够足不出门而知道天下大事，不看窗户就能知道自然界的季节变化。

"大概心就像水一样，长久不去搅扰它，就会清彻见底，这就叫做灵明。因此，心静就能够固护元气，而百病不生，可以活到一百岁。如果一个欲念将心搅乱，那么就会神驰身外，精气散于体内，营卫运行失常，致使发生疾病，缩短寿命。"

《道院集》说："将飘浮的心静下来，集中心思去领悟玄妙的道理，抛弃忧虑欲望，做到清净无为。凝集精神扑灭妄想，就会心情愉悦身体舒适，延长寿命。"

又说："收敛情欲杂念，停止追求，蓄养精神。认清妄想的危害，返朴归真，清净无为才能发现人的本性。经常修炼静明，不被邪魔欲念动心，超越自我，才能神满气足。"

又说："抛弃欲念使心平静，观察事物的道理能让人心境净明。达到心静无念、事物的道理非常明哲的地步，就有可能长生不死。……"

养寿的法则，以清净明了四字最为重要。在内觉得身心空无，在外觉得万物空无，破除各种欲念妄想，（心境超然）对什么事都不过分执着，这就叫做清净明了。

【原文】

清静虚泰，少私寡欲，知名位之伤德，故忽而不营，非欲而强禁也。识厚味之害性，故弃而勿顾，非贪而后抑也。

【出处】

三国魏·嵇康《养生论》

【译文】

善养生者应做到心神清静、恬淡和平，少私少欲，深知名利地位可伤损品德，故能做到忽视它而不去钻营它，这是心静而不是内心想追求名利而又强迫去禁止它。深识膏粱淳厚的饮食生活可伤害品性，故能做到敢于舍弃而不顾念，这是心静不贪图享受而不是内心想享受而又去压抑它。

【原文】

若不识尽天年度百岁乃去机括，虽终日闭目，只是一团私意，静亦动也；若识透天年百岁之有分限节度，则事事循理自然，不贪不躁不妄，斯可以却病而尽天年矣。……主于理，则人欲消亡心清神悦，不求静而自静也。

【出处】

明·李梴《医学入门·保养说》

【译文】

养生者若不能辨识其健康长寿的要素，那他虽整日闭目修行，也只是一肚子的私心杂念，从外表看上去似乎恬淡清静，而实际上却心未静躁动难安；若已识悟了长命百岁是其心神节动趋静之故，则遇到任何事都能做到循规蹈矩，效法自然的少动多静法则，不贪多、不躁动、不妄为，这样就可以防病治病而健康长寿。……用理智和养生之道来驾驭生命，则可使难消的人欲自消而心神清静喜悦，到这种境界，你虽不求心神清静它也要自然清静了。

【原文】

静为天下正。

【出处】

春秋·老子《道德经》

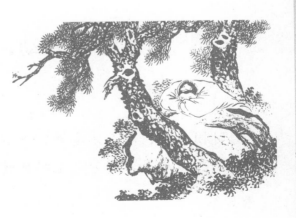

【译文】

天下事包括人的心神只有清静健运才能保持其正常功能。

中华养生宝典

【原文】

静则神藏，躁则消亡。

【出处】

战国·《内经·素问·痹论》

【译文】

心神清静则神气潜藏于内而安，心神躁动则神气易消耗散失而多病夭寿。

【原文】

神躁于中，而形丧于外，犹君昏于上，国乱于下也。

【出处】

嵇康《养生论》

【译文】

如心神失常躁动于生命中，则人的身形常伤丧于脏腑间，这好像君王昏庸在上，国家则动乱于下一样。

动而不妄动，亦为静

【原文】

静时固戒动，动而不妄动，亦静。……用时戒杂，杂则分，分则劳。唯专则虽不用劳，志定神凝故也。

【出处】

清·曹庭栋《老老恒言·燕居》

【译文】

　　心神清静时固然不可乱动，即使有动也不可妄动，这种动也是静的表现。……用心时戒除杂乱，杂乱则分心，分心则动而劳累。只要专心致志则虽用心而不劳累，这是因为情志安定、心神凝聚的缘故。

【原文】

　　慎动主静之用，主静慎动之体。动静不失其常，艮之义也。瞽者，天下之至明也；聋者，天下之至聪也。其心专一，故善视者莫如瞽，善听者莫如聋也。观此则知养生之道矣。

【出处】

　　明·万全《养生四要·慎动第二》

【译文】

　　慎动是主静的表现，主静是慎动的目的。动与静不能超过常规，这是艮的含义。盲人是世界上最明白的人；聋人是世界上最聪明的人。因为他们的用心专一，所以眼睛好使的人不如盲人，耳朵好使的人不如耳聋的人。观察这些现象就知道养生的道理了。

【原文】

　　人之动，以静为主。神以静舍，心以静充，志以静宁，虑以静明。其静有道，得己则静，逐物则动。

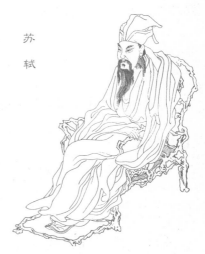

苏轼

【出处】

　　宋·苏轼《江子静字序》

中华养生宝典

人的行动，应该以静为主宰。元神必须静才能得到休息，大脑必须静才能补充气血，意志必须静才能安宁，思虑必须静才能明智贤达。要实现静有一定的方法，心不外游就会静，追逐名利就会动。

不淫于至乐，不安于至静

【原文】

天地有常道，万物有常性。道不可以终静，济之以动；性不可以终动，济之以静。养之则两全而交利，不养则两伤而交病。

【出处】

唐·白居易《动静交相养赋》

【译文】

天地有基本的规律，万物有基本的属性。规律不可以永远静，这就需要和动结合；属性不可以永远动，这就需要和静结合。保养身体，动静都要适度，对身体才有益处；不保养身体，动静都会失偏，对身体有损害。

【原文】

不淫于至乐，不安于至静，能栖神静乐之间，谓之守中。

【出处】

汉·张良（托名）《阴符经注》下篇

【译文】

不沉溺于过度的快乐，不入静至死寂的程度，能够把思想控制在适度的快乐和死寂的安静中间，这叫作"守中"。

圣人爱精神而贵处静。

【出处】

《韩非子·解老》

【译文】

圣人爱惜精神，因而注重清静自守。

养生至要：心静而体活

【原文】

天之生物，故恒于动，人有此生，亦恒于动。

【出处】

元·朱震亨《格致余论》

【译文】

天地间能孕育出各种各样的生物，是因为宇宙的经常运动，人之有其生命，亦在于经常的运动。

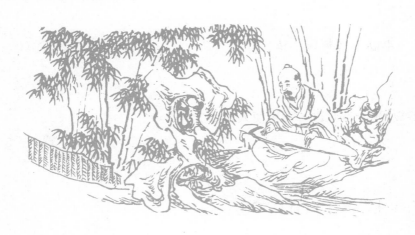

【原文】

运体以却病，体活则病离。

【出处】

明·高濂《遵生八笺》

【译文】

人经常运动身体可防止生病，形体活动常可使疾病离身。

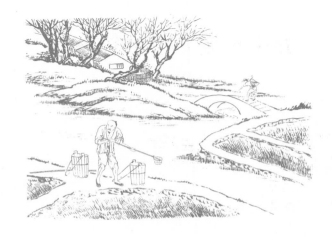

【原文】

常亲小劳则身健。

【出处】

清·申涵光《荆国小语·序》

【译文】

经常从事一些轻微劳动可使人健壮少病。

【原文】

天行健，君子以自强不息。

《周易》

【译文】

宇宙间的天体在不断地运行，迄今健运从未停歇，善养生的人也以健运而强壮却病。

【原文】

动摇则谷气得消，血脉流通，病不得生。

【出处】

晋·陈寿《三国志》

【译文】

人经常运动摇摆，可使五谷饮食容易消化吸收，血脉流通不滞，疾病也不易发生。

【原文】

坐久则络脉滞。居常无所事，即于室内时时缓步，盘旋数十匝，使筋骸活动，络脉乃得流通，习之既久，步可渐至千百，兼增足力。步主筋，步则筋舒而四肢健。懒步则筋挛，筋挛日益加懒。偶展数武，便苦气乏，难免久坐伤肉之弊。

饭后食物停胃，必缓行数百步，散其气以输于脾，则靡胃而易腐化。

散步者，散而不拘之谓，且行且立，且立且行，须得一种闲暇自如之态。卢纶诗，白云流水如闲步，是也。南华经曰：水之性不杂则清，郁闭而不流，亦不能清。此养神之道也。散步所以养神。

中华养生宝典

【出处】

清·曹庭栋《老老恒言·散步》

【译文】

端坐时间过久就会引起络脉瘀滞。居住在家平常没有什么事情，就可以在室内不时地缓缓散步，来回行走数十圈，使筋骨得到活动，络脉才能够流通，经常这样在室内散步。久而久之，行走距离可逐渐达到千百步，同时能增强足部肌力。行走是由筋来主持的，行走就会使筋脉舒张从而四肢强健。而懒于行走活动就会使筋脉拘挛，筋脉拘挛日久又会加重懒惰程度。偶尔伸展身腰活动几下，便会因气短乏力而苦恼，难以避免久坐伤肉的弊端。

饭后食物停留在胃，必须缓慢行走数百步，散发水谷之气输布到脾脏，那么胃的运动加强就会容易消化食物。

散步，就是说散而不拘的意思，走走停停，停停走走，必须获得一种悠闲自在的姿态。卢纶诗称，白云流水如闲步，说的就是如此。《南华经》说：水的性质不杂乱就清纯，如果闭塞而不能流动，也不会清纯的，这是养神之道。散步为什么能养神，道理就在其中。

【原文】

久卧伤气，久坐伤肉。

【出处】

《内经·素问·宣明五气篇》

【译文】

过多地睡卧必伤元气，过多地坐着不动必伤肌力。

【原文】

养性之道，不欲饱食便卧及终日久坐，皆损寿也。

【出处】

南朝梁·陶弘景《养性延命录·食诫篇》

【译文】

养生长寿的方法，不要吃饱后就睡，也不要整天坐着不动，这些久逸的行为和习惯常可造成气血肌肉痿废而伤损寿命。

【原文】

养生莫善于习动，夙兴夜寐，振起精神，寻事去做，行之有常，并不因疲，日益精壮。

【出处】

清·颜元《习斋先生言行录》

【译文】

养生的举措莫过于经常运动，早起晚睡，振作精神，经常找事做，经常去运动，并不因而疲乏，且身体日益精壮健康。

【原文】

人身欲得摇动，则谷气易消，血脉疏利。

【出处】

明·高濂《遵生八笺·延年却病笺上》

【译文】

人的身体要时时运动摇摆，这就使饮食易于消化吸收、血脉运行顺畅。

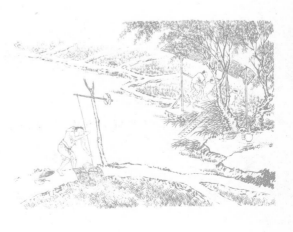

215

【原文】

发宜多栉，齿宜多叩，液宜常咽，气宜清炼，手宜在面。此为修昆仑之法。

【出处】

明·郑瑄《昨非庵日纂》

【译文】

头发宜多梳理，牙齿宜多上下互叩，唾液宜常吞咽，元气宜常呼吸炼息，手宜经常按搓脸面各处。这是保养头面的养生法。

【原文】

目宜常运，齿宜常叩，气宜常提，津宜常咽。

【出处】

清·丁基誉《寿世秘典》

【译文】

双眼宜经常运动并左右远近环视，牙齿宜上下常叩交啄，丹田之气宜经常提运，口中津液宜经常吞咽。

【原文】

神太用则劳，其藏在心，静以养之。

【出处】

金元·刘完素《素问病机气宜保命集》

【译文】

人的神志如过度使用则易劳损，神藏于心为心神，它应以清静为养。

养生须防"五劳"

【原文】

久视伤血，久卧伤气，久坐伤肉，久立伤骨，久行伤筋，是谓五劳所伤。

【出处】

《内经·素问·宣明五气篇》

【译文】

用眼望物过久可伤血，睡卧太多可伤气，久坐可伤肉，久站可伤骨，久行可伤筋，这叫五劳，也就是过度劳动之五伤。

【原文】

力视损明，力听损聪，疾言阻德，功伪败功。

【出处】

汉·严遵《道德指归论·天下有始篇》

【译文】

过度地使用视力可损伤目之明亮，过度地使用听力可损伤耳的聪灵，脱口而出的言词常阻滞个人的德性，弄虚作假可败坏自己的功德。

【原文】

天地之道至纮以大，尚犹节其章光，爱其神明。人之耳目曷能久重劳而不息乎？精神何能久驰骋而不既乎。

西汉·刘安《淮南子·精神》

【译文】

天地的威力和规律是宏大雄伟的，尚能节制它的伟力和光亮，钟爱它的神明威力。人的耳目怎么能胜任过重过久的劳动运作而不休息呢？精神又怎能长久过度运用而不停歇呢!？

【原文】

识事之有当，不任非当之事。事非当则伤于智力，务过分则毙于形神。

【出处】

唐·司马承祯《坐忘论·简事》

【译文】

办事先要识清此事是否恰当和力所能及，切不可做不当和不胜任之事。做不恰当的事则伤害自己的智识良知，做力所不能及的事则必伤损心神和形体。

【原文】

养性之道，常欲小劳，但莫大疲及强所不能堪耳。

【出处】

唐·孙思邈《备急千金要方·养性序》

【译文】

养性保生的措施，应常作轻微的劳动，但不可太使疲困和做自己不能胜任的事。

中华养生宝典

善养生者，有劳有逸

【原文】

善养生者，使之能逸而能劳。

【出处】

宋·苏轼《苏东坡集·教战守策》

【译文】

善于养生的人，常能做到劳逸结合，既不只劳不逸，也不只逸不劳。

【原文】

养生之道，莫久行、久坐、久卧、久视、久听……此所谓能中和，能中和者必久寿也。

【出处】

南梁·陶弘景《养性延命录》

【译文】

养生的重要原则是，不要持久地行走、睡卧、眼看、耳听、端坐，……能坚持做到这些即为中庸平和、劳逸结合的养生要求，也因此而能延年益寿。

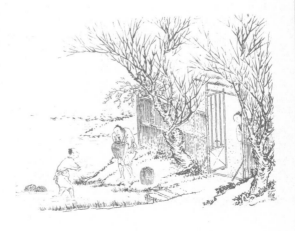

219

【原文】

久劳则安闲以保极力之

处，久逸则导引以行稍滞之气。

【出处】

唐·施肩吾《西山群仙会真记》

【译文】

若劳动太久则须用安闲休息来修复过劳的付出，若生活太安逸则须用导引微动以使稍滞的气血通畅运行，这就合乎动静结合和劳逸结合的养生之道。

【原文】

造物劳我以生，逸我以老，少年不勤，是不知劳；老年奔驰，是不知逸。

【出处】

明·高濂《遵生八笺》

【译文】

宇宙之造化万物，是通过劳动使我生存，通过安逸使渐衰老，少年时怠惰不勤快，是不知劳动的重要；老年时仍奔波勤劳，是不知安逸的作用。

【原文】

气之与神并为阳也，逸则气神安，劳则气神耗。

【出处】

宋·严用和《济生方》

【译文】

人的元气与心神都属于阳，故适当的安逸可使气与神安和，过度的劳作则气与神都被耗伤。

【原文】

能以朝至暮常有所为，使之不息乃快，但觉极当息，息复为之，此与导引无异也。

【出处】

南朝梁·陶弘景《养性延命录·教诫篇》

【译文】

从早至晚地常有为，使自己不停息才感爽快，但如感觉到有些疲困了就该休息，休息待身体复原后再又做些小劳，这种劳逸结合实与导引之术没有差异。

【原文】

晨晡节饮食，劳逸时卧起，藉此来长生，耄期直易尔。

【出处】

宋·陆游《野兴·十四》

【译文】

早晚时要适当节制饮食，劳动后需要睡歇，逸憩后需要劳作，像这样劳逸结合地保健养生，活到八九十岁是不难的。

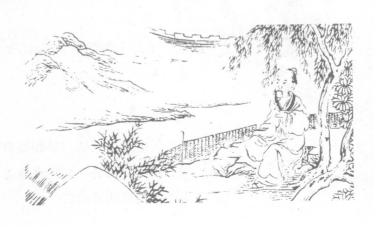

气功和导引

天地万物，气聚则生

【原文】

天地万物皆因气以成形。故知气在人中，人在气中。气聚即生，气亡则死。

【出处】

《摄生纂录》

【译文】

天地万物都是靠气才形成的。所以知道气在人身体内，人又生活在气中。气聚于身，便有生命，气亡失，死便来到。

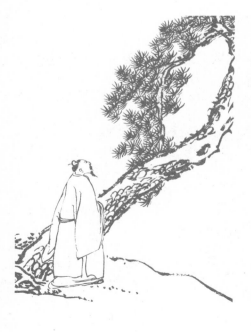

【原文】

气之所守，随神所生。神在则气在，神去则气去。

【出处】

《太平御览》卷六五九，引《上清经》

【译文】

气所留驻之处，是跟随着意念凝注的。意念在某处，气也在某处，意念一走失，气也随之消失。

中华养生宝典

【原文】

　　夫身为神气之窟宅，神气若存，身康力健；神气若散，身乃死焉。若欲存身，先安神气。

【出处】

　　唐·孙思邈《存神炼气铭》

【译文】

　　身体是神、气的居所，如果神气存于身，便身体康宁，体力充沛。神、气如果散失，身体便死亡。如想要身体活着，先要安顿好神、气。

【原文】

　　深藏其气，固守其精，使无漏泄，深根固蒂者乃长生久视之道。

【出处】

　　河上公《老子章句》第五九章

【译文】

　　深深地藏纳真气，固守其精，不使漏泄，深培其根，加固其蒂，才是长生养寿的正途。

延年却病，导引为先

【原文】

　　高子曰：人身流畅，皆一气之所周通。气流则形和，气塞则形病。故《元道经》曰："元气难积易散，关节易闭而难开。"人身欲得摇，则谷气易消，血脉疏利。仙家按摩导引之术，所以行血气，利关节，辟邪外干，使恶气不得入吾身中耳。传曰："户枢不蠹，流水不腐。"人之形体，亦犹是也。故延年却病，以按摩导引为先。

【出处】

明·高濂《遵生八笺》卷九《延年却病笺上》

【译文】

明代养生学家高濂说：人的周身筋骨肌肉所以能够灵活自如，运转不息，都是由于真气周流畅通的缘故。真气畅流，人体就会祥和；真气滞塞，人体就会生病。所以《元道经》中说："元气难以积聚而容易消散，关节容易闭塞而难以开通。"人身必须经常活动，才能使得饮食易于消化，血脉流行畅通。中国古代专修养生长寿之术的"仙家"所传的按摩导引之术，正是用来促进气血的流通、关节的滑利，排除风邪从外部对人体的侵袭，从而使得恶气不能进入我们的机体之内。古书上说："经常转动的转轴不会生虫，流动的水不会腐败。"我们人的形体，也是同样的道理。所以要想延年却病，必须把按摩导引作为一项重要的健身措施。

【原文】

《导引经》云：清旦未起，先啄齿二七，闭目握固，漱满唾，三咽气，寻闭气不息自极，极乃徐徐出气，满三止。便起狼踞鸱顾，左右自摇，亦不息自极。复三，便起下床，据固不息，顿踵三还，上一手、下一手，亦不息自极三。又叉手项上，左右自了捩，不息复三。又伸两足及叉手前却，自极复三。皆当朝暮为之，能数尤善。平旦以两手掌相摩令热，慰眼三过，次又以指搔目四眦，令人目明。按经文拘魂门，制魄尸，名曰握固，与魂魄安门户也。此固精明目留年还白之法，若能终日握之，邪气百毒不得入（握固法：屈大拇指于四小指把之。积习不止，眼中亦不复开。一说云：令人不遭魔魅）。

南朝梁·陶弘景《养性延命录·导引按摩篇第五》

【译文】

《导引经》说：清晨未起时，即先将上下牙齿相互叩击十四遍，微闭眼睛，以四个指头压着大拇指紧握成拳头，漱津液到满口之时，即咽下，连做三次，随即闭住气不呼吸到极度，后慢慢将气呼出，到三次时即可停止。随即模仿狼的姿势蹲坐，并像鹰一样转动脖子左顾右盼，全身左右摆动，同时闭住气不呼吸到极度，来回反复做三次。随即穿衣下床，握紧拳头闭气不呼吸，跺脚三下，一手向上，同时一手向下，连续三次，这样做的同时也不呼吸到极度三次。又叉手放在项上，左右转动不呼吸到极度，也连续做三次；又伸两脚同时叉手，身体前倾到极度，也连续做三次。以上诸法都应当早晨晚上都做，如若多做几次则更好。早晨以双手掌相互摩擦使其发热，熨眼三次，随即用指按眼睛及四眦，令人眼明亮。按经文所说拘魂门，制魄户，就叫握固，与魂魄安门户。这就是固精气，使眼睛明亮，延长寿命，使白发变黑之法。如若能够终日这样做，邪气百毒则不能侵入人体。

【原文】

凡人自摩自捏，伸缩手足，除劳去烦，名为导引。

【出处】

唐·释慧林《一切经音义》

【译文】

导引即是欲养生的人自我按摩捏、捏拭肌肤，伸展或收缩手足，并借以解除劳累、去减心烦的一类功法。

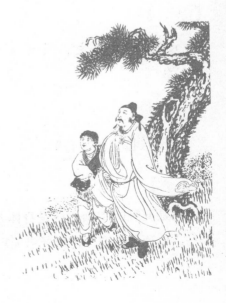

中华养生宝典

若欲安神，须炼元气

若欲安神，须炼元气。气在身内，神安气海。气海充盈，心安神定。定若不散，身心凝静。静至定俱，身存年永。常住道源，自然成圣。

【出处】

《存神炼气铭》

【译文】

如果想安顿神明，必须修炼元气。元气在身，那么精神便凝聚于下丹田。丹田气满，心便安宁，精神达于"定"境。达于"定"境不散，身心便凝驻安静。静到极点，与"定"境共存，那么便身体长存，年寿绵久。这样便经常地处于大道源头，自然成了活神仙。

【原文】

心为五脏之主，气为百体之使。动用以太和为马，通宣以玄寂为车。

【出处】

《彭祖摄生养性论》

【译文】

心是五脏的主脑，气是身体各部分的差役。要想用气，必须以淳和的气作马，要让气流通，须得凭借无思无虑的心境做车。

既屏外缘，会须守五神（肝心脾肺肾）。从四正（言行坐立），言最不得浮思妄念。心想欲事，恶邪大起。故孔子曰：思无邪也。常当习黄帝内视法，存想思念，令见五脏如悬磬，五色了了人明勿辍也。仍可每旦初起面向东，屈两手于膝上，心眼观气，上入顶下达涌泉，旦旦如此日迎气。常以鼻引气，口吐气，小微吐之，不得开口，复欲得出气少，入气多，每欲食，送气入腹。

……

凡气冬至起于涌泉，十一月至膝，十二月至腹，正月腰，名曰三阳成。二月至膊，三月至项，四月至顶，纯阳用事，阴亦放此，故四月十月不得入房，避阴阳纯用事之月也。每冬至日，于北壁下厚铺草而卧，云受元气。每八月一日巳后，即微火暖足，勿令不冷已生意。常欲使气于下，勿欲泄于上。春冻未泮，衣欲下厚上薄，养阳及阴，继世长生。养阴收阳，祸则灭门。故云冬时天地气闭，血气伏藏，人不可作劳出汗，发泄阳气，有损于人也。

【出处】

唐·孙思邈《备急千金要方·道林养性》

【译文】

已经根绝外界的干扰，能够守养心、肝、脾、肺、肾五脏，采用言、行、坐、立四种行动规范，这时最不能够心存不切合实际的思想与欲念。心里想着欲望之事，则罪恶的念头就会兴起。因此孔子说：思想中不要有恶念呀。应当常修习黄帝内视法，减少自己的思想，使自己看到五脏就像悬挂的钟，一目了然，分明不辍。可以在每天早晨起床后面向太阳，将双手弯曲放在膝盖上，心与眼内视体内之气，使气上达头顶，下至涌泉，每天早晨都这样叫做迎气。常常用鼻吸气，用口呼气，轻轻地将气吐出，不能张大口呼，才能使呼的气少，吸入的气多，每欲食气时，将气吞入腹中。

中华养生宝典

......

人身之气冬至时起于涌泉，十一月行至膝，十二月行至腹，正月行至腰，这叫三阳成。二月行至臂，三月行至项，四月行至头顶，此月是人身阳气最盛之月份，称为阳。阴气也一样，十月最盛，所以四月、十月不得行房事，这是避纯阴纯阳的月份。每到冬至月，在北边墙下铺上厚厚稻草而睡，叫做受元气。每逢八月一日巳时后，就用微火暖脚，不可怕下边冷而无生意。要经常运气于下，不要泄气于上。春天冷冻未消，穿衣要下厚上薄，养阳收阴，则长寿不老。养阴收阳，则危害人体。所以冬天天地气闭，血气伏藏，人不可以劳作出汗，以耗泄阳气，有损于人。

坐禅五境界

【原文】

堕肢体，黜聪明，离形去知，同于大通，此谓坐忘。

【出处】

战国·庄周《庄子·大宗师》

【译文】

使四肢身形懈堕放松，耳不聪目不明，似离形体，忘去知觉，与静养的大道同融一体，这就是超然入静的气功坐忘的境界。

【原文】

坐忘者，因存想而得，因存想而忘也。

【出处】

唐·司马承祯《坐忘论》

【译文】

所谓坐忘，就是因存有心想而获得，因存有心思而自忘。

【原文】

渐门有五：一曰斋戒、二曰安处、三曰存想、四曰坐忘、五曰神解。

【出处】

唐·司马承祯《天隐子·渐门》

【译文】

养生渐次成道的入门步骤境界有五种：一是斋戒，要求做到节制饮食，调息以静身心，摩抚皮肤机体使身形内外气血畅通；二是安处，要求南向而坐，守静安神，东首而卧，平安入寝，光线宜不明不暗；三是存想，要求心目不离自身，不伤我身，即心无杂念，目不斜视而宜闭目静心；四是坐忘，静心坐禅，忘掉自身和外物，寂然入静，无思无虑而恬淡虚无；五是神解，指通过上述四个步骤，使神气解脱、超然形外的精神境界。

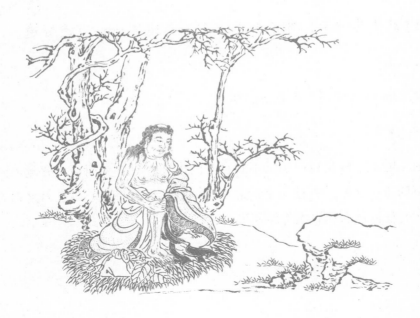

坐 忘

存谓存我之神，想谓想我之身，闭目即见自己之目，收心即见自己之心。心与目皆不离我身，不伤我神，则存想之渐也。

【出处】

唐·司马承祯《天隐子·存想》

【译文】

"存"指的是保存自我的安静精神；"想"指的是专一默想自我的身形脏器。闭眼就好像看到自己的眼，收敛心神不思外物就看到自我的心。故此时的心与眼，皆不离我自身，且不耗损自我心神，这就逐渐进入到存想的清心境界。

【原文】

内不觉其一身，外不知乎宇宙，与道冥一，万虑皆遗。

【出处】

唐·司马承祯《坐忘论·信敬》

【译文】

坐忘境界，就是自己感觉不到自身的内在，对外界而言，感觉不到宇宙（上下四方谓之宇，古往今来谓之宙）的有无，而将身心与长寿之道融合为一，此时任何欲念和思虑都停顿了。

中华养生宝典

【原文】

坐忘者，因存想而得，因存想而忘。行道而不见其行，非坐之义乎？有见而不行其见，非忘之义乎？何谓不行？曰：心不动故。何谓不见？形都泯故。或问曰："何由得心不动"？天隐子默而不答。又问："何由得形都泯"？天隐子瞑而不视。或者悟道而退。曰："道果在我矣。我果何人哉？天隐子果何人哉？"于是彼我两忘，了无所照。

【出处】

唐·司马承祯《天隐子·坐忘》

【译文】

所谓坐忘，是因存想而获得的，也因存想而淡忘的（注参见上句解说）。正在行养生之道而却不见其行动，这不就是"坐"的涵义么？似乎见到了什么而却视而不见，这不就是"忘"的涵义吗？什么叫做"不行"呢？这就是说，其心神并无感应的行动。什么叫"不见"呢？这就是说，物形好像都消失而未见到一样。有人问："为什么心神无感应的行动呢？"天隐子却沉默不予回答。当又问："为什么物形好像都视而不见了呢？"天隐子却闭目而不理睬。那人似乎已领悟到其中的奥妙而退出来，说："养生的道理我终于领悟了。我算得了什么人呢？天隐子又算得了什么人呢？"由此，对方与我都遗忘殆尽了，在心意中都全反映不出其究竟了。

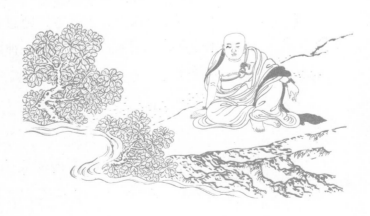

中华养生宝典

入　定

【原文】

夫定者，尽俗之极地，致道之初基，习静之成功，持安之毕事。

【出处】

唐·司马承祯《坐忘论·泰定》

【译文】

气功的入定阶段，能最大限度地摆脱世俗的困扰，是习练养生之道的初阶，在此基础上入静而致心静无为，继后进一步达到心安恬淡，虚无持盈的"坐忘"、"神忘"、"神解"境界。

【原文】

思专，则志一不分；想寂，则心虚神朗。

【出处】

晋·慧远《念佛三昧诗集序》

【译文】

心思专注于养生之道，则意志专一而不分散；思想寂静平淡，则心神虚无而爽朗守静。

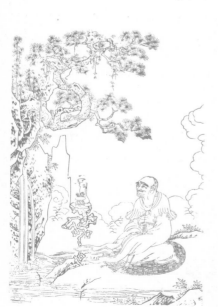

【原文】

学仙之法，欲得怡愉淡泊，涤除嗜欲，内视返听，尸居无心。

晋·葛洪《抱朴子·论仙》

【译文】

学神仙益寿延年的方法是，要愉快恬淡，怡然平静，要尽量清除嗜欲思虑，眼注身内守视丹田（脐下三寸处），两耳不收听外界的声音，如神像或死亡的人一样寂静，无思无虑。

【原文】

欲为道者，目想日月，耳响师声，口恒吐死气、取生气，体象五星，行恒如蹡空，心存思长生，慎笑节语，常思其行，要道也。

【出处】

南朝梁·陶弘景《真诰》

【译文】

如想求长生之道，须做到双眼视如日月之光，双耳常如听大师声音，口常呼出浊气，吸入清气，形体像五星日夜旋转运行于太空，心神存想长生之道，对七情谨慎，言语节制，并常存思其行动是否符合养生这一要道。

【原文】

菩提本无树，明镜亦非台，本来无一物，何处惹尘埃？

【出处】

唐·慧能《六祖大师·法宝·坛经·行由品》

【译文】

菩提本来是正觉成佛之意，并无此真树，明镜本来是高明的识见证道之喻意，也无此真正的镜台，本来就没有这些东西，哪里又能沾染尘埃呢？

中华养生宝典

【原文】

学道人行住坐卧，不得少顷心不在道。行则措足于坦途，住则凝情于太虚，坐则匀鼻端之息，睡则抱膝下之殊。

【出处】

金·王颐中辑《丹阳真人语录》

【译文】

修身养性希望长寿的人，在日常生活的衣食住行坐歇等活动中，都应无时不想到养生的法则；行走中每步都要立足于光明正大的坦途上，居住则寄情于恬淡平和的环境中，入坐则呼吸匀静以调息坐忘，睡卧则抱朴于脐下丹田的元气。

【原文】

气是延生药，心为使气神。能从调息法，便是永年人。

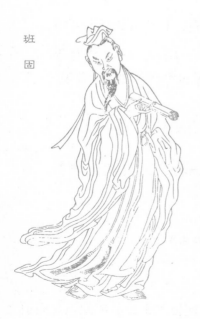

班固

【出处】

清·徐文弼《寿世传真》

【译文】

元气是健康延寿的好药，心神则驱使着气的运行。如果能按养生的要求调气运气，人便可长生于健壮之中。

【原文】

吸新吐故以养脏，专意积精以适神，于以养生，岂不长哉。

中华养生宝典

东汉·班固《汉书》

【译文】

服气养生法是吸入新鲜空气和呼出陈旧空气以润养五脏，着意于积聚精气以适应心神的需求，用此法来养生，就可使人健康长寿。

欲得长生，先须久视

【原文】

养生法：凡小有不安，必按摩按捺，令百节通利，邪气得泄。

【出处】

宋·太医院《圣济总录·治法》

【译文】

养生的方法：凡身上有些不舒服的时候，一定要按摩揉擦捏，使全身关节通畅，这样可以把邪气排出体外。

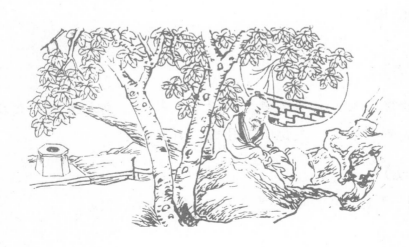

中华养生宝典

235

【原文】

能治身者，莫先乎行气。气和则血荣，血荣则精实，精实则神灵。

【出处】

宋·曾慥《至游子·黄庭篇》

【译文】

善于养生的人，总是首先注重导引内气。内气和顺了血脉就通畅、旺盛；血脉通畅、旺盛了，元精就充盈；元精充盈了，元神的调节功能就健全。

【原文】

虚凝淡漠怡其性，吐纳屈伸和其体。

【出处】

唐·吴筠《神仙可学论》

【译文】

心无念虑，安静淡泊，使大脑放松、安适；吐纳调息，导引肢体，使形体调和、康泰。

【原文】

欲得长生，先须久视。久视于上丹田，则神长生；久视于中丹田，则气长生；久视于下丹田，则形长生。

【出处】

明·尹真人弟子《性命圭旨·蛰藏气六众妙归根》

【译文】

　　要想长寿，首先要长久地内视。长久地内视上丹田，可以养神；长久地内视中丹田，可以养气；长久地内视下丹田，可以养形。

【原文】

　　善养生者，必使百节不滞，而后肢体丰腴，元气自足。

【出处】

　　清·梁章钜《履园丛话·水利》

【译文】

　　善于养生的人，一定要使周身各个关节处血脉通畅，然后才能使肢体丰满，元气充盈。

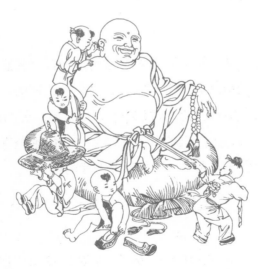

应　时

天时阴阳，顺之则寿

【原文】

黄帝曰：夫自古通天者，生之本，本于阴阳。天地之间，六合之内，其气九州，九窍、五藏、十二节，皆通乎天气。其生五，其气三。数犯此者，则邪气伤人，此寿命之本也。

【出处】

《黄帝内经·素问·生气通天论》

【译文】

黄帝说：自古以来，认为人类的生命活动与自然界息息相通，生命的根本源于阴阳。凡是天地之间，上下四方之内，无论地的九州，人身的九窍、五脏、十二关节，都和天气有着极为密切的关系。天的阴阳化生地的金、木、水、火、土五行，上应天的三阴三阳之气。如果经常违反这种天地人相应的规律，邪气就会伤害人体，这是保养寿命的根本。

【原文】

从阴阳则生，逆之由死；从之则治，逆之则乱。反顺为逆，是谓内格。

【出处】

《黄帝内经·素问·四气调神大论》

中华养生宝典

【译文】

　　顺从阴阳变化规律就能够生存，违背了这种规律就会死亡；顺从它就会太平，违逆它就会混乱。如果把违逆当作顺从，那就会使人体与自然环境失去协调而互相格拒。

【原文】

　　因于露风，乃生寒热。是以春伤于风，邪气留连，乃为洞泄；夏伤于暑，秋为痎疟；秋伤于湿，上逆而咳，发为痿厥；冬伤于寒，春必温病。四时之气，更伤五藏。

【出处】

　　《黄帝内经·素问·生气通天论》

【译文】

　　受到风邪的侵袭，就会发生寒热。如果春天伤了风气，邪气流连不去，影响到脾，就会变生为泄痢之病；夏天伤了暑气，到了秋天，就会变生为疟疾；秋天伤了湿气，使肺气上逆则变生为咳嗽，如果咳嗽缠绵难愈，也可以发展为痿厥；冬天伤了寒气，到春天往往发为温病。所以四时气候的变化，都能伤及五脏。

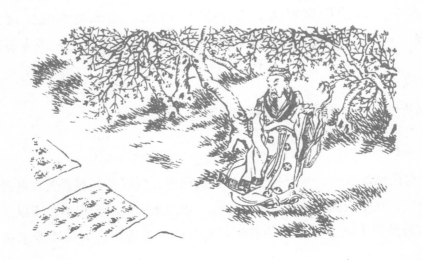

【原文】

苍天之气，清净，则志意治；顺之，则阳气固。虽有贼邪，弗能害也。此因时之序。故圣人传精神，服天气，而通神明。失之则内闭九窍，外壅肌肉，卫气散解。此谓自伤，气之削也。

【出处】

《黄帝内经·素问·生气通天论》

【译文】

人的生机与天气息息相关，天气清净，那么人的意志就平和调顺；顺从了这个规律，人体的阳气就固密。虽然有外界的贼邪，也不能伤害人体。这是因为顺应了四时气候变化的规律。所以古代精通养生之道的圣人能够精神专一，适应天气变化，而达到积精全神的境地。如果违反了这个规律，就会内使九窍闭塞不利，外使肌肉壅滞，卫气耗散。这就是自己不能顺应四时所招致的损害，正气因而逐渐削弱。

【原文】

夫四时阴阳者，万物之根本也。所以圣人春夏养阳，秋冬养阴，以从其根，故与万物沉浮于生长之门。逆其根，则伐其本，坏其真矣。故阴阳四时者，万物之终始也，死生之本也。逆之则灾害生，从之则苛疾不起，是谓得道。道者，圣人行之，愚者佩之。

【出处】

《黄帝内经·素问·四气调神大论》

【译文】

四时阴阳的变化，是万物生长收藏的根本。所以圣人在春天和夏天注重保养阳气，在秋天和冬天注重保养阴气，以此来顺从这个根本，所以圣人就能够与自然界万物一样，保持着生长发育的正常规律。如果违背了这个规律，就会克伐生命的根本，败坏生命的真气。因此阴阳四时的变化是万物生生不息、终而复始的根源，是万物生长死亡的根本。违背这个规律，灾害就会产生，遵循这个规律，疾病就不会产生，这就叫作掌握了养生的法则。圣人能够奉行这个法则，而愚昧的人却背道而驰。

【原文】

逆春气则少阳不生，肝气内变；逆夏气则太阳不长，心气内洞；逆秋气则太阴不收，肺气焦满；逆冬气则少阴不藏，肾气独沉。

【出处】

《黄帝内经·素问·四气调神大论》

【译文】

违背了春天养生的气候，少阳之气不能生发，肝气内郁，就容易发生肝病；违背了夏天养生的气候，太阳之气不能生长，就会导致心气空虚；违背了秋天养生的气候，太阴之气不能收敛，就会导致肺热叶焦胸满；违背了冬天养生的气候，少阴之气不能闭藏，肾气就会衰弱了。

【原文】

旷然无忧患，寂然无思虑，又守之以一，养之以和，和理日济，同乎大顺。

【出处】

三国魏·嵇康《养生论》

【译文】

心情开朗，没有忧愁；意识安静，没有思虑；又能思想专一；同环境保持和谐，以此养生；同环境越来越和谐，最后同自然融为一体。

【原文】

安时而处顺，哀乐不能入也。

【出处】

《庄子·内篇·养生主》

【译文】

安心适时而顺应变化，悲哀和快乐的情绪都不能进入心中。

【原文】

五行有序，四时有分，相顺则治，相逆则乱。

【出处】

《黄帝内经·灵枢·五乱》

【译文】

五行的生克有序，四时的气候有变化。顺应这种顺序和变化就正常，违背这种顺序和变化就反常。

内经大论四季之应时养生

【原文】

春三月，此为发陈。天生俱生，万物以荣，夜卧早起，广步于庭，被发缓形，以使志生；生而勿杀，予而勿夺，赏而勿罚，此春气之应，养生之道也。

【出处】

《黄帝内经·素问·四气调神大论》

【译文】

春季的三个月，正是春气发散布陈的日子，天地之间都在生长萌发，万物欣欣向荣，每天晚睡早起，缓缓地在庭院里散步，披散了头发放松身体，让意志随着春天生发之气而活动。生发而不压抑，给予而不夺取，赏赐而不处罚，这就是顺应春天的气息，保养生发之气的方法。

【原文】

夏三月，此谓蕃秀。天地气交，万物华实；夜卧早起，无厌于日；使志无怒，使华英成秀。使气得泄，若所爱在外，此夏气之应，养长之道也。

【出处】

《黄帝内经·素问·四气调神大论》

【译文】

夏季的三个月，正是草木茂盛的生长季节。天地之气相交融，万物开花结果。每天晚睡早起，不要讨厌充满阳光的一天漫长；使自己没有愤怒的情绪，使精华的东西开花结果。让阳气得到宣泄，就像所爱的东西在外界自然中一样，这是与夏季阳盛的环境相适应，养夏季生长气息的方法。

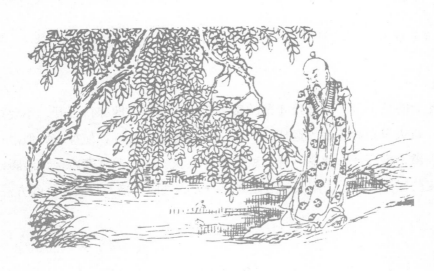

【原文】

秋三月，此谓容平。天气以急，地气以明；早卧早起，与鸡俱兴，使志安宁，以缓秋刑。收敛神气，使秋气平；无外其志，使肺气清。此秋气之应，养收之道也。

【出处】

《黄帝内经·素问·四气调神大论》

【译文】

秋天的三个月，正是万物平定的时候。天上的风气劲疾，地上的物色清明。每天要早睡早起，起居时间和鸡的起睡时间一致。要使意志安宁，用以缓和秋天的肃杀之气。收敛神气，使秋天肃杀的气息平静；不要使神志外露，要让肺气清肃。这是顺应了秋天容平的气质，培养收敛的方法。

【原文】

冬三月，此谓闭藏。水冰地坼，无扰乎阳；早卧晚起，必待日光；使志若伏若藏，若有私意，若已有得；去寒就温，无泄皮肤，使气亟夺，此冬气之应，养藏之道也。

【出处】

《黄帝内经·素问·四气调神大论》

【译文】

冬天的三个月，是潜伏守藏的季节。水结成冰，地冻得裂开，不要扰动阳气；每天早早睡觉晚点起床，太阳出来后再起床最好；使神志好似潜伏，好似收藏，就好像有秘密一样，就好像有收获一样。避开寒冷接近温暖，不要让皮肤冒汗屡屡损伤阳气。这是顺应冬天的气质，培养收藏阳气的方法。

【原文】

春夏养阳，秋冬养阴。

【出处】

《黄帝内经·素问·四气调神大论》

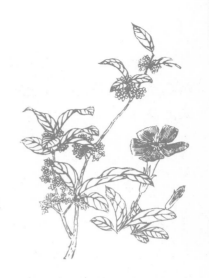

【译文】

春天和夏天着重保养体内的元阳之气，秋天和冬天着重保养体内的元阴之气。

阴阳四节，死生之本

【原文】

故阴阳四时者，万物之终始也，死生之本也。逆之则灾害生，从之则苛疾不起，是谓得道。道者，圣人行之，愚者佩之。从阴阳则生，逆之则死，从之则治，疗之则乱。反顺为逆，是谓内格。

【出处】

《黄帝内经·素问·四气调神大论》

【译文】

天地间四季阴阳的变化，也即是万物由开始至终结的变化，亦即其生死的根本原因。如不能顺从它则发生祸害，如能适应它则疾病不会发生，这就是人养生的大道理。这种道理，善养生的人能遵循它，而愚笨的人则常不相信它。能顺应阴阳变化的人则可健康长寿，违背阴阳变化的人则常失健而易夭折。一切事物的发生发展都是如此，能顺从阴阳变化的则可治可健，违逆它的则常乱常夭。如果应该顺从时却反变为叛逆，这就叫内格，也就是其事物本身的格拒和对抗，其后果是可想而知的。

【原文】

是故圣人不治已病治未病，不治已乱治未乱，此之谓也。夫病已成而后药之，乱已成而后治之，譬犹渴而穿井，斗而铸锥，不亦晚乎。

【出处】

《黄帝内经·素问·四气调神大论》

【译文】

因此善于养生治国的人，对未病先防比已病后治要重视得多，同样道理，对未乱先防较已乱后治也关注得多，这也就是预防胜于治疗的涵义。如果已经生病才想到吃药，已经成乱了才想到去治理，这就等于是口渴了才想到挖井，要打仗了才去制造兵器，不是已经嫌晚了吗？

邱处机纵论四季应时养生

【原文】

春阳初升，万物发萌，正二月间，乍寒乍热。高年之人，多有宿疾。春气所攻，则精神昏倦，宿病发动，又兼冬时，拥炉熏衣，啖炙炊煿成积，至春发泄。体热头昏，壅隔痰嗽，四肢倦怠，腰脚无力，皆冬年蓄之疾。常当体候。若稍觉发动，不可便行疏利之药，恐伤脏腑，别生余疾。惟用消风、和气、凉膈、化痰之剂，或选食治方中，性稍凉，利饮食，调停以治，自然通畅。若无疾状，不必服药。春日融和，当眺园林亭阁，虚敞之处，用摅滞怀，以畅生气。不可兀坐，以生抑郁。饭酒不可过多，米面团饼不可多食，致伤脾胃，难以消化……。天气寒暄不一，不可顿去棉衣。老人气弱骨疏体怯，风冷易伤腠理，时备夹衣，遇暖易之，一重渐减一重，不可暴去。

【出处】

元·邱处机《摄生消息论》

【译文】

　　春季阳气刚开始回升，万物开始发芽生长，正月二月时，时冷时热。年岁较高的人，多有陈旧的慢性病。遇春季阳气攻伐，常感精神昏沉困倦，旧病遂起，加之去年冬天，因冷而围炉，用热气熏衣，并多进红烧的食物致酿积滞之病，至春天时发泄出来。感到体热头昏，胸膈壅滞常有咳嗽，四肢困倦无力，腰脚疲乏懒动，这都是冬天蓄积的病，应经常注意此类发病征兆。如初觉此冬春积疾已发作，不可当即就用疏泄利导的中药，以免伤损脏腑，引发其他疾病。但可用消风邪的、使气平和的、清凉胸膈的、涤化痰饮的方药，或选服用于饮食治疗方中药性微凉的、有利消化吸收的，酌情结合加以治疗，上述诸病症自可消减而使人舒畅。如果并无什么不适症状，则不必服药。春天气候渐暖和，人们应当常去园林亭阁、空旷敞爽的地方走走，以驱除郁滞的情怀而使生气欢畅。不宜独坐孤寂，心情抑郁少欢。饭量与酒饮不可过多，米面团饼之类也不宜多进，以免损伤脾胃，难以消化吸收。春天的气候时寒时暖，不可一下就脱去棉衣，宜慢慢递减衣层才对。尤其是老年人，大多元气衰弱、骨质疏松、身体虚怯，春风多冷寒，易使人感冒，故宜时刻备夹衣，遇到天气暖和时可换穿单衣，像这样一层一层随冷渐加、随暖渐减，切忌一瞬间就将棉衣、夹衣收藏不用。

【原文】

　　但春秋之际，故疾发动之时，切须安养，量其自性将养。秋间不宜吐并发汗，令人消烁，以致脏腑不安；惟宜针灸，下痢进汤散以助阳气。又若患疾劳、五痔、消渴等病，不宜吃干饭炙煿，并自死牛肉，生鲙鸡猪，浊酒陈臭，咸醋粘滑难消之

中华养生宝典

物、及生菜、瓜果鲊酱之类；若风气、冷病、痃癖之人，亦不宜食。……又当清晨，睡觉闭目叩齿二十一下，咽津，以两手搓热熨眼数次，多于秋三月行此，极能明目。

【出处】

元·丘处机《摄生消息论》

【译文】

如在春或秋季，老病发作的时候，一定要安心保养，可根据个人的情况加以养护。秋天不宜催吐或发汗，否则可使人发热消瘦以致五脏六腑受到干扰；但可酌情针灸，如下痢可选用汤散方药以助阳气恢复。如若患有辛劳之病或五痔、消渴等症时，则不宜进食干饭、烧烤，生而不熟的鱼、鸡、猪肉，浓酒、久藏或有臭味和过咸、太酸、甚粘滑的食物，以及生菜、瓜果和腌酱一类的东西；若患有风病、冷病、痞块一类疾患，上述各物也不宜吃。……秋季的气功导引，可于清早尚未起床时，闭目叩齿二十一下，吞咽口液，并搓热两手熨眼皮数次，可使视力明朗。

【原文】

冬时伏阳在内，有疾宜吐；胸膈多热，所忌发汗，恐泄阳气故也。宜服酒浸药，或山药酒一二杯，以迎阳气。寝卧之时，稍宜虚歇。寒极方加棉衣，以渐加厚，不得一顿便多。惟无寒即已，不得频用大小烘灸，尤其损人；手足应心，不可以火灸手，引火入心，使人烦躁；不可就火烘灸食物，冷药不治热极，热药不治冷极，水就湿，火就燥耳。饮食之味，宜减酸增苦以养心气。冬月肾水味咸，恐水克火，心受病耳，故宜养心。宜居处密室，温暖衣衾，调其饮食，适其寒温，不可冒触寒风。老人犹甚，恐寒邪感冒，为嗽逆麻痹昏眩等疾；冬日阳气在内，阴气在外，老人多有上热下冷之患；不宜沐浴，阳气内蕴之时，若加汤

火所逼，必出大汗。高年骨肉疏薄，易于
感冒，多生外疾；不可早也，以犯霜威；
早起，服醇酒一杯以御寒；晚服消痰凉膈
之药以平和心气，不令热气上涌；切勿房
事，不可多食炙煿肉面馄饨之类。

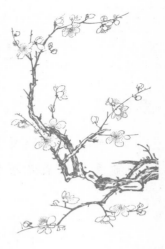

【出处】

元·邱处机《摄生消息论》

【译文】

　　冬季三个月中的阳气多潜伏在体内，如有病须治疗时宜采用吐法使病邪外泄；心膈处感有发热时，忌多汗或用汗法，是防止伏阳外越的缘故。此时宜服浸药的酒，如山药酒一两小杯，以迎升阳气抗病。如感体力虚乏时应多休息入睡。当感到非常寒冷时才加棉衣，并逐渐加厚，不可一次加得很多很厚。屋帷之内感到没有寒意就可以了，不宜过多地用火烘烤，否则是很容易损伤人体的；人的手足是与心相感应的，故冷时也不可用手烤火过热，否则会将火热引入心气，使人烦躁不安；不可在火上烘烤食物即吃，寒凉的药治不好热极的病，极温热的药也不能用来治冷极的病，这是因为寒水多湿，火热多燥的缘故。冬季的饮食，宜减酸味、增苦味来保养心气。冬三月因肾主令，其水司咸味，因恐肾水克心火，心易受病累，所以冬季宜养心气。故宜居住在不透风的房室内，衣裳应穿得十分保暖，要调理好饮食五味，使冷热适宜，切不可迎寒顶风。老年人更应十分注意，预防被寒邪之气引发感冒而发咳喘、麻痹、头昏眼花等病；因冬三月，阳气多潜藏于体内，阴气多越于体表，此时老年人多有上热下冷的不适毛病；老年人冬季不宜多用热水洗澡，这是因为内藏的阳气，如被热烫的浴水所逼必大汗淋漓。老年人骨肉疏薄，这就常易患感冒并引发其他病患；冬天不宜过早外出，以防触感寒风冰霜的淫威；早上起床后，可饮醇酒一杯以御严寒；晚间可酌情服消痰饮凉膈热的药使心气和顺，不致心火上涌；入冬宜戒房事，不可对烧烤肉食、馄饨面食之类过多地进服。

中华养生宝典

夏脏宜凉，冬脏宜温

【原文】

　　春省酸增甘以养脾气，夏省苦增辛以养肺气，长夏省甘增咸以养肾气，秋省辛增酸以养肝气，冬省咸增苦以养心气。

【出处】

　　明·李时珍《本草纲目·序例》

【译文】

　　春季少食酸味，多食甜味，以补养脾气；夏季少食苦味，多食辣味，以补养肺气；长夏少食苦味，多食咸味，以补养肾气；秋季少食辣味，多食酸味，以补养肝气；冬季少食咸味，多食苦味，以补养心气。

【原文】

　　暑气多夭，寒气多寿。

【出处】

　　汉·刘安《淮南子·地形训》

【译文】

　　生活在炎热地方的人往往寿短，生活在寒冷地方的人往往寿长。

【原文】

　　智者之养生也，必须四时而适寒暑，和喜怒而安居处，节阴阳而调刚柔，如是，则僻邪不至。

《黄帝内经·灵枢·本神》

【译文】

　　智者养生的方法，必定顺着四时的变化以适应寒暑的气候，调和喜怒的情绪以安定起居，节制阴阳的偏胜以中和刚柔，这样，病邪之气就不会侵入。

【原文】

　　夏脏宜凉，冬脏宜温；北阴肢末，虽夏宜温；胸包心火，虽冬难热。

【出处】

　　南朝齐·褚澄《褚氏遗书》

【译文】

　　夏季五脏宜于阴凉，冬天五脏宜于温暖；后背手脚，即使夏天也应温暖；胸腔里的心脏属火，即使是冬天也以它太烫为灾难。

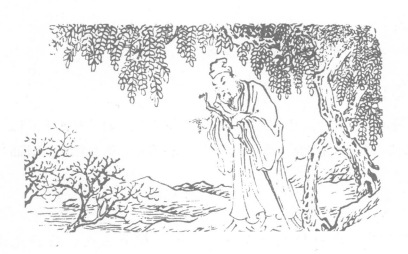

中华养生宝典

251

春夏宜早起，秋冬任晏眠

【原文】

夫人春时，暑月欲得晚眠早起，秋欲早眠早起，冬欲早眠晏起。

【出处】

宋·蒲处厚《保生要录·调肢体》

【译文】

人在春天、夏天应该晚睡早起，秋天应当早睡早起，冬季应当早睡晚起。

【原文】

严寒冬令，为杀厉之气，君子善摄生。当严寒之时，行住坐卧，护身周密，故不犯寒毒。

【出处】

宋·朱肱《类证话人书》卷第五

【译文】

严寒的冬季时令，肃杀猛烈的西北风形成气团，君子要善于养生。当严寒来临之时，走路居住坐睡，要认真周密地保暖身体，就不会遭受寒潮的毒害。

【原文】

夏三月，每日梳头一二百下，不得梳著头皮；当在无风处梳之，自然祛风明目矣。

【出处】

　元·邱处机《摄生消息论·夏季摄生消息论》

【译文】

　夏天的三个月中，每天梳头一二百下，不要梳着头皮；在没有风的地方梳头，可以祛除头痛使眼睛明亮。

【原文】

　春夏宜早起，秋冬任晏眠，晏忌日出后，早忌鸡鸣前。

【出处】

　明·胡文焕《类修要诀·养生要诀》

【译文】

　春季夏季应早起，秋天冬天可任意晚起，最晚不要到太阳出来后起床，最早不要在鸡叫以前起床。

【原文】

　一年之内，春防风，又防寒；夏防暑热，又防因暑取凉，而致感寒；长夏防湿；秋防燥；冬防寒，又防风。此八者，病者与调理病人者，皆所当知。

【出处】

　《理虚元鉴·知防》

【译文】

　一年当中，春天要防风又要防倒春寒；夏天要防热，又要防因热贪凉而造成的感冒风寒；长夏日要注意防湿气；秋天防干燥；冬天防寒又要防风。这八件事，病人和护理病人的人都应当知晓。

中华养生宝典

【原文】

冬三月，阴气在外，阳气内藏，外助阳气不得发汗，内消阴火勿令泄泻，此闭藏周密之大要也。

【出处】

明·李中梓《病机沙篆·噎膈》

【译文】

冬季的三个月中，自然界里充满了阴寒之气，要把身体里的阳气闭藏起来，体外辅助阳气时不要使之出汗，降体内阴火时不要让人泄精、腹泻，这是闭锁收藏阳气坚固致密阴精的最大要点。

【原文】

人不善摄生者，多于冬月阳气潜藏之时，斫丧过甚，精气虚竭。

【出处】

明·孙一奎《医旨绪余·防暑论》

【译文】

不善于养生的人，大多是在冬季阳气需要潜藏的时候，损伤太多，以致造成精气虚弱枯竭。

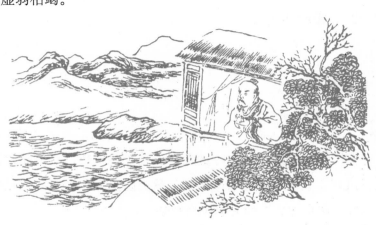

房 室

房中之事，能生人，能煞人

【原文】

　　故贰生者，食也，孙（损）生者，色也，是以圣人合男女必有则也。

【出处】

　　马王堆汉墓帛书《天下至道谈》

【译文】

　　所以说食能益生，色能损生。因此圣人对男女交合必定有妥善的法则。

【原文】

　　人不可以阴阳不交，坐致疾患。若欲纵情恣欲，不能节宣，则伐年命。

【出处】

　　晋·葛洪《抱朴子·内篇·微旨》

【译文】

　　人不能没有性生活，否则会导致疾病。如果放纵情爱，恣意满足性欲，不能节制其宣通，便会戕伐寿命。

【原文】

天地有阴阳。阴阳人所贵。贵之合于道，但当慎无费。

【出处】

《养性延命录·御女损益篇》

【译文】

天地有阴阳二气，人有男女交合，人们都加以珍视。珍视性生活合乎规律，然而却要慎重，切莫过度浪费了精气。

【原文】

房中之事，能生人，能煞人。譬如水火，知用之者，可以养生，不能用之者，立可死矣。

【出处】

《养性延命录·御女损益篇》

【译文】

性生活这件事，能生养后代，且有益健康，但也可以致人于死地。就如水火，知道如何正确使用它们，可以将养生命，不能正确使用，却能立刻致人死伤。

【原文】

凡男不可无女，女不可无男。若孤独而思交接者，损人寿，生百病。鬼魅因之，共交失精，而一当百。

【出处】

《养性延命录·御女损益篇》

中华养生宝典

凡是男人不能没有女性为伴，女人不能没有男性为伴。如果独身而期望性生活，就会减损寿命，生出各种病症。鬼魅会乘虚而入在梦中与之性交，以致使人走失精液，对身体的损害百倍于通常的性交。

上士别床，中士异被

【原文】

大醉入房，气竭肝肠。丈夫则精液衰少，阳萎不起；女子则月事衰微，恶血淹留。

【出处】

元·李鹏飞《三元延寿参赞书·欲有所忌》

【译文】

大醉以后行房事，会过度损伤肝肠的功能。男子会精液衰少，发生阳痿；女子会月经量少，月经不尽。

【原文】

上士别床，中士异被；
服药百裹，不如独卧。

【出处】

《太平广记》卷二引《神
仙传》

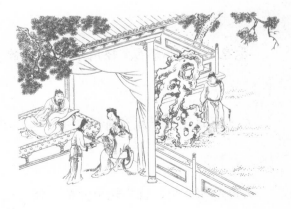

【译文】

上等修养的人，夫妻分床而

卧；中等修养的人，夫妻分被而卧；补药吃得再多，不如一人独卧。

【原文】

长生要慎房中急，弃捐淫俗专子精。

【出处】

宋·张君房《云笈七签·上部经篇》

【译文】

要想长寿，必须当心房事不要过度，抛弃行房过度的习惯，专心守护自己的元精。

【原文】

少不贪欢，老能知戒，可以延年。

【出处】

明·高濂《遵生八笺·延年却病笺》

【译文】

年轻时不贪色，年老后能戒色，可以延长寿命。

【原文】

乐色不节则精耗，轻用不止则精散。圣人爱精重施，髓满骨坚。

【出处】

元·李鹏飞《三元延寿参赞书·欲不可纵》

【译文】

贪色不知节制，就会耗用元精；轻易耗精不止，元精就会散失。圣人爱

中华养生宝典

惜元精，不轻易行房，所以骨髓充盈，骨骼坚固。

【原文】

外色莫贪，自心莫乱，可以延年。

【出处】

明·高濂《遵生八笺·延年却病笺》

【译文】

不要贪求女色，不要扰乱心神，这样可以延长寿命。

【原文】

圣人不绝和合之道，但贵于闭密以守天真也。

【出处】

元·李鹏飞《三元延寿参赞书·欲不可绝》

【译文】

圣人不禁绝房事，但主张爱惜元精、元气，以保守自己的先天元真。

【原文】

年未满四十者，不足与论房中之事。贪心未止，兼饵补药，倍力行房，不过半年，精髓枯竭，唯向死近。

【出处】

唐·孙思邈《千金要方·房中补益》

【译文】

不到四十岁的人，还不具备谈论房事的资格。他们性欲旺盛，如果再服补药，加倍用力行房，不出半年，元精骨髓枯竭，只有死路一条了。

【原文】

　　阴阳好合，接御有度，可以延年。

【出处】

　　明·高濂《遵生八笺·延年却病笺》

【译文】

　　行房讲究科学，有节制，可以延长寿命。

【原文】

　　远行疲劳入房，为五劳虚损。

【出处】

　　元·李鹏飞《三元延寿参赞书·欲有所忌》

【译文】

　　远行归来，十分疲劳，此时行房，会得五劳症。

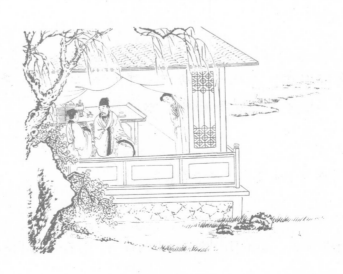

养心莫善于寡欲

【原文】

养生之家，全贵秘精。然秘精之法，在水火既济。

【出处】

《赤水玄珠·虚怯虚损痨瘵门》

【译文】

所有的养生家全都推崇闭精，但闭精的方法，最妙的还在于心火与肾水、命门火（肾阳）与肾阴之间的协调与平衡关系。

【原文】

若欲身安寿永，惟当绝欲保精。

【出处】

明·龙遵叙《男女绅言·绝欲保精》

【译文】

如果要身体平安寿命长久，只有绝欲保精。

【原文】

养心莫善于寡欲。

【出处】

《医述·医学溯源》

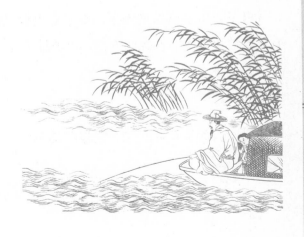

【译文】

要养心没有比寡欲更好的办法。

【原文】

精血乃生育之源，情欲是伐生之斧。

【出处】

清·徐大椿《女科指要·女科指要论》

【译文】

精气和血液是生育的源泉，情欲是讨伐生命的刀斧。

【原文】

男子以葆精为主，女子以调经为主。葆精之道，莫如寡欲；调经之道，先在养性。

【出处】

《医语心悟·妇人门》

【译文】

男子养生要以保精为主，女子养生要以调理经血为主。保精的方法，没有比寡欲更好的；调经的方法，以养性为先。

【原文】

戒色欲以养精，正思虑以养神。

【出处】

清·沈时誉《医衡》卷一

【译文】

戒除对美色性欲的喜好用来养精，端正思想以养神。

【原文】

能知七损八益，则二者可调。不知用此，则早衰之节也。

【出处】

《黄帝内经·素问·阴阳应象大论》

【译文】

能够懂得七种对健康有损的房事方式和八种对健康有利的房事方式，那么阴阳两者可以调和。不知道运用这些方式，就导致提早衰老。

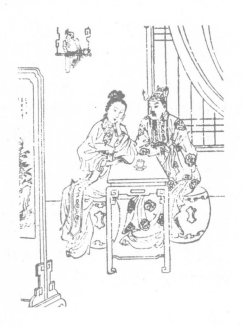

中华养生宝典

防　病

四大是身病，三毒是心病

【原文】

人身有四病，一者地，二者水，三者火，四者风。风增气起，火增热起，水增寒起，土增力起。本从是四病，起四百四病，土属鼻，水属口，火属眼，风属耳。

【出处】

《佛说佛医经》

【译文】

人的身体有四类病，一是地，二是水，三是火，四是风。风大动，则气息喘急；火大盛，则颈胸壮热；水大积，则涕唾乖常；土大增，则全身沉重困顿。四大各有一百一病，合病则起四百四病。土属鼻，水属口，火属眼，风属耳。

【原文】

四大不顺故病，饮食不节故病，坐禅不调故病。……四大不顺者，行役无时，强健担负，常触寒热。

【出处】

《摩诃止观》卷八

【译文】

四大不顺所以生病，饮食不节所以生病，坐禅不调所以生病。……四大不顺者，是由于人们劳作无时无刻不强行超过一般所能担负的限度，经常接触寒与热。

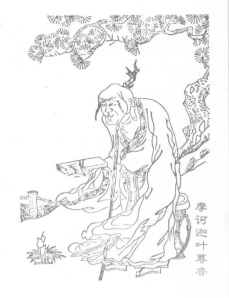

摩诃迦叶尊者

【原文】

四大是身病，三毒是心病。

【出处】

《摩诃止观》卷五

【译文】

四大是身体患病，三毒是内心患病。

【原文】

若就相克者，缘白多克肝，缘黑多克心，缘赤多克肺，缘黄多克肾，缘青多克脾。

【出处】

《摩诃止观》卷八

【译文】

如就相克而言，攀缘白色易损害肝，攀缘黑色易损害心，攀缘赤色易损害肺，攀缘黄色易损害肾，攀缘青色易损害脾。

【原文】

夫诸病无非心作，心有忧愁思虑，邪气得入。

【出处】

《摩诃止观》卷八

中华养生宝典

【译文】

各种疾病无非由心而起，心有忧愁思虑，则病邪得以侵入人体。

【原文】

夫身即是病……四国为邻，更互侵毁，力均则暂和，乘虚则吞并。

【出处】

《摩诃止观》第八

【译文】

身体是病的场所……四国为邻，轮流互相侵略破坏。如果力均则暂时缓和；如果一方虚弱，另一方则乘虚吞并。

不乐损年，长愁养病

【原文】

人所以死者，诸欲所损也，有病所害也，毒恶所中也，邪气所伤也，风冷所犯也。

【出处】

晋·葛洪《抱朴子·内篇·至理》

【译文】

人所以会死，是由于各种欲念的损伤，各种疾病的侵害，毒气的入内，邪气的伤害，风寒的侵犯。

【原文】

三折肱知为良医。

【出处】

《左传·定公十三年》

【译文】

久病成医。（直译为：医生的手臂曾屡次骨折，知道这位医生是一个善于治疗骨折的医生。按："三折肱知为良医"为当时的一句习惯语。《孔丛子·嘉言篇》："三折肱为良医。"《楚辞·九章·惜诵》："九折臂而成医兮，吾至今而知其信然。"）

【原文】

凡冬月勿有大热之时，夏月勿有大凉之时。

【出处】

唐·孙思邈《千金要方·道林养性》

冬天不要取暖过度，夏天不要凉快过度。

【原文】

不乐损年，长愁养病。

【出处】

南朝梁·庾信《闲居赋》

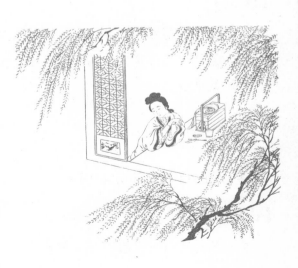

【译文】

忧虑不乐，会减少寿命；长久愁苦，会酿成疾病。

【原文】

无忧而戚，忧必及之。

【出处】

三国魏·曹植《相论》

【译文】

没有忧愁却硬要去思愁，忧愁就一定会落到身上。

萝卜上了街，药方把嘴撅

【原文】

病有六失：失于不慎，失于不信，失于过时，失于不择医，失于不识病，失于不知药。六失有一，即为难治。

【出处】

明·李时珍《本草纲目·序例》

【译文】

对于病，容易发生六种过失：不谨慎细心，不相信病情的严重性，不及时治疗，不认真选择医生，不知道得什么病，不识药性。这六种情况只要有一种，病就难治了。

【原文】

萝卜上了街，药方把嘴撅。

【出处】

清·李光庭《乡言解颐·人部》

【译文】

萝卜一上市，就用不着药方了。（按：萝卜可入药，生者味辛，性凉；熟者味甘，温平。入心、肺、脾、胃诸经。消积滞、化痰热、下气、宽中、解毒。治食积胀满、痰嗽失音、吐血、衄血、消渴、痢疾、偏正头痛。）

【原文】

常有小疾则慎疾，常亲小劳则身健。

【出处】

清·申涵光《荆园小语》

【译文】

常有小病的人对疾病比较谨慎（意即能经常对疾病保持警惕，注意治疗调养），经常参加轻微体力劳动的人身体健康。

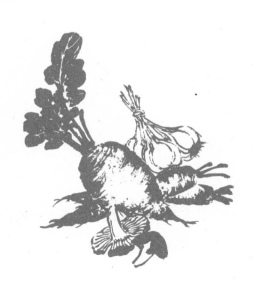

睡　眠

食饱不可睡，睡则诸疾生

【原文】

每度洗脚卧。

【出处】

宋·蒲处厚《保生要录·论居处门》

【译文】

每晚洗脚以后才去睡。

【原文】

偃勿如伏，仰勿如尸。

【出处】

明·方孝孺《逊志斋》

【译文】

睡觉的姿态不能像尸体那样的挺直伏面，也不能像尸体那样仰面伸直四肢而卧。

【原文】

食饱不可睡，睡则诸疾生。

明·高濂《遵生八笺·延年却病笺》

【译文】

饱食以后不可立即去睡觉，因这易致食物积滞引发一些疾病。

【原文】

睡觉勿饮冷水……勿卧湿处……夏不取极凉，冬不取极热。

【出处】

明·周履清《益龄单·寝息》

【译文】

睡觉时不要喝冷水，以免积滞成疾……也不要睡卧潮湿之处以免气散血滞成病……夏天睡觉不宜处极凉快的环境，冬天则不宜取极热之处。

【原文】

睡卧最不可嗜，禅家以为六欲之首。嗜卧则损神气。

【出处】

明·李豫亨《推蓬寐语·原养生之教》

【译文】

睡觉切不可嗜好成癖，佛家修行认为此是六欲之最。因为嗜睡可耗损神气，人少神气则多病。此时心气涣散、神不守舍，岂能悟佛。

【原文】

先睡心，后睡眼。

中华养生宝典

271

【出处】

明·周应治《霞外麈谈·寄因》

【译文】

先使思想安静下来，然后才能入睡。（按："先睡心，后睡眼"这两句话本自宋蔡季《通诀》："睡侧而屈，觉正而伸。早晚以时。先睡心，后睡眼。"明赵台鼎《脉望》指出：宋朱熹以此为"古今未发之妙"，其实唐孙思邈《千金要方》之"睡诀"已有"能息心，自冥目"句。）

一夕不卧，百日不复

【原文】

养生之诀，当以睡眠居先。睡能还精，睡能养气，睡能健脾益胃，睡能坚骨强筋。

【出处】

清·李渔《笠翁文集》第六卷

【译文】

养生的窍门，应当以睡眠为第一。睡眠能复原精气，睡眠能培养元气，睡眠能健脾益胃，睡眠能强筋壮骨。

【原文】

夫卧，使食靡消，散药以流刑者也。譬卧于食，如火于金。故一夕不卧，百日不复。

【出处】

马王堆汉墓医书《十问》

睡眠，可以使食物得到更细腻的消化，正像把药物散放到留存形体上。打个譬喻，睡眠对于食物，正如同火对于金属冶炼一样。所以一夜不睡，一百天也恢复不过来。

【原文】

坐而假寐，醒时弥觉神清气爽，较之就枕而卧，更为受益。然有坐不能寐者，但使缄其口，闭其目，收摄其心神。休息片时，足当昼眠，亦堪遣日。

【出处】

《老老恒言》卷一

【译文】

坐着打瞌睡，醒来时更加感到神清气爽，比起到床上去躺在枕头上睡，更加对身体有好处。但也有坐着不能睡的人，只要他闭上嘴，闭起眼睛，收起心思，休息片时，足以当作午睡，也可以消遣度日。

【原文】

安睡以培元气，身必欲侧，屈上一足。

【出处】

《寿世青编·十二时无病法》

【译文】

安静地睡眠可以培养一个人的元气，睡时身体最好能侧转过并屈起一条腿。

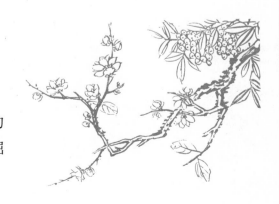

中华养生宝典

273

养　老

老年慎泻，少年慎补

【原文】

虽少年致损，气弱体枯，若晚年得悟，防患补益，血气有增，而神足身泰，可以永年。

【出处】

《寿世传真·总述》

【译文】

即使是少年时代造成的损伤，身体气质较瘦弱，但是如果晚年有所觉悟，防病于未然，补充、加强身体的营养，血气就会有所增加，同时精神充沛，身体康泰，仍然可以长寿。

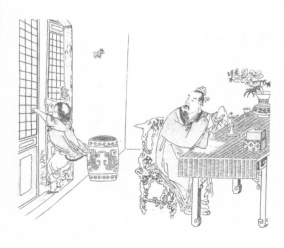

【原文】

老年慎泻，少年慎补。

【出处】

明·吴又可《温疫论·老少异治论》

【译文】

老年人用泻法时要谨慎，少年人用补法时要小心。

【原文】

老人之情，欲豪畅，不欲郁闷，可以养生。

【出处】

《呻吟语》

【译文】

老年人的感情，要豪放舒畅，不要心情忧郁沉闷压抑，这样可以保养生命。

【原文】

人从容有余年。

【出处】

《呻吟语》

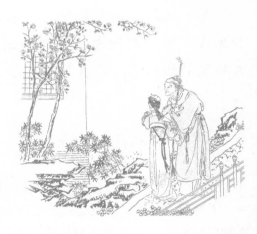

【译文】

（老年）人举止行为平淡自然就会长寿。

【原文】

益年老养生之道不贵求奇，先当以前贤破幻之诗洗涤胸中忧结，而名利不苟求，喜怒不妄发，声色不因循，滋味不耽嗜，神虑不邪思。无益之书莫读，不急之务莫劳。

【出处】

《泰定养生主论·论衰老》

【译文】

老年养生之道不必追求新奇，应当以前辈圣贤看破红尘的诗洗涤干净心中忧郁的情结，同时不刻意地追求名利，喜怒不随意而生，声色欢娱不追逐，饮食厚味不贪图，心神思虑不走邪道。对自己没有好处的书不要读，不急于要做的事不要去做。

不须忧老病，心是自医王

【原文】

高年之人，真气耗竭，五脏衰弱，全仰饮食，以资气血……若生冷不节，饥饱失宜，调停五度，动成疾患。……老人之食，大抵宜温热熟软，忌其粗硬生冷。

【出处】

《寿亲养老新书·卷一》

【译文】

年岁较老的人，真元之气已渐衰退，脏腑也较衰弱，故全靠适宜的饮食来滋养气血。……若不节制生冷饮食，又时饥时饱，调节失其法度，则每易发生疾病。……故老年人的饮食，大都宜软、宜熟、宜温热，而忌用粗硬生冷的饮食。

【原文】

无病赛过活神仙。

【出处】

清·王璋《吴谚诗抄》

【译文】

身体没有病就像神仙一般快活。

【原文】

不是暮年能耐病，道人心地本来宽。

【出处】

宋·陆游《病小减夏作》诗

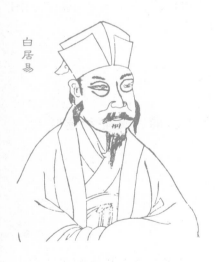

陆游

【译文】

并不是晚年对疾病的抵抗力反而增强了，而是我这个修性养心的人心胸本来就开阔。

白居易

【原文】

不须忧老病，心是自医王。

【出处】

唐·白居易《斋居偶作》诗

【译文】

不用担忧年老多病，清心寡欲是自我医疗的最好方法。

中华养生宝典

以财为草，以身为宝

【原文】

能长年者，必有独盛之处。阳独盛者，当补其阴；阴独盛者，当益其阳。然阴盛者十之一二，阳盛者十之八九。

【出处】

清·徐大椿《慎疾刍言·老人》

【译文】

作为一个老年人，必然会出现阴阳单一偏盛的情形。阳气独盛的人，应当补充阴，阴独盛的人，应当补充阳。但是阴盛的人只占十分之一到二，阳盛的人占十分之八到九。

【原文】

腹为五脏之总，故腹本喜暖，老人下元虚弱，更宜加意暖之。

【出处】

《老老恒言》卷一

【译文】

腹部为五脏的汇总之处，所以腹部本身喜欢温暖，老人肾气虚弱，应当更加注意保暖腹部。

【原文】

老人以独寝为安。

《老老恒言》卷四

【译文】

老年人以一个人独睡比较安稳妥当。

【原文】

老年人肝血渐衰，未免性生急躁，旁人不及应，每至急躁益甚，穷无济于事也，当一"耐"字处之。百凡自然就理，血气既不妄动，神色亦觉和平。可养身兼性。

【出处】

《老老恒言》卷二

【译文】

老年人肝血渐渐衰弱，虚火上升，不免性情急躁，有时旁人还没来得及回答，这时老人急躁得厉害，追究是没有什么用处的，应当用"忍耐"来对待。对任何事情都能顺其自然合乎事理，气血就不会乱动，神气脸色也觉得平和，这样不仅可以养身而且可以养性。

【原文】

以财为草，以身为宝。

【出处】

汉·刘向《说苑·丛谈》

【译文】

对待金银财宝要像草一般；视身体健康如宝贝一般。

中华养生宝典

【原文】

养老之要，耳无妄听，口无妄言，身无妄动，心无妄念。此皆有益于老人也。

【出处】

唐·孙思邈《千金要方·养老六例》

【译文】

老年人养生的关键是，耳不要乱听，口不要乱说，身不要乱动，心中不要乱想。这些都是对老年人有好处的。

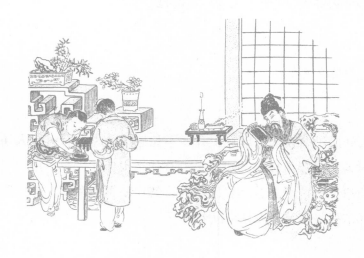

养正四要

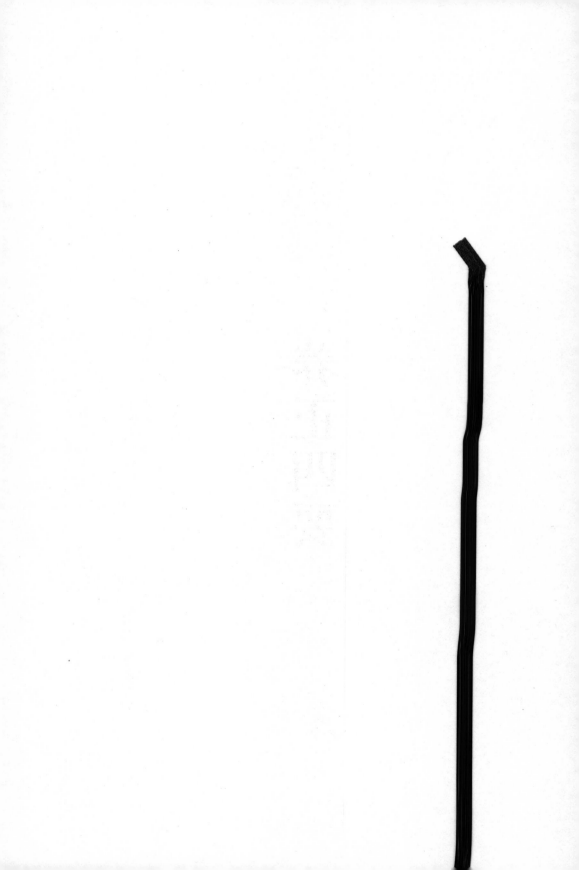

【原文】

全按：养生之法有四：曰寡欲，曰慎动，曰法时，曰却疾。寡欲者，谓坚忍其性也；慎动者，谓保定其气也；法时者，谓和于阴阳也；却疾者，谓慎于医药也。坚忍其性，则不坏其根系；保定其气，则不废其技矣；和于阴阳，则不犯其邪矣；慎于医药，则不遇其毒矣。养生之要，何以加于此哉！

【译文】

据万全考证：养生的方法有四种：即寡欲、慎动、法时、却疾。所谓寡欲，是为了使人的性格坚毅不拔；所谓慎重，是为了保养、安定人的元气；所谓法时，是为了让人的阴阳得以调和；所谓却疾，是说在医药方面要谨慎。个性坚毅不拔，就不会伤坏人的根本；保养安定元气，人的肢体不会残废；阴阳调和，就不会触犯邪气；在医药方面谨慎，就不会遭遇药物的毒害。养生的要点，除了这些，还能有什么呢？

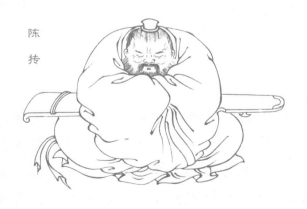

陈抟

寡 欲 第 一

【原文】

夫食、色，性也。故饮食、男女，人之大欲存焉。口腹之养，躯命所关；不孝有三，无后为大。此屋庐子之无解于任人之难也。设如方士之说，必绝谷，必休妻，而后可以长生，则枵腹之疾，救死不赡，使天下之人坠厥宗者，非不近人情者之惑欤？

【译文】

食和色，是人的本性。所以饮食、男女两性生活，是人类存在的本能。人的吃喝，关系到人的生长发育和生命的延续；不孝有三种，没有后代是最大的不孝。而这又和男女婚配有着直接联系。这是屋庐子无法解决的做人的难处。如果像方术之士所说的那样，一定要不吃五谷杂粮，不娶妻生子，这样才能长生不老的话，那么，那些空腹饥饿的人，就会因得不到足够的救济和赡养而死，从而使天下人都断子绝孙，难道不是那些不近人情的人的蛊惑之词吗？

【原文】

人能知七损八益，则形与神具，而尽终其天年；不知此者，早衰之道也。何谓七损八益？益七者，女子之数也，其血宜泻而不宜满；八者，男子之数也，其精宜满而不宜泻。故治女子者，当耗其气以调其血，不损之则经闭而成疾矣；治男子者，当补其气以固其精，不益之则精涸而成病矣，古人立法，一损之，一益之，制之于中，使气血和平也。

人如果能知道七损八益，就会身体健康，精神焕发，活到应该活到的岁数。不知道这种道理，就会过早地衰老。什么叫做七损八益呢？七是代表女性的数字，女性的气血适宜于外泻而不宜过于饱满；八是代表男性的数字，男子的精气适宜于充足饱满而不宜外泻。所以，给妇女治病，应当消耗他的气，以便调养她的血，如果不损耗妇女过多的气，就会使妇女因闭经而产生疾病；给男子治病则与此相反，应当增补男子的气，以便坚固他的精气，如果不增补男子的气，就会使男子精气衰竭，疾病缠身。为此，古人制定了治病的原则，一方面消耗女子的气，一方面增补男子的气，并控制得当，使人的气血和顺平和。

【原文】

八益丸：男子常服，补气固精。熟地黄（酒拌，九蒸九晒，焙干，忌铁器）八两，黄柏（去皮，盐水炒褐色）四两，知母（去毛皮）四两，莲肉（去心）二两，芡实肉二两。共为细末，炼蜜杵千余下，如梧子大，每服五十丸，空心食前温酒下，以米膳压之，忌萝卜。

【译文】

八益丸的作法：男子经常服用，能够补气固精。熟地黄（用酒拌匀后，九蒸九晒，烘干，不要用铁器）八两，黄柏（去掉皮，用盐水炒成褐色）四两，知母（去掉毛皮）四两，莲肉（去掉心）二两，芡实肉二两。一起舂捣成粉末，加入炼蜜用杵捣千余下，做成梧桐子那么大，每次服用五十丸，空腹饭前用温酒送下，吃点米饭压住，不要食用萝卜。

【原文】

七损丸：女子宜服，抑气调血。香附米（童便浸三日，一日

中华养生宝典

一换，取起舂烂，焙干）净一斤，当归（酒洗）四两，芎䓖六两。为细末，酒煮面糊为丸，如梧桐子大，每服五十丸，空心食前茴香汤送下。

【译文】

七损丸的作法：适宜于女子服用，有抑气调血的功能。香附米（儿童小便浸泡三天，一天一换，取出后捣烂，焙干）净重一斤，当归（用酒洗净）四两，芎䓖六两。用杵捣成粉末，用酒煮成面糊制成丸，像梧桐子那么大，每次服用五十丸，空腹饭前用茴香汤送下。

【原文】

今之男子，方其少也，未及二八而御女，以通其精，则精未满而先泻，五脏有不满之处，他日有难形状之疾。至于半衰，其阴已痿，求女强合，则隐曲未得而精先泄矣。及其老也，其精益耗，复近女以竭之，则肾之精不足，取给于脏腑，脏腑的精不足，取给于骨髓，故脏腑之精竭，则小便淋痛，大便干涩，髓竭则头倾足软，腰脊瘘痛。尸居于气，其能久乎？故吕纯阳仙翁有诗云：二八佳人体如酥，腰间伏剑斩愚夫。分明不见人头落，暗里教君髓骨枯。

【译文】

今天的男子，正在少年时代，还不满十六岁就和女子交欢，以开通他的精气。结果体内的精气还没有充实就率先外泄，五脏也有没有充分发育的地方，今后便有难以言状的疾病。至于半衰之人，他的生殖器已开始萎缩，还要强求与女子交合，结果房事没有完成而其精液早泄了。到了年老的时候，人的精气接近竭尽，更接近女色竭尽消耗其精气，那么体内肾的精气不足，就取之于脏腑，脏腑的精气不足，便取之于骨髓，因此，由于体内脏腑的精气已经竭尽，就会导致小便淋痛，大便干涩；而人的骨髓精气竭尽，就会导致头重脚轻，四肢无力，腰酸背痛。人到了躯壳虽在、气息仅存的地步，还能长寿吗？因此纯阳仙翁吕洞宾有诗云："二八佳人体如酥，腰间伏剑斩愚夫。分明不见人头落，暗里教君髓骨枯。"

【原文】

其男子伤精，病小便淋痛，大便干涩者，以肾开窍于二阴。前溺塞者，气病也；后便难者，血病也。宜补其气，则津液生而溺自长；补其血，则幽门通而便自润也。宜补肾利窍丸主之。

【译文】

男子因为精气衰竭，患有小便淋痛，大便干涩的人，就应当从补肾入手，通导尿道和肛门。小便淋漓不畅，是人元气方面出了毛病；便秘不通，是人气血方面出了毛病。适当地补充人的精气，就会使体内津液产生，小便排泻自如；适当补养人的气血，就能使人的肛门顺通，大便润畅。上述这些病症，适宜于用补肾利窍丸主治它。

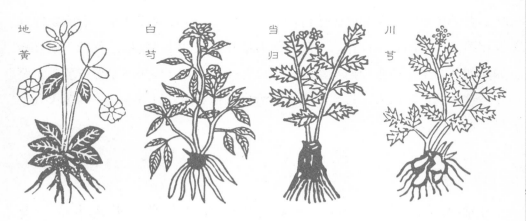

地黄　白芍　当归　川芎

【原文】

补肾利窍丸：熟地黄（制）四两，生地黄、当归、川芎、白芍各二两，山药一两半，丹皮（去心）、白伏苓各一两，五味、桂心各五钱，人参七钱。炼蜜为丸，如梧桐子大。每服五十丸，空心食前温酒下。

【译文】

补肾利窍丸的作法：熟地黄（制）四两，生地黄、当归、川芎、白芍各二两，山药一两半，丹皮（去掉心）、白茯苓各一两，五味、桂心各五钱，人参七钱。加入炼蜜制成药丸，像梧桐子那么大。每次服五十丸，空腹饭前用温酒服下。

【原文】

男子梦交而泄精，女子梦交而成孕，或有淫气相感，妖鬼为祟，神志错感，魂魄飞扬，日久不愈如颠如狂，乃召巫觋以逐之，抑未矣。苟非得道如许旌阳、萨守坚者，必不能驱治之也。惟务诚子萤火丸方可除也。

【译文】

男子在梦中与人交欢而遗精，女子在梦中与人交欢而怀孕，有的是淫气互相感染，有的是鬼怪作祟，从而使人精神错乱，魂飞魄散，长期不能好转如颠如狂，于是请巫师前来逐邪，却没有什么疗效。如果不是像许旌阳、萨守坚这样的得道高人，肯定不能驱除治疗这种邪疾。只有务诚子的萤火丸才能除掉邪疾。

【原文】

萤火丸：主辟疾病，瘟疫恶气，百鬼邪祟，五兵盗贼。萤火、鬼箭（削取白羽）、白蒺藜各一两，雄黄、雌黄各二两，矾石（枯）二两，羚羊角、煅灶灰各一两半，铁锤柄（入铁处烧焦）一两半。为末，以鸡子黄及丹雄鸡头一个（毛无间色者），

中华养生宝典

捣和为丸，如杏仁大样，作三角，以绛囊盛之，带在左臂，或挂在户上，若从军者，系于腰中，勿离其身。

【译文】

萤火丸的作法：专治瘟疫恶气，鬼怪邪气缠身，五兵盗贼等导致的邪疾。萤火、鬼箭（削取白羽）、白蒺藜各一两，雄黄、雌黄各二两，矾石（枯）二两，羚羊角、煅灶灰各一两半，铁锤柄（入铁处炼焦）一两半。将它们捣成粉末，然后加鸡子黄和丹雄鸡头一个（毛没有间色的），用杵捣和为丸，像杏仁那么大的样子，做成三角，用深红色的布袋装起来，带在左臂上，或挂在门边窗户上，如果是当兵的人，就把它系在腰上，随身携带不要离身。

【原文】

以上三条，皆不能清心寡欲之病，孟子曰：养心莫善于寡欲。寡之者，节之也。若佛老之徒，弃人伦，灭生理也。构精者，所以续纲常也；寡欲者，所以养性命也。予常集《广嗣纪要》，一修德，二寡欲。然则寡欲者，其延龄广嗣之大要乎？予尝读《易》，泽上有水曰节。满而不溢，中虽悦慕，若险在前，心常恐陷，节之时义大矣哉！若或反之，水在泽下，则以渐渗泄，其涸也可立而待矣。困于坎中，犹有悦心，困而又困，虽有卢扁，不可治也。生，人所欲也，所欲复有甚于生者乎？死，人所恶也，所恶复有甚于死者乎？惟其溺于声色之中，蛊惑狂悖，由是而生有不用也，由是而死有不辟也。《诗》云：士也罔极，二三其德。此之谓也。

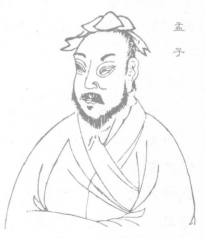

孟子

养心莫善于寡欲

289

【译文】

以上三条，都是由于不能清心寡欲导致发生的疾病。孟子说：调养身心没有比寡欲更好的。所谓寡欲，就是要节欲。并不是要像佛教僧侣、道教信徒那样，放弃人伦之乐，灭绝生理需求，构养精气，是为了延续后代。而寡欲则是为了长寿。我曾经编集《广嗣纪要》一书，一是要人修德，二是要人寡欲。然而，寡欲对一个人能否长寿、子孙繁多，是不是最关键的因素呢？我曾经读《周易》，那上面说：泽中水满，须高筑堤防加以节制。水满了但是没有溢出，内心虽然悦慕，但是，如果眼前有危险，心中经常担心恐惧，那么，节制的现实意义可大了。如果与此相反，水在泽里边，就会因为逐渐渗泄，很快就会干涸。困在坎中，还有悦心，困而又困，虽然有卢、扁鹊这样的名医，也不能救治了。生，是人所欲求的，有什么比求生的欲望更强烈的呢？死，是人所厌恶的，有什么比死更让人厌恶的呢？惟有沉溺于声色之中，蛊惑人心，狂妄背理，由此而没有生的需要。对死也不躲避。《诗经》说："男子每每变化无常，具有三心二意的德性。"就是讲的这种男人。

【原文】

今人好事者，以御女为长生之术。如九一采战之法，谓之夺气归元，还精补脑，不知浑浊之气，渣滓之精，其机已发，如蹶张之弩孰能御之耶？已之精自不能制，岂能采彼之精气耶？或谓我神不动，以采彼之气，不知从入之路何在也，因此而成淋漓者有之。或谓我精欲也，闭而不泄，谓之黄河逆流，谓之牵转白牛，不知停蓄之处，为疽为肿者有之。非以养生，适以害生也。

【译文】

现在有一些好事的人，把和女色交欢作为延年益寿的方法。像九一采战的法术，就被吹嘘为具有抢夺精气归元、还精补脑的功效。殊不知，浑浊之气，渣滓之精，已到了发泄的时候，就好像是张满的弓弩，怎么能够控制得了呢？自己的精气不能控制，怎么能采取别人的精气呢？有人说，我自己的精气稳固不动，以便采取他人的元气，却不知道用什么方法去采取，因此而造成泄精的，大有人在。有人说，我的精液想泄的时候，控制住不让它外泄，这种作法可以说是让黄河水逆流，可以称得上牵着牛打转，却不知道在哪里停蓄，因此而造成身体内生疽、肿痛者，大有人在。这些不但不能延年益寿，相反恰恰是害人性命啊！

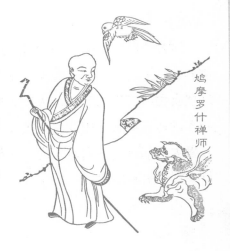
鸠摩罗什禅师

【原文】

　　古人有见色不动，如鸠摩罗什之受宫人。这是铁汉，如何学得！必如司马公之不置姬妾，关云长之屏美女刘琦之却名姝，然后可养此心不动也。坚白不至，而欲自试于磨涅，其有不磷缁者几希。

【译文】

　　古代就有见女色不为所动的人，比如高僧鸠摩罗什不受宫女引诱，这可称得上是铁一般的男人，怎么学得了！一定要像司马公那样身边不安置女妾，像关云长那样摒弃美女，像刘琦那样推却著名的美女。这样，才能够修养身心不为女色所动。一个人如果做不到意志坚强便想处于外界的诱惑之中以接受考验，这样的人能在各种诱惑与影响中不受影响的太少了。

【原文】

　　《内经》曰："天食人以五气，地食人以五味。谷、肉、菜、果，皆天地所生以食人者也。各有五气五味，人食之入本脏，而后养其血脉筋骨也。故五谷为养，五畜为助，五菜为充，五果为益，不可过也，过则成病矣。"

【译文】

《黄帝内经》说："天以五行之气供养人，地以甜、酸、苦、辣、咸五味供养人。五谷、肉类、蔬菜、水果，都是天地造出来的用来供养人的食物。这些食物各有五气五味。人吃了这些东西后，先进入人的内脏，然后才能调养人的血脉筋骨。因此，人主要靠五谷为主食，五畜为辅助、五菜为补充、五果为增加营养它们对人的生长都有作用。这些食物，都不能补充得过多，过多就会引起疾病。"

【原文】

又曰：阴之所生，本在五味；阴之五官，伤在五味。阴者，五脏也。酸生肝，苦生心，甘生脾，辛生肺，咸生肾，此五脏之生，本在五味也，多食酸则伤肝，多食苦则伤心，多食甘则伤脾，多食辛则伤肺，多食咸则伤肾，此阴之五官，伤在五味也。故五味虽所以养人，多食则反伤人也。

【译文】

《黄帝内经》又说："人体中阴气的产生，主要在于五味，人体内阴的五官受到伤害，也是由五味所引发的。所谓阴，是指人体内的五脏。酸能让肝脏生长，苦能让心脏生长，甘甜能让脾脏生长，辛辣能让肺脏生长，咸能让肾脏生长。人体内这五脏的生长，关键也在于五味。但是，多吃酸性食物就会伤害肝脏，多吃苦味食物就会伤害心脏，多吃甘甜食物就会伤害脾脏，多吃辛辣食物就会伤害肺脏，多吃咸味食物就会伤害肾脏，所以说人体内阴部分的五官受到损伤，是因五味食用过多所致。因此，五味虽然对人体的生长起主要调养的作用，但如果多吃反而对人体产生伤害。

【原文】

四方之土产不同，人之所嗜，各随其土之所产也。故东方海滨傍水，其民食鱼而嗜咸；西方金玉之域，其民食鲜而嗜脂肥；北方高陵之域，其民野处而食乳酪；南方卑湿之域，其民嗜酸而食鮒；中央之地，四方辐辏，其民食杂。故五域之民，喜食不同，若令迁其居，变其食，则生病矣。孔子养生之备，卫生之严，其饮食之节，万世之法程也，何必求之方外哉！

【译文】

　　各地出产不同的东西，人们饮食上的喜好，也都各随他们生息地区的物产不同而有差别。所以，东方沿海地区靠近大海人们吃鱼而喜欢吃咸的；西方是出产金玉的地区，人们喜欢吃新鲜美味的食品，尤其爱吃脂肥的食物；北方高原丘陵地区的百姓生居在野外，喜欢吃乳酪这种食品；南方地热低洼潮湿，当地百姓因为爱吃酸性食物所以把鲫鱼当为主食；中原地区，各地的人杂聚一处，因而，这一地区的居民饮食混杂。因此，上述五个地区的居民，在饮食嗜好上迥然不同，如果将上述地区的居民迁徙移居，改变他们的饮食结构，就会生病了。孔子养生方法的完善，卫生方面的严格，他在饮食上的节制，都堪称千秋万代必须遵循学习的楷模，何必寻求世俗之外的良方呢！

【原文】

　　孔子之慎疾，曰：肉虽多，不使胜食气，尚澹油也；不为酒用，慎礼节也；不多食，示俭约也。平日之养生者无所不慎如此。故康之馈药则不尝，自信其无疾也；子路请祷则不听，自知其不获罪于天也。苟不自慎而获罪于天，虽巫医何益！

【译文】

　　孔子对疾病十分重视，他说，吃肉虽然多，但不要超过五谷之气，以清淡为宜；不要为酒所困，是尊重礼仪；不多吃，是显示节俭。平时养生都如此谨慎。因此，康子馈赠的药他不尝，他自信自己并没有疾病；子路为他请

中华养生宝典

求祈祷，孔子却不听，他自已知道并没有得罪上苍。如果自己在养生方面不谨慎而得罪了上苍，即使请来巫医又有什么用处呢？

【原文】

人之性有偏嗜者何如，鲁皙嗜羊枣之类是也。然嗜有所偏，必生有所偏之疾。观其多嗜鹧鸪，常食鸠子者，发皆咽喉之病。使非圣医知为半夏之毒，急以生姜解之，则二人未必不以所嗜丧其生也。

【译文】

人的本性有偏食嗜好会怎么样呢？鲁皙嗜食羊枣便是这种类型。然而，由于人们饮食嗜好上有所偏爱，必然产生由于偏食所引起的疾病。观察那些多吃鹧鸪和经常吃鸠子的人，都患咽喉方面的疾病。如果不是圣医诊断为半夏之毒，并且迅速用生姜解毒，那么，这两类人未必不会因为自身饮食上的嗜好而丧生。

【原文】

饮食自倍，肠胃乃伤。自信者，过于常度也。肠胃者，水谷之所藏也。饮食多少，当有分数，苟过多则肠胃狭小不能容受，不能容受则或溢而上出，不上出则停于中而不行。水不行则畜水，食不化则为宿食，畜水宿食，变生诸病。邵子曰："爽口物多终作疾，快心事过必为殃。"岂虚语哉！因而大饮则气逆，饮者，酒也。味甘辛苦，气火热，苦入心而补肾，辛入肺而补肝，甘入脾和气血而行营卫。《诗》云："为此春酒，以介眉寿。"酒者，诚养生之不可阙，古人节之于酒器以示警，曰爵者，有差等也；曰钟者，中也；卮之象觯，云有伤之义。犹舟以载物，亦可以覆物也。若因而大饮，是不知节矣。大饮而醉，醉则肺先受

伤。肺主气，肺气伤则气上逆，而病
吐衄也，岂不危乎！岂不伤乎！信
哉，颠覆而杀身矣。

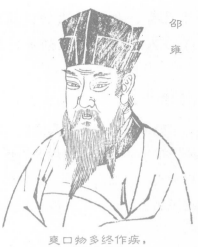

邵雍

爽口物多终作疾，
快心事过必为殃。

【译文】

　　人的饮食大大超过自己平日的食量，就
会损伤自己的肠胃。所谓自信就是超出平时
的限度。肠胃，是人体贮存水分与食物的地
方。人的饮食多少，要有一定的限量，如果
吃得过多，就会使肠胃撑胀。由于肠胃不堪
负担，就有可能上溢呕出来，呕不出就会停留在身体中形成消化不良。人体
内的水不流动排泄就会在体内形成积水，食物不消化就会成为积食，这样就
会诱发各种疾病。邵子说："爽口好吃的东西，吃多了必然会导致疾病，快心
愉悦的事情太多了，必然成为灾祸。"难道是假话吗！因此，狂饮就会使人
体气逆，所谓饮，就是指喝酒。酒味甘辛苦味俱全，使人气热，酒的苦味入
人心而滋补肾，酒的辛味入肺而滋补肝脏，酒的甜味入脾脏能与气血相和，
并且能保护人体机能，促进气血循环使营卫之气运行流畅。《诗经》说："酿
成春酒香又清，老人喝了添精神。"酒这种饮料，确实是延年益寿不可缺少
的东西。古人为了节制饮酒，用盛酒的器皿来节制自己以示警戒。那种叫爵
的酒器，属于盛酒很少的一种酒器，钟这种酒具，属于容量中等的酒具，卮
这种酒具像觞，含有伤害之意。就如像舟可以载物，也可以覆物一样。对于
酒，如果因其对人体有益而放纵酒量，这就是不知节制。放纵酒量就会使人
大醉，醉酒，人的肺首先受到伤害。肺主管人体气的运行。肺气受到损伤，
则体内元气上逆，人也因此呕吐、流鼻血，这难道不危险吗？这难道不伤人
吗？必须相信，纵酒必伤身。

295

【原文】

　　酒虽可以陶情，通血脉，然耗气乱神，烂肠胃腐胁，莫有甚

中华养生宝典

于此者，故禹恶脂酒，周公作《酒诰》，卫武公诵《宾筵》，谆谆乎戒人不可沉湎于酒也。彼昏不知，壹醉日富。

【译文】

　　酒虽然能够陶冶人情操，舒通人体的筋脉，但是，酒也损伤人的元气，令人的神志错乱，损烂人的肠胃，腐蚀人的胁部。没有比这更厉害的了，所以大禹厌恶油脂和酒，周公作《酒诰》，卫武公诵《宾筵》，谆谆告诫世人不可沉湎于美酒之中。然而，世人昏昧不知，喝醉酒的人日益增多。

【原文】

　　丹溪云：醇酒宜凉饮，醇酒谓不浓不淡，气味之中和者也。凉谓微凉也。昔司马公晚年得一侍妾，问其所能，答曰：能暖酒。即是此意。盖胃喜寒而恶热，脾喜温而恶寒，醇酒凉饮，初得其凉而养胃，次得其温以养脾。人之喜饮热酒者，善病胃脘痛，此热伤胃，瘀血作痛也；喜饮冷酒者，善病腹痛，不嗜食而呕，寒伤脾也。大寒凝海，惟酒不冰，酒入气中，无窍孔得出。仲景云：酒客中风，不可服桂枝汤，谓有热也。夫中风乃宜桂枝之症，而以桂枝为禁，何也？以酒也。日醇于酒，宁无呕血之病乎？

【译文】

　　丹溪说："醇酒适宜于凉饮。"醇酒，就是指浓淡适中、气味中和的那种酒。所谓凉，就是酒微凉。从前司马公晚年得到一位侍妾，司马公问她有什么技能？侍妾回答说："能暖酒。"就是这个意思。人的胃喜欢寒而厌恶热，而人的脾脏则喜欢温暖而厌恶寒。醇酒凉饮，一开始得到酒的凉气而滋养人的胃脏，接着酒的温暖又可以滋养人的脾脏。喜欢饮用热酒的人，容易患胃脘疼痛的疾病，这是由于酒的热气伤胃，瘀血作痛所致；喜欢饮用冷酒的人，容易得腹痛的疾病，而且不想饮食，呕吐不止，这是由于酒的寒气伤脾所致。严寒能使大海结冰，而酒在严寒中不会结冰，酒溶入气中，没有窍孔得以泄出。张仲景说："饮酒的人中风，不能够服用桂枝汤。"这就是说桂枝汤能导致热。人中风本来是适宜用桂枝汤医治的病症，为什么对饮酒中风的人禁用呢？这就是由于酒的缘故。每日沉湎于酒中，能不患上呕血的疾病吗？

【原文】

今人病酒者，与伤寒相似，切不可误作伤寒治之，反助其热；亦不可以苦寒之药攻之，盖酒性之热，乃无形之气也，非汗之何以得散？酒体之水，乃有形之质也，非利之何以得泄乎？故宜以葛花解酲汤主之，所谓上下分消以去其湿也。

【译文】

现在，那些由于饮酒贪杯而患病的人，其病症与伤寒相似，千万不能误诊为伤寒，如果当作伤寒来医治，反而会增长病人体内的热度；也不能用苦寒之类的药来治疗。因为酒性的热，是一种无形之气，如果不通过病人出汗怎么能使它消散呢？酒水，是一种有形的物质，如果不加以利导，又怎么能够排泄出来呢？所以，因纵酒患病的人，适宜于用葛花解酲汤来主治，这就是通过人体的上下分消，来隐去其湿气。

【原文】

葛花解酲汤：葛花、白豆蔻、砂仁各五钱，木香五分，青皮三钱，陈皮、人参、白伏苓、猪苓各一钱半，白术、神曲、泽泻、干生姜各二钱。为细末，每服三钱，白汤调下，但得发汗，酒病去矣。

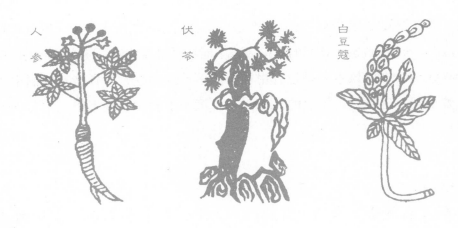

人参　　伏苓　　白豆蔻

【译文】

　　葛花解醒汤的作法：葛花、白豆蔻、砂仁各五钱，木香五分，青皮三钱，陈皮、人参、白茯苓、猪苓各一钱半，白术、神曲、泽泻、干生姜各二钱。将以上药材磨成粉末，每次服用三钱，用白汤送服，服用后只要能够发汗，酒病便去除了。

【原文】

　　酒客病酒，酒停不散，清则成饮，浊则成痰。入于肺则为喘、为咳；入于心则为心痛、为怔忡、为噎；入于肝则为胁痛、为小腹满痛、为呕苦汁、为目昧不明；入于脾为胀、为肿、为吞酸、为健忘；入于肾则为溺涩、赤白浊、为腰痛、为背恶寒；入于胃为呕吐、为泄痢、为胃脘当心而痛。有诸症疾，种种难名，不亟去之，养虎为患，以十枣汤主之，只一剂根株，悉拔，勿畏其峻而不肯服。《书》曰：若药不暝眩，厥疾弗瘳。

【译文】

　　多喝酒的人因酒患病，酒积存在体内不消散，酒是清淡的则成为疾饮，酒是污浊的则在体内积成浓痰。酒渗入肺脏则使人哮喘，导致咳嗽；酒涌入心脏就导致心痛，使人心里惊恐，长吁短叹，酒渗入肝脏则使胁痛，导致小腹胀满疼痛，呕吐苦汁，视力下降；酒涌入脾脏，使它肿胀，口冒酸味，使人健忘；酒涌入肾脏，就会使人小便不畅，尿呈赤白浑浊，导致腰部疼痛，背部害怕寒冷；酒涌入胃就会令人呕吐，造成泻痢，导致胃脘当心而痛。上述各种病症，很难确定他们的病名，不迅速消除，就会形成养虎为患的恶果，应用十枣汤去治疗。只要用一剂这种药，就能将病根拔除，不要害怕这种药药性太烈而不肯服用。《书》说："如果药吃下不能使人头晕目眩，那么患者的病就无法痊愈。"

【原文】

十枣汤：芫花（炒研末）、甘遂末、大戟末，强者三分，弱者折半，大枣肥者十个。水一钟半，煮枣至八分，去枣入药末，搅匀服之，得快下清水，其病去矣。不动再作一服，动后糜粥自养。

【译文】

十枣汤作法：芫花（炒干后，研成粉末）、甘遂末、大戟末，这三种选用时：身体强壮的人用三分量，身体虚弱的人用一半的量，比较肥大的大枣十个。用一钟半的水，把大枣煮熟，去掉大枣加入药末，搅匀服下，迅速饮用清水，这样疾病就除去了。效果不明显者，再服一剂，有效果后便饮用糜粥自我调养。

【原文】

因而饱食，筋脉横解，肠澼为痔。饱食者，太过也。食过常分则饱，饱则肠满，满则筋脉皆横，则解散不相连属矣。肠澼者，泄利也。痔者，积也。肠澼为痔，即便血也。近则成痢，久则为脾泄，为肠风，为脏毒矣。

【译文】

人若吃得过饱，体内的筋脉就会横解，肠壁结块成为痔疮。所谓饱食，就是吃得过多。吃的东西超过平时的量就会饱，饱就会使肠满，肠满就会使体内筋脉都横列，这样筋脉就解散不相连属了。肠壁结块，就会导致泄痢。所谓痔，就是积聚。肠壁结块成痔，就会导致便血，开始是泻痢，长时间泻痢就会形成脾泄，变成肠风，成为脏毒了。

【原文】

脾者，卑职也，乃卒伍使令之职，以司转输传化者也，故脾谓之使。胃者，仓廪之腑，乃水谷之所纳出，故胃谓之市。人以谷气为主者，脾胃是也。脾胃强则谷气全，脾胃弱则谷气绝。全谷则昌，绝谷则亡，人于脾胃可不知所养乎？养脾胃之法，节其饮食而已。

【译文】

脾，与其他器官相比地位很低，好比军队中的传令官，其功能是在人体内起传输转化的作用，因此脾又被称为使者。胃，就像体内的粮仓，是人体内水分与食物贮存的地方，因此，胃又叫人体内的集市。人的饮食主要是五谷，脾胃则是它们进出转输的器官。人的脾胃强健，人的消化就好，谷气也就全；人的脾胃虚弱，人就会消化不良，体内谷气便残缺不全，谷气齐全，人就会强健，谷气残缺不全，人必衰亡，人对于脾胃不知道如何保养行吗？保养脾胃的方法，就是节制饮食罢了。

【原文】

脾胃者，土也，土寄旺于四季，脾胃寄养于四脏。故四时非土，无以成生长收藏之功；四脏非土，无以备精气筋脉之化。然有阳土，有阴土者，阴土坤也，万物之所归藏也；阳土艮也，万物之所以成始成终也。阴土阳土，非戊已之谓也。阳土备化，阴土司成。受水谷之入而变化者，脾胃之阳也；散水谷之气以成荣卫者，脾胃之阴也。苟得其养，无物不长；苟失其养，无物不消，此之谓也。

【译文】

脾胃器官，就像土地一样。土地的旺盛在于春、夏、秋、冬四季，人的脾胃依赖于人体的四脏。因此，四季并不是土地，没有使植物生长并保存的功能；人体的四脏也并不是土地，没有储备精气，化解筋脉的作用。然而，自然界有阳土也有阴土，阴土柔顺，是万物归藏之处；阳土坚固，万物的生长成熟由此而成。阴土、阳土，并不是戊已相连这样的意思。阳土用来准备化解贮备的，阴土主管成长。人喝水吃饭而生长，这是脾胃阳的功能，水谷之气在体内扩散，促进体内气血循环，荣卫之气畅通这是脾胃阴的功能，如果脾胃得到调养，人体各部分就能健康成长；如果脾胃失调，人体各部分就会消损，就是这种说法的道理。

【原文】

古人制食，早曰昕食，晏曰旰食，夕曰哺食，谓之三餐。三餐之外，不多食也。孙真人曰：早晨一碗粥，饭莫教人足。恐其过饱，伤脾胃也。

【译文】

古人做饭，早上称昕食，午称旰食，晚称哺食，这就称为三餐，人除了这三餐之外，不再多吃了。孙思邈说："早晨喝一碗粥，不要吃得太多。这是担心人吃得过饱，伤害脾胃。"

【原文】

《周礼》曰：乐以侑食。故有初饭、亚饭、三饭、四饭之官。脾好乐，管弦之音一通于耳，脾即磨矣，叔和云：磨谷能消食。是以声音皆出于脾。夏月戒晚食者，以夜短难消化也。

【译文】

《周礼》说："奏乐以增强人的食欲。"因此，有初饭、亚饭、三饭、四饭的官职。脾脏喜欢音乐，管弦悠扬的音乐一入耳，脾脏便磨擦蠕动。叔和说："蠕动有助于食物消化。"是由于声音都出自于脾脏。夏季晚上不要吃饭，是因为夏季夜短，肠胃中的食物不易消化。

【原文】

五味稍薄，则能养人，令人神爽，稍多，随其脏腑，各有所伤。故酸多伤脾，辛多伤肝，咸多伤心，苦多伤肺，甘多伤肾，此乃五行之理。初伤不伤，久则成患也。

【译文】

酸、甘、苦、辛、咸五味稍淡，就能滋养人体，令人精神振奋；五味稍重，随着它在各器官内运行对各器官都有所伤害。因此，酸味过重便伤脾，辛味过重就伤肝，咸味过重便伤心，苦味过重便伤肺，甘味过重便伤肾，这就是五行之理。人体的五脏开始受到损伤的时候还不觉得受到伤害，时间久了，经常受到损伤，便会导致疾病。

【原文】

古人食必兼味者，相因欲其和也。无放饭无流歠者，节之礼，谨防其过也。凡人食后，微觉胸中不快，此食伤也。即服消导之剂，以助脾之腐化，不可隐忍，久则成积矣。加味二陈汤主之。

【译文】

古人饮食还须有各种味道，这样可以使各种味道互相调和。吃饭时，连汤也要喝净，不要剩余，这是节俭的礼节，谨防人饮食过度。凡是吃完饭后，感觉到胸中有些不适，这就是饮食过度引起的损伤，应马上服用有助消化的药剂，以帮助脾脏运行正常，不能刻意忍着，因为时间一长就会形成积食。这种不适，可用加味二陈汤主治。

【原文】

加味二陈汤：橘红、白茯苓各七分，半夏（制）一钱，炙草三分，抚芎、苍术、白术各八分，山楂肉一钱半，砂仁五分，神曲（另研末炒）七分，香附一钱。右除麦蘖（炒为末另包）。余药细切，水二盏，姜三片，大枣三枚，煎一盏，去渣调上神曲、麦芽末服之。

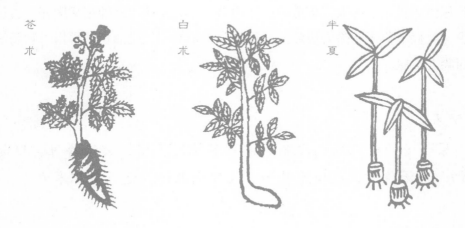

苍术　　　白术　　　半夏

【译文】

加味二陈汤的作法：橘红、白茯苓各七分，半夏（制）一钱，炙草三分，抚芎、苍术、白术各八分，山楂肉一钱半，砂仁五分，神曲（研磨粉末炒）七分，香附一钱。右边准备麦芽（炒成末用包包好）。其他药细切，水二盏，姜三片，大枣三枚，煎成一盏，去渣后调上神曲、麦芽粉末服用。

【原文】

　　凡有喜食之物，不可纵口，常念病从口入，惕然自省。如上古之人，饥则求食，饱则弃余可也。苟不知节，必餍足而后止，则气味之偏，害其中和之气，传化之迟，斯成菀莝之积矣。为癖、为满、为痛。纵一时之欲，贻终身害，善养生者，固如是乎？即当明以告医，攻去之可也。宜分冷积热积，用原物汤攻而去之。

【译文】

　　凡是有喜爱吃的食物，不可恣意纵口大吃，要常记病从口入，时刻警惕。像上古时代的人那样，到饥饿的时候才寻找食物，吃饱了就将剩余的放弃。如果不知道节制，必然会吃得饱胀，这样就会使体内气味太偏，破坏体内的中和之气，导致体内消化、传送循环缓慢，就会造成食物的积压沉淀，形成癖病、饱胀、疼痛等病症。因此，可以说是纵一时的口欲，而贻害终生啊！深谙养生之道的人，难道是这样的吗？因此，应当立即把病因完全告诉医生，对症下药才能除去病症。而且要分清是冷积还是热积，再用原物汤治疗而除去病症。

【原文】

　　原物汤：即以所伤之物，同韭菜捣烂作团，火烧存性，取起研细，煎汤作引，故曰原物汤，又曰溯源汤，送三黄枳术丸。

【译文】

　　原物汤：即用容易引起存食的食物，与韭菜捣烂作成泥团状，用火烧并保存其本性，然后再拿出研制成细末，用煎汤送服，所以称为原物汤，又叫溯源汤，用它送服三黄枳术丸。

【原文】

　　如伤肉食面食，辛辣厚味之物，此热积也，宜三黄枳术丸。

【译文】

　　若是由于肉食、面食、辛辣重味的食物引发的积食，就属于热积的病症，应当服用三黄枳术丸。

【原文】

　　三黄枳术丸：黄芩（酒洗）、黄连（酒洗）、大黄（湿纸色煨焙干）各一两，神曲、橘皮、白术各七钱，枳实（麸炒）五钱。为细末，汤浸蒸饼为丸，如绿豆大。每服五十丸，食前服。

【译文】

　　三黄枳术丸的作法：黄芩（用酒洗净）、黄连（用酒洗净）、大黄（用湿纸包好再用火烘干）各一两，神曲、橘皮、白术各七钱半，枳实（用麸炒）五钱。将以上几味研成细末，先用汤浸然后作成饼状在锅里蒸，最后作成药丸，形状如绿豆一般大。每次服用五十丸，宜饭前服用。

【原文】

　　如伤瓜桃生冷冰水之类，此冷积也，宜木香清积丸。即以所食生冷物，用韭菜同捣作丸，如前法煎下。

【译文】

　　如果是吃了瓜、桃、生冷冰水等食物而损伤了肠胃，这是冷积的病症，宜服用木香清积丸。即用所食生冷的食物，与韭菜同捣作成丸，像前述方法所说的那样服下。

【原文】

木香清积丸：木香（去芭）、益智仁各二钱，青皮、陈皮各三钱，三棱（煨）、莪术（煨）各五钱，牙皂（烧存性）一钱半，巴豆肉（醋煮另研）五钱。为末，醋打曲糊为丸，绿豆大。每服二十丸至三十丸，食前服。

【译文】

木香清积丸的作法：木香（去掉芭）、益智仁各二钱，青皮、陈皮各三钱，三棱（用火烘烤）、莪术（用火烘烤）各五钱，牙皂（烧后保存其药性）一钱半，巴豆肉（醋煮另外研制）五钱。将以上几种药物制成细末，用醋调和药末，然后作成药丸，形状如绿豆那么大。吃饭前服用，每次服二十到三十丸。

【原文】

凡人早行，宜饮醇酒一二杯，或食糜粥，不可空腹而出者。昔三人晨行，一人饮酒，一人食饭，一人空腹。后空腹者死，食饮者病，饮酒者无恙。

【译文】

凡是早晨外出的人，都应该在出门前饮醇酒一二杯，或者是喝点米粥，不能空腹出门远行。从前，有三个人出门远行，其中一个人出门前饮酒，一人出门前吃饭，一人空腹。结果，后来空腹的那个人先死了，吃了饭的那个人生了病，唯独那个饮酒的人却安然无恙。

【原文】

凡辛热香美、炙煿煎炒之物，必不可多食，多食令人发痈，《内经》云：膏粱之变，足生大疔。足，大过也；大疔，痈之最毒者。凡人发痈，如麻如豆，不甚肿大，惟根脚坚硬如石，神昏体倦，烦躁不安，食减嗌干，即疗毒也。其外如麻，其里如瓜，宜真人活命散主之，多多益善。

【译文】

凡是辛热味道香美、烧烤煎炒的食物，切记不要多吃，多吃这类食物会使人生痈疮。《内经》说："精美食物的变化，吃得过度会使人足生大疗疮。"足，就是过多。大疗，是痈疮中最毒的一种。凡是人生的痈疮，像麻、豆那样，不怎么肿大；但是只有痈疮的根部却像石头一样坚硬，患者神志不清，烦躁不安，饮食减退，咽喉干涩疼痛，这就是疗毒。这种疗疮外面像麻一样，里面像瓜一样，适宜用真人活命散主治它，越多越好。

【原文】

真人活命散：栝楼根一钱，甘草节、乳香各一钱，穿山甲（蛤粉炒）三大片，赤芍、白芷、知母各一钱，防风七分、没药、皂角各五分，归尾（酒洗）、金银花各三钱，大黄（用酒慢慢煮）一钱，木鳖肉八分。用金华酒二盏煎服，服药后再饮酒数杯，以助药力，体重者加黄芪一钱，减大黄五分，大便溏者，勿用大黄。

【译文】

真人治命散的作法：栝楼根一钱，甘草节、乳香各一钱，穿山甲（用蛤粉炒）三大片，赤芍、白芷、知母各一钱，防风七分，没药、皂角各五分，归属（酒洗）、金银花各三钱，大黄（用酒慢慢煮）一钱，木鳖肉八分。用金华酒二盏煎服，服药后再饮酒数杯，用来增加药力。体重的患者，加黄芪一钱，减大黄五分，大便稀薄的患者，不要用大黄。

慎 动 第 二

《易》曰：吉凶悔吝生乎动。动以礼则吉，动不以礼则凶。君子修之吉，小人悖之凶。悔者吉之萌，吝者凶之兆。君子修之，吉也；小人悖之，凶也。

【译文】

《易经》说："吉凶悔恨，来源于一切自身的变动之中。按照礼的原则来变动就吉，不按礼的原则来变动就是凶。君子学习礼，就是吉；小人违背礼，就是凶。悔是吉的萌芽，恨是凶的征兆。君子学习它，便是吉；小人背逆它，便是凶。

【原文】

周子曰：君子慎重。养生者正要在此体认。未动前是甚么气象，到动时气象比未动时何如，若只一样子，便是天理；若比前气象少有差讹，便是人欲。须从此处慎将去，却把那好生恶死的念头，莫要一时放空才好。

【译文】

周子说："君子要对变化与行动加以谨慎。"养生的人正是要在这方面作番体验与认识。没有变动前要知道自然界的景象是什么样子；到变动时自然界的景象比没动时有什么变化。如果与变动前一样，这便是天理；如果比变动前稍有差误，这便是人欲。必须从此开始谨慎小心，但是不要把那些好生恶死的念头，一下子全都放弃了。

【原文】

慎动者，吾儒谓之主敬，老氏谓之抱一，佛氏谓之观自在，总是慎独工夫。独者，人所不知，而己所独知之处也。方其静也，即喜怒哀乐未发时，所谓中也，与天地合其德，与日月合其明，与四时合其序，与鬼神合其吉凶，君子于此，戒慎乎其所不睹，恐惧乎其所不闻，不使离于须臾之顷，而违天地、日月、四时、鬼神也。及其动也，正是莫见莫显之时，如喜怒哀乐发开中节，这便是和。和者，与中无所乖戾之谓也。略有不和，便是不中，其违于天地、日月、四时、鬼神远矣。到此地位，工夫尤难，君子所以尤加戒谨于独也。故曰君子而时中。

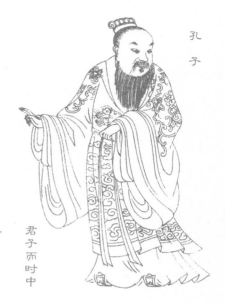

孔子

君子而时中

【译文】

慎动的人，儒家称他为主敬，道家称他为抱一，佛家称他为观自在，总的来说，慎动就是人在独处时能谨慎不苟的功夫。所谓独，就是别人不知道唯有自己知道的东西。当人正处于平静状态时，也就是喜怒哀乐没有表现出来的时候，就是所谓中，这种中的状态使自己的德行与天地相吻合，使自己对事物的认识像日月那么清晰，使自己的行动像春、夏、秋、冬四季那样井然有序，使自己的吉凶与鬼神相适合。君子在这方面要做到对他没见过的事物与东西十分警惕谨慎，对他没听说过的事要感到恐惧，不要使自己偏离片刻，而违背天地、日月、四季和鬼神。当君子变化运动时，正是他什么也显示不出来的时候，十分平静的时候，例如喜怒哀乐表现适中，这就是和。所谓和，就是与中没有什么相冲突的意思。稍有不和，就是不中，这就远远违背了天地、日月、四时、鬼神的规律了。到了这种地步就非常难办了，因

中华养生宝典

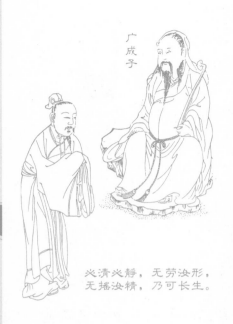

广成子

必清必静，无劳汝形，
无摇汝精，乃可长生。

此，君子对于谨慎，尤其要在"独"这点上十分警惕。因此说君子立身处事，要与时间要适当，不要与中道相吻合。

【原文】

广成子曰：必清必静，无劳汝形，无摇汝精，乃可长生。庄子曰：夫失性有五，一曰五色乱目，使目不明；二曰五声乱耳，使耳不聪；三曰五臭薰鼻，困恼中颡；四曰五味浊口，使口厉爽，五曰趣舍滑心，使心飞扬。此五者皆性之害也。

【译文】

广成子说："必须要清，必须要静，不要使你的身体劳累，不要动摇你的神志，这样就能够长生。"庄子说："使人丧失自己本性的因素有五个方面：第一个就是五色使人眼花缭乱，使人眼睛不明亮；第二个就是五声搅乱人的听觉，使人耳朵不聪；第三就是五臭薰鼻，使人头脑困恼；第四就是五味污浊人的嘴，使人嘴里不舒服；第五就是人做事凭兴趣之心及爱好虚浮之心，使人心思飘浮不定，想入非非。上述五个方面都会危害人的本性。"

【原文】

人之性常静，动处是情。人之性本善，乃至其情则有不善矣。心纯性情，吾儒存心养性，老氏修心炼性，佛氏明心见性，正养此心，使之常清常静，常为性情之主。

中华养生宝典

人的本性常常是平静的，人的变化与行动则是由感情来决定的。人的本性是善良的，至于说到人的情感，就有不善的了。人的心可以纯洁人的性情，我们儒家存心养性，道家修心炼性，佛家明心见性，都正是修养人心，使人的心常处于清静状态，时常掌握、控制人的性情。

【原文】

《悟真篇》云：“西山白虎正猖狂，东海青龙不可当。两手捉来令死斗，化成一块紫金霜”。谓以此心降伏性情也。

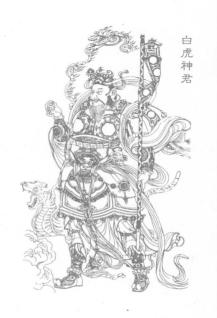

白虎神君

【译文】

《悟真篇》说：“西山白虎正猖狂，东海青龙不可当。两手捉来令死斗，化成一块紫金霜。”这首诗说的就是要通过人的心思来控制性情的变化。

中华养生宝典

【原文】

人身之中，只有此心，便是一身之主。所谓视听言动者，此心也。故心常清静则神安，神安则七神皆安，以此养生则寿，殁世不殆；心劳则神不安，神不安则精神皆危，便闭塞而不通，形乃大伤，以此养生则殃。

311

【译文】

人的身体之中，只有这颗心才是一身的主宰。所谓视、听、言、动都是由心控制的，因此，心时常保持清静则神志就安宁，神志安定则人的七神

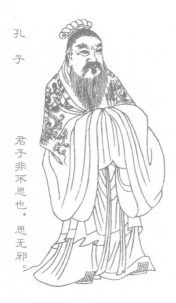

孔子

君子非不思也，思无邪。

也就安定。以此来养生就会长寿，终生没有危险；心思纷乱人的神志就不安宁，神志不安就会导致人的精神崩溃，大便不通，人的形体也受到严重损伤，以此来养生就会有灾祸降临。

【原文】

《易》曰：何思何虑。《书》曰：思作睿。君子非不思也，思无邪，思无斁，故能至于睿，此缉熙敬止之功也。大识大知，顺帝之则，文王之德之纯也。佛家善知识者，预知舍宇。只缘此心不妄动，养得心之本体虚灵不昧，自然明睿，所照无所障碍。

【译文】

《易经》说："为什么思考，为什么忧虑。"《尚书》说："思考则看得深远。"君子不是不思考，要做到思想没有邪念，思考没有厌弃的内容，才能达到看得深远的境地，这是令人起敬的功业啊！大知大识，依顺帝王的准则，文王德行的纯洁行事。佛教徒中喜欢学习知识和认识事物的人，能预知舍宇住处。只要人的这颗心不胡思乱想，把人固有的心境调养得充满灵性而不愚昧，这样，人就自然聪明睿智，就能看得深远，无所障碍了。

【原文】

今人静坐，正一件吃紧处，只怕外苦静而中未免搅扰者。六祖慧能既参五祖受衣钵，却又去从猎者逐兽，正是吃紧，为人处，外苦搅扰，其中却静。尝闻南岳昔有住山僧，每夜必秉烛造檀林，众僧打坐者数百人，必拈竹篦痛垂之，或袖中出饼果置其前，盖有窥其中之静不静，而为之惩劝也。人能常自惩劝，则能

中华养生宝典

自静，故曰心为严师。

【译文】

　　如今的人静坐，有一个最重要的问题是，只怕外表像是很宁静，而内心可能是搅扰不定。六祖慧能既参见五祖，接受衣钵，又跟随猎人去追逐野兽，这正是关键的为人之处，外表好像被搅扰，而他的内心却十分宁静。我曾经听说南岳衡山有位住宿在深山的僧人，每天晚上还照着烛光去植造檀林，打坐的数百名僧人，必定要拿竹蓖狠狠地打他们，或者是把袖中的饼果放置在他们面前，以观察他们内心是否宁静，用这种方法来惩戒劝告人们。人能够经常自我惩劝，就能自静，所以说心是严师。

【原文】

　　《素问道经》曰：至真之要，在乎天玄。天玄者，先天太玄之真息，浑论渊然，何思何为。形既生矣，神发智矣，天玄之息泄矣。人能忘嗜欲，定喜怒，一念不动，如在母腹之时，凝神以养其气，闭气以固其精，使精气自结，名曰圣胎；天玄之息，自归其间，故曰还元，至真之要也。

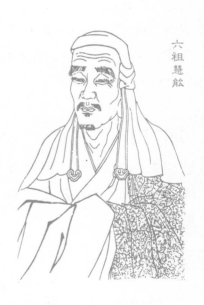

六祖慧能

【译文】

　　《素问道经》说："要达到至真的程度，关键在于天玄。"所谓天玄，就是先天太玄的真气息，浑然一体，思考什么就作什么。人的形体既然生成，人的神气焕发出智慧，天玄的气息也就外泄了。一个人能够忘却嗜好与欲望，镇定自己的喜怒之情，没有一点杂念，就像在母腹内的时候一样，凝神来调养人的气息，闭气来固守人的精气，使人的精气自己凝结，名为圣胎；

313

天玄的气息，就会自动归回体内，所以称为还元，这是至真的关键啊！

【原文】

今人服气者则不然，乃取童男童女，呵其气而咽之，此甚可叹。殊不知天地之气，从鼻而入，水谷之气，从口而入。和则养人，乖则害人。此等服气之法，乃是一团浊气，其养人乎，其害人乎？可以自喻矣。

【译文】

现在的人服气却并非如此，他们找来童男童女，呼吸稚童的气息吞下肚。这种作法实在令人可叹。殊不知天地之气，是从人的鼻孔吸入，水与五谷的气息，是从人的口中进入。气息顺合就调养人，气息不协调就伤害人。上述这种服气的方法，吸入的是一团浊气，它是有利于人，还是害人呢？人们自然可以从中领悟了。

【原文】

养生之诀云：调息要调真息。真息者，胎息也。儿在胎中，无吸无呼，气自转运。养生者，呼吸绵绵，如儿在胎之时，故曰胎息。

【译文】

养生的要诀是："调养气息就要调养人的真息。"所谓真息，就是胎息。胎儿在母亲的体内，不呼不吸，人的气息仍然自转运行。养生，就是绵绵地呼吸，就像胎儿在母体内一样，因而叫做胎息。

【原文】

人之空窍，元气之门户也。塞其窍则病，闭其窍则死。凡胎生卵生者，初在胎壳中，空窍闭塞，何以不死？曰：缘这团真气伏藏于中，长养形髓，空窍未开不泄，及其生也，啼声一发，则真气泄而百窍开矣。

【译文】

人身上的孔窍，是人元气的进出口。人身上的孔窍不畅通，人就会生病，堵塞了人身体的孔窍，人就会死。凡是胎生、卵生的生物，开始在胎壳中时，他们身上的孔窍都处于闭塞状态，为什么不会死呢？答案是因为生物的这团真气伏藏于体内，生物的形髓在真气里可以增长，身体上的孔窍穴位没有打开，体内的真气没有外泄。到出生的时候，啼哭声一发，人的真气就外泄，人身上的百窍，也就张开了。

【原文】

人之真气，伏藏于命门之中，即火也。听命于心，以行君火之令。故主安则呼吸与天同运，不失其常；主危则相火衰息，逆贲而死至矣。故曰：南山猛虎一声雷，撼动乾坤橐籥开。惊起老龙眠不得，轰腾直上九天来。"

【译文】

人的真气，潜藏在人的命门中，就是火。它听从于人心的指挥，按心火的命令行事。所以人的心安宁，人的呼吸就与天共同运行，而不失其常态；人的心思不正，那么人的肾气就会衰弱，气血就会逆行，死亡也就来了。所以说："南山猛虎一声雷，撼动乾坤橐籥开。惊起老龙眠不得，轰腾直上九天来。"

【原文】

方士教人行打坐调息工夫，子前进阳火，午后退阴符，卯酉为沐浴，则不行。此不知天地之化，阴阳之理，惑于傍门之教，以伪乱其真也。《入药镜》云：一日内，十二时，意所到皆可为。何曾分子午卯酉也？《悟真篇》云：莫向天边寻子午，身中自有一阳生。则一念动处，便是活子时，何必夜半后为子时耶？动处便是阳火，意动过后便是阴符。阴阳者，动静之谓。时行则行，进阳火也；时止则止，退阴符也。然所谓进退者，即一时事，祖师不肯破与人，要人自悟。我今妄猜云：阴阳者，善恶之谓也。一念之善，此阳火发也，即其所发而推广之，谓之进阳火；一念之恶，此阴符动也，即其方动而屏去之，谓之退阴符。阳火常进，则所存皆善，日进于高明，便是迁仙道；阴符不退，则所存皆恶，日陷于污下，便是入鬼道。卯酉为沐浴，卯者阳之中也，酉者阳之中也，教人用工无太过，无不及，至于中而止。日中则昃，月盈则亏，古人养生，亦以日月沐浴之谓也。

【译文】

方术之士教人打坐调养气息的方法，讲究子时之前的时候进阳火，午时过后退阴符，卯酉之时为沐浴的时间，这个时候就不能行动了。上述这种作法，是不了解天地的变化，阴阳的道理，被歪门邪道所误导，以伪乱真。《入药镜》说："一日之内，十二个时辰。意念所到之时，都可以作打坐调养气息。"哪里要分什么子午卯酉呢？《悟真篇》说："不要把子午时辰严格地去与自然相对，身体里自然有一阳火生成。"那么一念所动之处，便是活子时，何必非要夜半后才是子时呢？人所动之处便是阳火，意念动过后就是阴符，所谓阳与阴，就是动和静，适宜行动的时候行动，就是进阳火；适宜停止的时候停止，就是退阴符。然而，所谓进与退，也就是一时的事，祖师不肯向人明说这一秘诀，目的是要人们自己去领悟。现在，我忘情地说："阴与阳，就是善与恶。"人的一念之善，就是阳火迸发，趁人的阳火迸发而不断长进，就叫做进阳火也就是善念不断涌入；人的一念之恶，就是阴符起动，趁人的阴符刚动就将它摒弃，也就是抛弃恶念，这就叫退阴符。人的阳火不断增进，那么所存在的一切都是美善了，而且随着时光的流逝，人越来越高明，就是入了仙道；阴符不退，那么所存在的一切都是邪恶，而且随着时光的流逝，人就会日趋污卑，这就是入了鬼道。卯酉为沐浴，所谓卯就是阳之中，酉则是阴之中，这是教人用功不要太过分，也不要达不到，到了中这个程度便中止，太阳正中后就是偏西，月亮盈满后便是亏，古人养生，也有以日月沐浴这种说法。

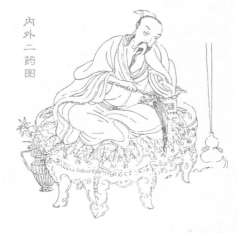

内外二药图

【原文】

目者，神之舍也，目宜常瞑，瞑则不昏。发者，血之余也，发宜常栉，栉则不结。齿者，骨之标也，齿宜数叩，叩则不龋。津者，心之液也，津宜常咽，咽则不燥。背者，五脏之附也，背欲常暖，暖则肺脏不伤。胃者，谷之仓廪也，腹欲常摩，摩则谷不盈。头者，清阳之会，行住坐卧，风雨不可犯也，犯则清邪中上窍，而头顶之疾作矣。足者，浊阴之聚，行住坐卧，水湿不可犯也，犯则浊邪中下窍，而腰足之疾作矣。养生者，宜致思焉。

【译文】

眼睛是人神气的住所，眼睛应经常闭合，闭眼就不会昏花。头发是人体血液流通的末尾，头发应该经常梳，头发经常梳就不会缠结。牙齿是人骨骼好坏的标志，牙齿应该多叩动，经常叩动就不会出现蛀牙。唾液，是人心的津液，唾液应该经常吞咽，吞咽唾液就不会口干舌燥。背，是人体五脏依附的部位，人的背部需要经常保存暖和，背部暖和，人的肺脏就不会受到伤害。胃，是人所食五谷的仓库，人的腹部需要经常抚摩，抚摩腹部，体内的食物便于消化，不会形成积食。头部，是人的清阳之气聚会之处，人行、

317

中华养生宝典

住、坐卧的时候，都不要让头部受到风雨的伤害，头部受到风雨的侵犯，就会使人的上部的穴位受到清邪的伤害，人的头顶便会产生疾病。人的双足，是人的浊阴之气会聚之处，人行、住、坐卧时，双足不要让湿气侵蚀，双足受到湿气的侵蚀，人的下面的穴位就会受到浊邪的侵犯，这样人的腰部与双足就会出现毛病，养生的人，应该很好的深思啊！

法 时 第 三

【原文】

按《内经》曰：圣人春夏养阳，秋冬养阴，以从其根，故与万物沉浮于生长之门。王太仆注云：春食凉，夏食寒，以养于阳；秋食温，冬食热，以养于阴。

【译文】

按照《内经》上的说法，懂得养生的人在春、夏两季调养人的阳气，在秋、冬两季调养人的阴气，这是顺应养生的基本规律。因此，人与世间的万物都在生长的基本规律支配下时消时长。王太仆注释说："春季吃凉性食物，夏季吃寒性食物，用此来调养人的阳气；秋季吃温性食物，冬季吃热性食物，以此来调养人的阴气。"

【原文】

春三月，此谓发陈，天地俱生，万物以荣。夜卧早起，广步于庭，披以缓形，以使其志。生而勿杀，予而勿夺，赏而勿罚。此春气之应，养生之道也。

【译文】

春季的三个月，是万物苏醒，开始萌发生长的时候。天地生机勃勃，万物竞相生长。这时，我们就应晚睡早起，不要贪睡，在庭园阔步漫行，披发放松身心，以便使人树立远大志向，不要杀生，乐善好施，不要强取他人之物，多行奖赏，少行惩罚。这就是和春气相互应和，就是养生的基本规律啊！

【原文】

夏三月，此谓蕃秀，天地气交，万物华实。夜卧早起，无厌于日，使志无怒，使华英成实，使气得泄，若所爱在外。此夏气之应，养生之道也。

【译文】

夏季的三个月，万物处于茂盛、秀丽的时候，天地之气相交感互应，万物华实，人应该早睡早起，不要厌恶白天，使人的神志不致气恼，让英华能成果实，让人能外泄气息，好像所喜爱的都流露于外，这就是与夏气相互应合，是养生的基本规律！

【原文】

秋三月，此谓容平，天气以急，地气以明。早卧早起，与鸡俱兴，使志安宁，以缓秋形，收敛神气，使秋气平，无处其志，使肺气清。此秋气之应，养收之道也。

【译文】

秋季的三个月，是宽容平和的时节，天气急迫，地气明显。此时人应该早睡早起，鸡鸣就起床，使人神志安宁，以放松秋天的身心，收敛人的神气，使得秋气平和，不要外露情绪，让人的肺气清朗。这是与秋气相互应合，是养收神志的基本规律啊！

【原文】

冬三月，此谓闭藏，水冰地坼，无扰于阳。早卧晚起，必待日光，使志闲逸，潜伏隐括，去寒就温，无泄皮肤，使气亟夺。此冬气之应，养藏之道也。

【译文】

冬天的三个月，是万物入冬眠的时期，天寒地冻，滴水成冰，不要干扰人的阳气，人应该早睡晚起，一定要等到阳光普照以后再起床，这样使人心意闲逸，潜伏隐括。人要避寒就温，不要外露肌肤，用气后必须马上还原。这是与冬气相互应和，是养藏神志的基本规律啊！

【原文】

凡天地之气，顺则和，竞则逆，故能致灾咎也。所以古先哲王，立四时调神之法，春则夜卧早起，广步于庭，披发缓形，以顺其发陈之气，逆则伤肝矣。夏则夜卧早起，无厌于日，使气得泄，以顺其蕃秀之气，逆则伤心矣。秋则早起，与鸡俱兴，收敛神气，以顺其容平之气，逆则伤肺矣。冬则早卧晏起，必待日光，无泄皮肤，以顺其闭藏之气，逆则伤肾矣。

【译文】

凡是天地之间的气体，顺应就和畅，相互驱赶搏击就逆反，便会导致灾祸。所以，古代的先贤圣王，创立了四季的调神方法：春季，人晚睡早起，在庭园阔步漫行，披发放松形体，以顺应人去陈出新，开始苏醒萌发的气体，如果不顺应人的去陈出新，苏醒萌发，就会伤害人的肝脏。夏季，人晚睡早起，白天不要厌倦，使气得以外泄，以顺应人的繁茂秀丽，如果不顺应人的繁茂秀丽，就会伤害人的心脏。秋季，人应该早起，鸡鸣就起床，收敛人的神气，以顺应人的宽容平和，如果不顺应人的宽容平和，就会损害人的肺脏。冬季，人应该早睡晚起，一定要等到阳光普照以后再起床，不要裸露肌肤，以顺应人的闭藏神志、休养生息，不顺应人的闭藏之气，就会损害人的肾脏。

【原文】

阴阳和则气平，偏胜则乖，乖便不和。故春夏养阳也，济之以阴，使阳气不至于偏胜也；秋冬养阴也，济之以阳，使阴气不至于偏胜也。尝观孔子，当暑袗绤绤，必表而出之，冬则狐貉之厚以居。公都子曰：冬日则饮汤，夏日则饮水。其法天时可见矣。

【译文】

人的阴阳平衡，人的气息就平和，人的阴或阳偏盛，阴阳就会乖戾，则使人的气息有所不协调。因此，人在春、夏二季调养阳气，用阴气来加以补充，使人的阳气不至于偏盛；人在秋、冬二季调养人的阴气，用阳气来加以补充，使人的阴气不至于偏盛。我曾经从书中了解到，孔子夏季，穿着粗细葛布作成的单衣，让阳气从体表泄出体外，冬季，孔子便穿上厚实的狐貉皮衣住在家里。公都子说："冬天则饮汤，夏日则饮水。"这是效法天时，其规律十分明显可见了。

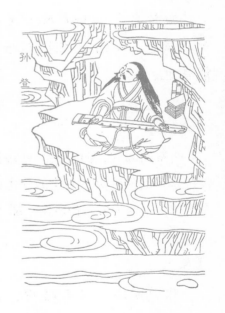

孙登

【原文】

《月令》春食麦与羊，夏食菽与鸡，秋食麻与犬，冬食黍与彘者，以四时之食，各有所宜也。又春木旺，以膳膏香助胃；夏火旺，以膳膏腥助肺；秋金旺，以膳膏臊助肝；冬水旺，以膳膏膻助心。此所谓因其不胜而助之也。

【译文】

　　《月令》中说到，春季人要吃面食和羊肉，夏季要吃豆制品和鸡肉，秋季要吃芝麻和狗肉，冬季要吃黍和猪肉。因为四季所吃的食物，要和各个季气的气候相适应。春季人体木气旺盛，以膳膏香来调养肠胃；夏季，人体火气旺盛，要用膳膏腥来调养肺脏；秋季，人体内金气旺盛，用膳膏臊来调养肝脏；冬季，人体内水气旺盛，要用膳膏膻来调养心脏。这就是根据人体的某一部分欠缺而增补它的基本规律。

【原文】

　　四时之气，如春风、夏暑、秋温、冬寒，皆能伤人成病，不但八风也。君子慎之！起居有节，食色不伤，虽有贼风苛毒，不能伤也。

【译文】

　　四季的邪气，如春风、夏暑、秋温、冬寒，都能让人生病感染疾病，不仅仅是八面的阴风。养生的你也必须谨慎四季的邪气，生活起居要有节制，有规律，不要为食、色所伤，那么，即使有贼风苛毒，也不能将你伤害。

【原文】

　　邪之所凑，其气必虚，如木腐而蠹生，堤穴而水入，以身之虚，逢天之虚，又直上弦前、下弦后，月廓之空，重感于邪，谓之三虚。如是病者，微则笃，盛则死矣。

【译文】

　　如果邪恶之气聚集在一起，它的气必然虚弱，比如木材腐烂就会生虫，河堤有洞穴水就会浸入，用自己身体虚弱的地方，去迎逢天时虚弱的地方，又遇上上弦前、下弦后，月廓逐渐空虚的时候，深受邪气感染，这就叫做三虚。如果是患病的人，稍受邪气感染，病情就会加重，受邪气严重感染，就会使人死亡。

【原文】

如春应温而反寒，夏应热而反凉，秋应凉而反热，冬应寒而反温，此天地杀气，非正令也，尤宜慎之，以免温疫之病。

【译文】

像春季应该温暖反而寒冷，夏季应该炎热反而凉快，秋季应该秋凉反而炎热，冬季应该寒冷反而温暖，这些都是天地的肃杀之气，都不是正常的气候。对这些反常的气候尤其要十分谨慎，以免发生温疫的病症。

【原文】

凡大寒大热，大风大雾，皆宜避之，不可恃其强健而不畏也。《诗》曰：畏天之威，于时保之。此之谓也。

【译文】

凡是大寒大热，大风大雾，都应该避开它，不能自以为身体强健而不畏惧、不谨慎。《诗经》说："畏惧苍天的威命，于是保住这个国柄。"说的就是这个道理。

【原文】

人皆曰夏月宜食寒，冬月宜食热。殊不知太热则伤胃，太寒则伤脾。夏月伏阴在内，如瓜、桃、冰之类，不可多食，恐秋生疟痢之疾。冬月伏阳在内，如辛燥炙煿之物，不可多食，恐春目痛，秋生热厥。所以古人四时节其饮食，适其寒温，热无灼灼，寒无沧沧也。

【译文】

人们都知道，夏季应该吃寒性食物，冬季应该吃热性食物。殊不知，食物太热就会伤害胃脏，食物太寒就会伤害脾脏。夏季，人体的阴气潜伏体内，如瓜、桃、冰之类食物，不能多吃，以免秋季患疟、痢这样的疾病。冬季，人体的阳气潜伏体内，如辛燥炙烤之类的食物，不能多吃，以免春季阳气过盛，双目疼痛，秋季生热厥。所以古人在一年四季中都节制自己的饮食，适应寒温气候，因而炎热没有灼烤感觉，严寒没有寒冷感觉。

【原文】

修养家常曰火候，火者，纯阳之阳气也，候者，阳气升降之候。曰火候者，谓阳气之升降不可得见，观于七十二候斯可见矣。盖欲于此求之，以一个为一月，朔后阳渐长，至望而极，望后阳渐消，至晦而极。又以一月为一日。子后一阳生，至巳而极，午后一阳消，至亥而极。又以一日为一时，初初刻阳之长也，至初四刻而极，正初刻阳之消也，至正四刻而极。又以一时为一息，呼出阳之长也，吸入阳之消也。故天地之大，自其不变者观之，只一息耳，自其变者而观之，流散无穷矣。

【译文】

专门修养的人常说到火候，火，就是纯阳的阳气，候，就是阳气升降的外在表现。说到火候，有人说阳气的升降无法看得见，但我认为，通过观察七十二候，便可以看得见。想在这方面进行研究，就把一年作为一个月，每月初一以后，阳气逐渐增长，到十五时达到顶点，望后阳气逐渐消降，到了三十，阳气降到最低点。又把一月作为一天，子时后阳气生成，到巳时，阳气达到顶点，午时后，阳气消降，到亥时，阳气降到最低点。又把一天作为一时，初初刻之时，阳气生长，至初四刻时，阳气长到顶点，正初刻时，阳气消降，至正四刻时，阳气降到最低点。又把一时作为一息，呼出气时，是阳气长，吸入气时阳气消。因此，天地虽然广大，但从其不变的角度观察，只不过一息罢了，如果从其变化的角度观察，那就千姿百态、变幻无穷了。

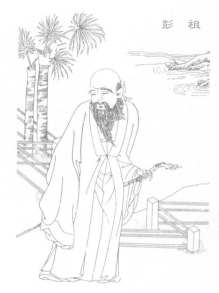

彭　祖

【原文】

春月无暴寒冰雪，人有病热者，勿误作伤寒治之。此因冬伤于寒，至春发为温病也，仲景云：太阳病，发热而渴，不恶寒者为温病。可见温病则不恶寒而渴，伤寒是不渴而恶寒也，以此辨之。春温病，宜用易老九味羌活汤。

【译文】

春季，没有冬天的严寒冰雪，如果有人有患热病的症状，千万不要误诊为伤寒治疗。这是因为冬季受到寒冷的侵袭，到了春季发为温病。张仲景说："太阳病，人发烧时会而感到口渴，不怕冷的病症是温病。"由此可见，温病不怕冷而感到口渴，伤寒患者是不口渴而怕冷。据此就可以辨别温病与伤寒。春温病患者，适宜用易老九味羌活汤。

【原文】

易老九味羌活汤：羌活、防风、苍术各半钱，川芎、白芷、生地黄、黄芩、甘草各一钱，细辛三分。渴加知母，水煎服。此药不犯禁忌，乃解利之神方也。

易老九味羌活汤的作法：羌活、防风、苍术各半钱，川芎、白芷、生地黄、黄芩、甘草各一钱，细辛三分。口渴的患者，加知母，用水煎服。此药不犯禁忌，是解除春瘟病的神奇药。

【原文】

夏日有病，似外感而飧泄者，水谷不化，相杂而下，或腹痛，脓血粘稠，此由春伤于风至夏病泄也。其水谷不化者，宜用良方神术散。

【译文】

夏天里，如果有人患病，像是体外感受风邪而腹泻，水与五谷食物消化不良，形成腹泻，或是腹痛，大便脓血粘稠，这是由于春季受风所伤，到夏季发病。这种水谷消化不良的患者，适宜用良方神术散来医治。

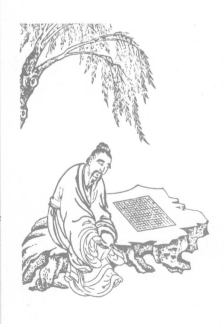

【原文】

良方神术散：苍术二钱，川芎、藁木各七分半，羌活五分，炙草、细辛各三分，姜三片。水盏半，煎八分。要汗加葱白。

【译文】

良方神术散的作法：苍术二钱，川芎、藁木各七分半，羌活五分，炙草、细辛各三分，姜三片。水半盏，煎八分。如果想要出汗另加葱白。

【原文】

如脓血粘稠者，用胃风汤。

【译文】

如果病人的脓血比较稠，可以用胃风汤医治。

【原文】

胃风汤：人参、白伏苓、川芎、当归、白芍、白术各等分，粟米一撮。水煎。

【译文】

胃风汤的作法：人参、白茯苓、川芎、当归、白芍、白术各等分，粟米一撮。用水煎服。

【原文】

入于夏后，有病霍乱吐泄，此由内伤生冷得之，与上症不同，宜用六和汤主之。

【译文】

到了夏季，如果有人患霍乱吐泻，这是由人体受到生冷的伤害而造成的。与上述病症不同，应该用六和汤来医治。

【原文】

六和汤：人参、半夏、杏仁（微炒去皮尖），炙草、砂仁各五钱，白伏苓、霍香、木瓜、白扁豆（炒）各三钱，厚朴（姜汁炒）一钱半，香薷二钱，姜三片。水二盏，煎服。

六和汤的作法：人参、半夏、杏仁（微炒去掉皮尖）、炙草、砂仁各五钱，白茯苓、藿香、木瓜、白扁豆（炒）各三钱，厚朴（姜汁炒）一钱半，香薷二钱，姜三片。水二盏，煎服。

【原文】

入于夏月，日在烈日之中，奔走劳役得病，此动而得之，谓之中暍。宜猪苓汤合益元散服之。

【译文】

到了夏季，人们白天头顶烈日，劳碌奔波而患病，这是由于积劳成疾，叫做中暍，适宜服用猪苓汤合益元散来医治。

【原文】

猪苓汤合益元散：香薷一钱，白术、炙草各一钱，扁豆（炒）一钱，猪苓、泽泻、白苓、厚朴（姜汁炒）各五分。水煎去渣，入益元散二钱调服。益元散：白滑石（水飞过）六两半，粉草一两。共再筛萝匀，听用。

【译文】

猪苓汤合益元散的作法：香薷一钱，白术、炙草各一钱，扁豆（炒）一钱，猪苓、泽泻、白苓、厚朴（姜汁炒）各五分。水煎后去渣，加入益元散二钱调服。益元散的制法：白滑石（水飞过）六两半，粉草一两。加在一起再用筛子萝匀，备用。

328

【原文】

入于夏日，纳凉于高堂广厦之得病者，此病静而得之，谓之中暑。宜用清暑益气汤主之。

【译文】

进入夏季以后，人们在高堂广厦之中避暑所导致的疾病，这种病是因静而患，称之为中暑，适宜用清暑益气汤来医治。

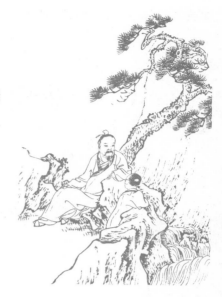

【原文】

清暑益气汤：升麻、黄芪、苍术各一钱，神曲（炒）、人参、白术、陈皮各五分，黄柏（炒）、炙甘草、麦门冬（去心）、归身各六分，葛根三分，五味九粒，泽泻五分，青皮二分。水煎服。仲景太阳中暑症，禁汗下温针，无有治方，宜用此方。

【译文】

清暑益气汤的作法：升麻、黄芪、苍术各一钱，神曲（炒）、人参、白苓、陈皮各五分，黄柏（炒）、炙甘草、麦门冬（去心）、归身各六分，葛根三分，五味九粒，泽泻五分，青皮二分。将以上药材用水煎服。张仲景对太阳中暑症，禁汗下温针，没有治疗药方，也适宜用此方。

【原文】

孙真人制生及脉散，令人夏月服之。东垣云：夏月用生脉散，加黄芪、甘草，令人有力。

【译文】

孙思邈发明生脉散，让人在夏季服用。东垣先生说：夏天服用生脉散，

中华养生宝典

加黄芪、甘草，会使人更加有活力。

【原文】

生脉散：人参、五味、麦门冬等分，加黄芪、炙草。水煎，夏日时时代汤服之。

【译文】

生脉散的作法：人参、五味、麦门冬等分，加黄芪、炙草。水煎，夏季经常代汤服用此药。

【原文】

有人春末夏初头痛，脚软，饮食少，体热者，名曰注夏。属阴虚元气不足病，宜用补中益气汤，去柴胡、升麻，加炒黄柏、白芍。更早服在补阴丸，晏服参苓白术丸，大效。方见下。

【译文】

有人在春末夏初时头痛，脚软，饭量减少，身体发热，这种病症称为注夏。属于阴虚阳气不足而患的病，适宜用补中益气汤，去掉配方中的柴胡、升麻两味药，另加炒黄柏、白芍。患者早晨服用大补阴丸，晚上服用参苓白术丸，有很好的治疗效果。药方见下述。

【原文】

今人好事者，夏日用绿豆粉，以新薄荷叶蒸制，名玉露霜，时时食之，以解暑毒。不知薄荷乃辛香发散之药，多食令人虚汗不止。

【译文】

现在有些好事者，夏季用绿豆粉，并加上新鲜的薄荷叶蒸制，称为玉露霜，时常食用，以此解除暑毒，他们不了解薄荷是辛香发散的药物，多吃会使人出虚汗，且汗流不止。

【原文】

秋月人多病疟者，此因夏伤于暑得之。暑伤元气，致秋为痎疟也。痎者，𤺌。不可轻截，宜补中益气汤主之。

【译文】

秋季，人多患疟疾病，这是由于夏季被暑热所伤而造成的，暑热伤害人的元气，到秋季便成为疟疾。痎，是久的意思，即不可轻易治愈，应该用补中益气汤主治。

【原文】

补中益气汤：黄芪、人参、炙草各一钱，白术、归身、柴胡、升麻、陈皮各五分。加干姜、青皮各五分，水煎服。热多加知母，寒多加桂枝，无汗去白术加苍术。

【译文】

补中益气汤的作法：用黄芪、人参、炙草各一钱，白术、归身、柴胡、升麻、陈皮各五分。加上干姜、青皮各五分，将它们用水煎服。发烧的病人，要多加知母，身体寒冷的病人要多加桂枝，无法去掉白术加进苍术。

【原文】

秋月多痢疾者，此因夏月内伤生冷，至秋阳气不降，乃结涩之物与湿热之气同坠下也。腹痛窘迫者，用加味小承气汤主之。

秋天，人多患痢疾，这是由于夏季体内受生冷之物的损伤，进入秋天后，体内阳气下降，于是，体内淤结滞存，干涩之物与湿热之气一起下坠，从而形成痢疾。其中腹痛加剧的患者，用加味小承气汤主治。

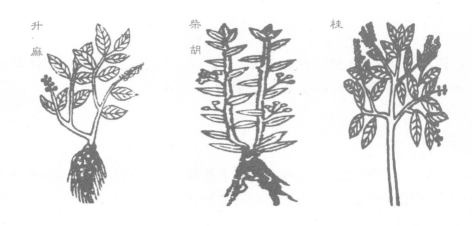

【原文】

加味小承气汤：枳实一钱半，厚朴（姜汁炒）一钱半，大黄（酒煨）三钱，木香五分，槟榔米二钱半。水煎服。腹痛当止，止则积去矣。窘迫减，则热除矣。宜用加味白芍药汤和之，以平为期。

【译文】

加味小承气汤的作法：枳实一钱半，厚朴（姜汁炒）一钱半，大黄（酒煨）三钱，木香五分，槟榔米二钱半。用水煎服。腹痛便可止住，腹痛停止后，体内的积存之物便可排泄。腹痛减轻后，体内热气便可消除。此时应用加味白芍药汤和之，以平和为期限。

【原文】

加味白芍药汤：白芍一钱，人参、当归、黄连（酒炒）、黄芩

中华养生宝典

（酒炒）、陈皮各五分，木香、槟榔、炙草各三分。水煎，食后服。

【译文】

加味白芍药汤的作法：白芍一钱，人参、当归、黄连（酒炒）、黄芩（酒炒）、陈皮各五分，木香、槟榔、炙草各三分。用水煎，饭后服用。

【原文】

冬月病咳嗽者，此因秋伤于湿得之。宜参苏饮。

【译文】

冬季患咳嗽的人，是由于秋季受湿气伤害而患上的疾病，适宜用参苏饮。

【原文】

参苏饮：苏叶五分，葛根、陈皮（去白）、前胡各七分半，人参、半夏（制）、白茯苓各四分，枳壳、桔梗各三分，甘草二分，乌梅（去核）一个，生姜三片，枣三枚。水煎，食后服。

【译文】

参苏饮的作法：苏叶五分，葛根、陈皮（去白）、前胡各七分半，人参、半夏（制）、白茯苓各四分，枳壳、桔梗各三分，甘草二分，乌梅（去核）一个，生姜三片，枣三枚，水煎，饭后服用。

【原文】

大法春宜吐，夏宜发汗，秋冬宜下。此教人治病者，不可犯时禁也。设遇可吐、可汗、可下之症，虽犯时禁，亦为之。所谓发表不远热，攻里不远寒也。若无病之人，春与吐，夏与发汗，秋冬与下，此诛伐无过，所谓大惑也。

【译文】

按照中医规定，春季人容易呕吐，夏季容易发汗，秋、冬两季容易下泻，这是教人防病养身，不能违背季节的禁忌。如果遇到可吐、可出汗、可下泻的病症，虽然违背上述季节的禁忌，也可以施行。这就是发表不远热，攻里不远寒的道理。如果是没有病的人，春季叫他呕吐，夏季让他发汗，秋、冬两季叫他下泻；这就等于是诛伐没有过错的人，令人深感疑惑。

【原文】

春宜吐者，顺其上升之气也。人之胸中，觉有痰积，不得不吐者，宜用二陈汤加升麻、防风、桔梗，水煎成汤，向无风处，先以软布束勒脐腹，然后服药，少顷，以鹅翎探吐之。可以去病，且不坏人元气。

【译文】

春季容易呕吐，是合乎其体内的上升之气。人的胸中，感觉有痰积，不得不吐，适宜用二陈汤加升麻、防风、桔梗，水煎成汤，人向着无风的地方，先用软布束勒脐腹，然后服药。过一会儿，用鹅翎使患者吐出积痰。这种方法可使人去病，而且不会损坏人的元气。

【原文】

按子产论晋侯之疾，曰：君子有四时之调摄，朝以听政，昼以访问，夕则静坐，夜则安身。于是乎节宣其气，勿使有壅闭渊底，以露其体，兹心不爽，而昏乱百度，今无乃壹之，则生疾矣。

【译文】

按照子产评论晋侯的病的说法：“君子有四时调摄的方法，早晨听取政事，白天出访，傍晚静坐，夜里安身就寝。”由此，人节制疏导他的元气，不要使壅塞之物存在于体内腹部。因为坦露身体，人心不愉快，人便昏乱万分，现在如果不能稳定它，人就会生病了。

却 疾 第 四

【原文】

吾闻上工治未病，中工治将病，下工治已病。治未病者十痊八九，治将病者十痊二三，治已病者十不救一。

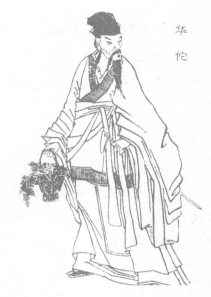

华佗

【译文】

我听说，医术高明的医生是医治病人还没显现病症的病，医术一般的医生是医治病人将要显露病症的病，医术平庸的医生则医治病人已经患上的疾病。医治病症还没有出现的人，十有八九痊愈，医治病症即将显露的患者，十有二三痊愈，医治病症已经暴露的患者，十不救一。

【原文】

善治者治皮毛，不善治者治骨髓。盖病在皮毛，其邪浅，正气未伤，可攻可刺；病至骨髓，则邪入盖深，正气将愈，针药无所施其巧矣。噫！勾萌不折，至用斧柯，涓涓不绝，流为江河，是谁之咎欤？

【译文】

容易医治的是小病，不容易医治的是病入膏肓的疾病。小病，病毒在表层，体内的正气没有受到损伤，可以服药治疗也可以针灸治疗；而病进入骨髓之后，病毒已经深入体内，人的正气衰微、针、药都已无法发挥作用。唉！疾病刚刚萌发而不去治疗，等到铸成重病以后，再去寻医求药，就好比涓涓细流，汇成江河一样，病入膏肓，已成沉疴，这是谁的过错呢？

【原文】

邵子曰：与其病后才服药，孰若病前能自防。即圣人之所谓事不治已病治未病之谓也。夫病已成而后药之，乱已成而后治之，譬犹渴而穿井，乱而铸兵，不亦晚乎？

【译文】

邵子说："与其患病以后服药，不如在患病之前就提早预防。就是所谓圣人所说的不治已经病了的，而是预防没病的。已经生病了然后服药，就像动乱已经发生后才去治理它，就像口渴了才想到来打井，动乱而招兵一样，不是已经很晚了吗？"

【原文】

今人有病，不即求医，隐忍冀瘥，到于病深，犹且自讳，不以告人，诚所谓安其危，利其菑也。一旦病亟，然后求医，使医者亦难以施其治。诗云：既输尔载，将伯助予。斯之谓乎？

【译文】

如今的人得了病，不是马上求医，而是隐忍病痛，希望能够不治自愈。到了病重的时候，尚且还自己欺骗自己，而不把病情告诉别人。的确是称得上是安其危，利其菑。一旦病急了，再去求医，使医生也无法医治他的疾病。诗经说："你那什物要堕下，还请大哥帮助我。"病已入膏肓，这样说还有什么意义呢？

336

【原文】

善养生者，当知五失：不知保身，一失也；病不早治，二失也；治不择医，三失也；喜峻药攻，四失也；信巫不信医，五失也。

【译文】

善于养生的人，应当知道养生益寿中的五个误区：第一种失误是不知道保养身体；第二种失误是有病不及时治疗；第三种失误是治病不去找良医；第四种失误是有病喜欢用药性强的药；第五种失误是患病以后相信巫术而不相信医术。

【原文】

东坡尝曰：吾平生求医，盖于平时验其工拙。至于有疾，必先尽告其所患而后诊视，使医者了然知厥疾之所在，虚实冷热先定于中，则脉之疑似不能惑也。故虽中医，疗疾常愈。盖吾求病愈而已，岂以困医为事哉！诚哉斯言，真警迷之砭剂也。

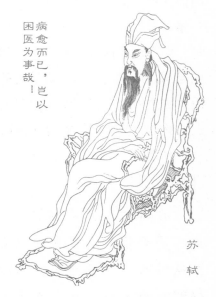

病愈而已，岂以困医为事哉！

苏轼

【译文】

苏东坡曾说：我平生请医生看病，平时就考察检验了医生医术的高明与不足之处。至于到了有病的时候，我一定首先详尽地向医生叙说自己的病情，然后再由医生诊断。这样，使医生了解自己患病的原因和患病部位，并使自己的虚实冷暖先保持适中状态，那么医生摸脉时遇到有疑问的地方也不会困惑。因此，即使是医术平平的医生，给我治病常常能使我病愈。这在于我求医看病在于使病痊愈，而不是与医生为难。苏东坡的这番话的确很有道理，真是一副警诫迷误者的良药。

中华养生宝典

337

【原文】

吾常治病，以色为先，问次之。为问者，问其所好恶也，问其曾服何药也，而与血脉相参。制方之时，明以告人，某药治某病，某药为佐使，庶病者知吾使用之方。彼有疑忌者，又明以告之，有是病必用是药，使之释然，所以偶中者多。惜乎吾见自用自专，日趋于下，无能继其志者，敢曰三世云乎哉！

【译文】

我平常在给人治病时，首先观人的面部表情，然后再问病情。问病人，问他喜欢什么，厌恶什么，并问患者曾经服过什么药，并从而与患者的血脉互相参考。我在配制药方时，明确地告诉病人，某药治某病，某药是辅助药物，使患者了解我所开药方的用途。患者如有不明白的地方，再明确地告诉他药剂的用途与作用。有这种病一定要用这种药，让病人放下心来，所以，治愈的患者较多。可惜，这种看法，只是我独自专用，然而当今社会，没有人能够继承，又怎么敢再谈传承三世呢！

【原文】

治病之法，虚则补之，实则泄之。邪气盛则实，正气衰则虚。泻者谓攻其邪也。攻者，汗、吐、下、针、灸五法也。假如外感风寒，不急汗之，何以得解？内伤饮食，不急吐下之，何以得解？惟虚怯之病，贵乎上用补，不可攻也。故攻其邪气者，使邪气退而正气不伤，此攻中有补也；补其正气者，使正气复而邪气不入，此补中有攻也。

【译文】

治病的方法，虚则补之，实则泄之。人的体内邪气太盛则实，正气衰微就虚。所谓泄，就是排除人体内的邪气。治疗疾病的方法有汗、吐、下、针、灸五种。假如患者是外感风寒，不马上使患者出汗，就不能解除他的风寒。如果是因饮食而内伤肠胃，不立即使患者呕吐，就不能解除他的痛苦。只有虚怯引起的病症，治疗贵在用补，不能用攻治的方法。因此，攻治患者的邪气，目的是使患者体内的邪气退散而又不伤害正气，这种治疗方法在攻治中有补的作用；补养人的正气这种治疗方法，是使体内的正气复归而使邪气不能进入体内，这便是在补养中有攻治的作用。

【原文】

用药如用兵，师不内御者胜。如知其医之良，即以其病付之，用而不疑也。苟不相信，莫若不用。吾尝见病家自称知医，医欲用药则曰某药何用，无以异于教玉人雕琢玉者。幸而中，则与人曰：是吾自治也。设有不效，则归罪于医矣。功则归己，罪则归人，存心如此，安望其医者之用心，而致其病之瘥乎！

【译文】

用药就好像用兵一样，军队不遭到内部抵抗就是胜利。正如了解到医生医术高明，便将自己的病体交给医生治疗，对医生的治疗没有一点怀疑。如果不相信医生的治疗，不如不治疗。我曾经碰到过自称懂得医术的病人，医生打算用药给他治疗，他便说这些药有什么作用，这就与教玉匠雕琢玉没什么差别。如果侥幸言中，这病人便对人说：我的疾病是自己治好的。如果没有效果，便归罪于医生。功则归己，罪则归人，病人如果抱着这种态度，又怎么能希望医生专心医治，使患者的病能够瘥愈呢？

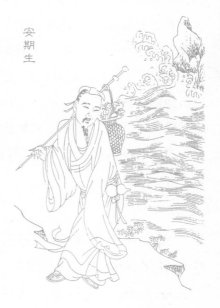

安期生

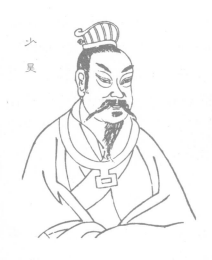

少昊

【原文】

《内经》云：恶于针石者，不可与言至巧，惑于鬼神者，不可与言至德。吾见世人有病，专务祈祷，此虽胡貌之俗，自少昊氏以来，民相惑以妖，相扇以怪，迄今久矣。况彼蛮烟障雾中，多魍魉狐蜮之气，民惑于妖，性不嗜药，故以祷为主也。若五劳六欲之伤，七损八益之病，必有待于药耳。医家有龙木王祝由科，乃移精变气之术，诚可以治中恶之病，传弦之气，疫疠之灾，不可废矣。

【译文】

《内经》说："厌恶用针石治疗的人，不能与他谈论高超的技巧；被鬼神所迷惑的人，不能与他谈高深的道德。"我看见一般人患病，便专门向神灵祈祷，这虽然是域外胡蛮的风俗，但是从少昊氏以来，一般百姓信奉神灵妖物，鼓吹怪异，到如今已有很长的时间了。而且，由于胡蛮处于烟瘴雾气之中，多有魍魉狐蜮的气息，胡蛮百姓被妖术所迷惑，生性不嗜好药物，所以，他们得病以祈祷为主。如果是五劳六欲伤害身体，七损八益方面的疾病，必然要依靠药物。医家有龙木王祝由科，这是移精变气的方法，确实能够治疗中等难度的怪病，至于传弦之气，疫疠之类的病症，是不可能消除的。

【原文】

全按：滋阴大补丸乃六味补肾地黄丸除去丹皮、泽泻，合六味煨肾散除青盐，加牛膝、五味子、石菖蒲、甘州枸杞四味，共十三味为剂。盖精者，木之液也，其脏属肝，藏于金里。金者，水之母也，其液属肺。金木交媾，变化凝结，而肾纳之，谓之元

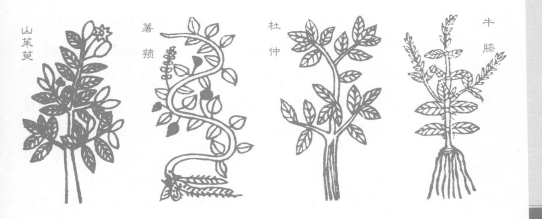

山茱萸　著蓣　杜仲　牛膝

精，即真水也，又曰婴儿。《悟真篇》云："金公本是东家子，送在西邻寄体生，认得唤来归舍养，配将姹女作亲情"是也。气者，火之灵也，其脏属心，聚于膻中，膻中者，气之海也，其位在肺。肺调百脉，游引三焦之中，归于命门，谓之元气，即真火也，又曰姹女。《悟真篇》云："姹女游行自有方，前行虽短后行长，归来却入黄婆舍，嫁个金公作老郎"是也。黄婆者，真土也。坎中有戊，离中有己，故曰："只缘彼此怀真土，遂使金丹有返还"也。神者，精气混合之名也。故人来生之前，精气自神而生；既生之后，神资精气以存。《心印经》云：人各有精，精合其神，神合其气，气合体真。此之谓也。

【译文】

据万全考证得出："滋阴大补丸，就是六味补肾地黄丸除去丹皮、泽泻，会合六味煨烤肾散除去青盐，加上牛膝、五味子、石菖蒲、甘州枸杞四味药，共十三味药组成的药剂。人的精气，是五行中木的液，它属于人体内脏的肝，藏在金里。金，又是人体内水的母亲，因为金生水，它的溶液属于肺。人体内金木交媾结合，变化凝结之后，由人的肾脏接纳，这就称为元精，也就是真水，又称为婴儿。《梧真篇》说："金公本是东家子，送在西邻寄体生，认得唤来归舍养，配将姹女作亲情"。就是讲的这个原理。在人体中的气，是火之灵，属于人体的心脏，聚集于胸腔中央，心核所在的地方。胸腔中是容纳人的气的地方，他的位置在于肺，人的肺脏调节体内的百种脉搏，游走于上焦之中，最后回归到命门，称之为元气，也就是真火，又称为姹女。《悟真篇》所说："姹女游行自有方，前行虽短后行长，归来却入黄婆舍，嫁个金公作老郎。"就是讲的这些。黄婆，就是真土，坎中有戊，离中有己，所以说："只缘彼此怀真土，遂使金丹有返还。"神，是人精气混合的名称。因此，人在没有出生之前，人的精气从神而生；人出生以后，人的神资精气已经存在了。《心印经》说：人各有自己的精气，人的精气应合自己的神，人的神应合自己的气，人的气应合自己身体的真实情况。就是讲的这个道理。

【原文】

滋阴大补丸：熟地黄四两，川牛膝（去芦，酒洗过）、山药各一两半，杜仲（姜汁炒去丝）、巴戟（去心）、山茱萸（去核）、五味子、肉苁蓉（酒洗焙）、白茯苓（去皮）、小茴香（炒）、远志（去心，甘草同煎）各一两，石菖蒲（一寸九节者）、枸杞各五钱。右为细末，用红枣三十六枚，蒸去皮核杵烂，和炼蜜入药末，杵千余下为丸，如梧桐子大。每服五十丸，淡盐汤或温酒空心送下。

【译文】

滋阴大补丸的作法：熟地黄四两，川牛膝（去芦，用酒洗过）、山药各一两半，杜仲（姜汁炒去掉丝）、巴戟（去掉心）、山茱萸（去掉核）、五味子、肉苁蓉（用酒洗后再用火烤干）、白茯苓（去掉皮）、小茴香（炒）、远志（去心，甘草同煎）各一两，石菖蒲（一寸九节者）、枸杞各五钱。制成细末后，用红枣三十六枚，蒸去皮核杵烂，和炼蜜入药末，捣千余下后制成丸，像梧桐子那么大，每次服用五十粒，淡盐汤或温酒空心送下。

【原文】

此方以五味子补肺，滋其水之化源；山茱萸补肝；山药、红枣补肾脾；石菖蒲补心。又熟地黄、枸杞、苁蓉、山茱萸、牛膝、杜仲以补元精固精；山药、红枣、五味、小茴以补元气调气；巴戟、远志、石菖蒲、白茯苓以补神安神。其性味清而不寒，温而不热，温凉相济，阴阳适调，滋阴之巧，岂金石所能及也？丹溪云：非深达造化之精微者，未足以议此也。

【译文】

这副药方是用五味子补肺，滋养人的水的转化的源头；山茱萸补肝；山药、红枣补肾脾；石菖蒲补心。又用熟地黄、枸杞、苁蓉、山茱萸、牛膝、杜仲来补元精固精；山药、红枣、五味、小茴香用来补元气调气；巴戟、远志、石菖蒲、白茯苓用来补神安神，这副药剂性味清而不寒，温而不热，温凉相济，阴阳适调。它滋阴之巧，难道是金石所能比得上的吗？丹溪说："不是深造化到精微的人，没有资格来谈论这副药剂啊！"

【原文】

夫五脏各一，肾独有两者，以造化自然之理也。盖太极生两仪，一阴一阳之谓也。草木初生，皆有两瓣，谓之甲坼，左曰阳，右曰阴。故人受形之初，便生两贤。东方曰青龙，南方曰生雀，西方曰白虎，都是一体，北方曰玄武，乃有二体，乃龟蛇二体也。蛇属阳，龟属阴。子半以前属阴，龟之体也；子半以后属阳，蛇之体也。肾者水脏，上应北方玄武之象，故有两枚也。人之初生，水火自平，阴阳和均，无有差等，至于天癸之动，不知爱惜，始觉一多一少，故有"阳有余，阴不足"之论，而将一肾分为二体也。不知节欲保守残阴，反服补阴益阳之剂，吾恐已伤之阴未能返复，而幸存之阳今又见伤也。阴阳俱伤，元气渐损，人能久存乎？是以所取补肾之方，以滋阴大补丸为主也。

【译文】

　　人体内的五脏器官大多都是只有一个，唯独肾脏有两个，这是自然造化的原理，浑浊的宇宙本体产生天与地，即有一阴一阳之说。自然界的草木刚长出的时候，都有两瓣，称为甲坼，左边一瓣称为阳，右边一瓣叫做阴。因此，人在形成形体之初，便生有两个肾。东方称为青龙，南方叫朱雀，西方称为白虎，都只有一个身体，北方叫做玄武，则有两个身体，这是龟蛇二体。蛇属于阳，龟属于阴。子时以前属于阴，是龟之体；子时以后属于阳，是蛇体。肾是水脏，上应北方玄武之象，所以人体有两个肾。人刚出生时，体内水火自然平和，阴阳均合，没有什么差别，到了天癸运动的时候，人不知爱惜，开始感觉到一多一少，因此有"阳有余，阴不足"的说法，而将一个肾分为两个部分。不知道节欲保存残阴，反而服用补阴益阳的药物，我担心，这样做不但使已经损伤的阳气未能恢复，反而将幸存的阳气损伤。人阴阳都受到伤害，元气也就逐渐损失，这样的人能长寿吗？因此，在寻找补肾的方剂中，要以滋阴大补丸为主。

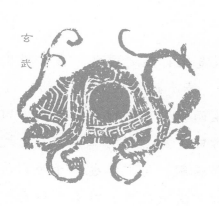
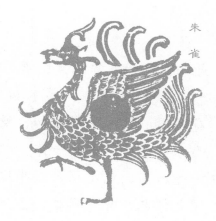

【原文】

　　人有误服壮阳辛燥之剂，鼓动真阳之火，煎熬真阴之水，以致相火妄动，阴精渐涸者，其法以滋水为主，以制阳火。盖肾苦燥急，急食辛以润之。滋水者，滋其水之化源，以御其辛燥之邪。燥邪既退，阴水自生，水生不已，则火有所制而不动矣。以补阴丸主之。

【译文】

如果有的人误服了壮阳辛燥之类的药物，鼓动了体内的真阳之火，煎熬真阴之水，结果导致相火乱动，阴精逐渐减少干涸。其治疗方法是以滋水补水为主，这样来抑制旺盛的阳火。由于肾不宜于燥急，迅速食用辛味的药物来滋润它。这里所说的滋水，就是滋补肾水的化源，以抵御肾中的辛燥的病邪。燥邪消退，阴水自然产生，水生不停止，那么火就有所抑制而不动了。治疗时应以补阴丸为主。

【原文】

补阴丸：黄柏（盐水拌，新瓦上焙制褐色）四两，知母（去皮，酒拌，新瓦上炒）四两，怀庆熟地黄（酒洗，焙）十六两，天冬（去心，新瓦上焙）一两。共为末。炼蜜为丸，梧子大。每服五十丸，空心食前盐汤下。

【译文】

补阴丸的作法：黄柏（用盐水拌匀，在新瓦上焙制成褐色）四两，知母（去掉皮，用酒拌，在新瓦上炒）四两，怀庆产熟地黄（先用酒洗过，再用微火来烘）十六两，天冬（去掉心，在新瓦上用微火烤干）一两。放到一起制成粉末。再加入蜜做成药丸，大小如同梧桐子。每次服用五十粒，饭前空腹用盐汤送下。

【原文】

肾恶燥，用知母之辛以润之；肾欲坚，用黄柏之苦以坚之；虚则以熟地黄补之。盖虚则补其母，肺乃肾母，金体本燥，今用辛燥之药，恐肺益燥，故以天冬而补肺，使之润燥泻火，而滋肾之化源也。

肾不喜燥热，可用知母的辛来滋润；肾想坚固，可以用黄柏的苦坚固它；肾虚就用熟地黄来滋补它。肾虚就滋补肾之母，肺就是肾之母，金体本身就燥，现在如果再服用辛燥之药，恐怕肺更加燥热，所以用天冬来滋补肺脏，滋润燥热，泻去火气，从而滋补肾的化源。

【原文】

凡妇人无子者，有三病：一曰血海虚冷，二曰神思困郁，三曰饮食减少。所以经候不调，朝夕多病，故无子也。宜服乌鸡丸。

【译文】

凡是妇女没有生育的人，一般有三种病症：一是血海虚冷，二是神思困郁，三是饮食减少。正是因为经候不调，容易生病，所以没有生育子嗣。这类人适宜服用乌鸡丸。

【原文】

乌鸡丸：白毛乌骨鸡一只（重二斤半许，关在笼中以陈老米饭喂养一七，勿令食虫，闭死，去毛肠净，用丹参四两锉细，放鸡肚里，以瓦罐一个，装鸡在内，再入醇酒浸煮，约高一二寸许，慢火煮熟，取出和骨捣烂，捏作薄饼，蘸余汁焙至干，研为末），香附米净一斤（分四主，一主米泔水浸，一主童便浸，一主醋浸，一主酒浸。春秋二月，夏一月，冬四月，捣碎，焙干），熟地黄四两，当归（酒洗）、白芍药、鳖甲（九肋，醋炙）各三两，川芎三两半，人参三两，牛膝（去芦，酒洗）、白术、

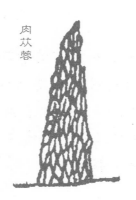

肉苁蓉

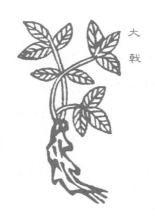

大戟

知母各二两，丹皮、贝母、柴胡各二两，地骨皮、干姜（炒）、玄胡、黄柏（炒）各一两，秦艽一两半，白茯苓、黄芪（炙）各二两，生地黄（酒洗）三两。为末，并鸡末和匀，酒浸各半煮面糊丸，如梧子大。每服五十丸，温酒米饮任下。忌煎炒、辛辣之物及苋菜。

【译文】

　　乌鸡丸的作法：白毛乌骨鸡一只（约重二斤半，关在笼子里用陈老米饭喂养七天，不要让它吃虫，然后将它闭死，去掉毛、肠，清洗干净，再取丹参四两将其锉成细末，放入鸡肚内，将鸡装入瓦罐内，再加入醇酒浸煮，约高一二寸，用慢火把它煮熟之后，取出和骨一块捣烂，捏作薄饼，蘸上煮鸡的汤汁用微火烘干，研成粉末）。洗净的香附米一斤（分成四份，一份用米泔水浸泡，一份用童便浸泡，一份用醋浸泡，一份用酒浸泡。春、秋季节浸泡时间为两天，夏季一天，冬季四天，捣碎，用火烘干，熟地黄四两，当归（用酒洗净）、白芍药、鳖甲（九肋，醋炙）各三两，川芎三两半，人参三两，牛膝（去芦，用酒洗净）、白术、知母各二两，丹皮、贝母、柴胡各二两，地骨皮、干姜（炒熟）、玄胡、黄柏（炒熟）各一两，秦艽一两半，白茯苓、黄芪（用火烤干）各二两，生地黄（用酒洗净）三两。制成粉末，并与鸡末和匀，酒浸各半煮成面糊丸，如同梧桐子那么大。每次服用五十丸，用温酒或米汤送下。忌讳煎炒、辛辣的食物及苋菜。

347

【原文】

男女之无子者，非情不洽则神不交也。何谓情不洽？或男情已动而女情未洽，则玉体方交，琼浆先吐，阳精先至而阴不上从乎阳，谓之孤阳；或女情动而男情未洽，则桃浪虽翻，玉露未滴，阴血虽至而阳不下从乎阴，谓之孤阴。两者不和，若春无秋，若冬无夏，故不成胎也。若此者，服药何益。

【译文】

如果夫妻两人没有生育后代，这其中的原因不是因为情欲不融洽就是因为神不交。什么是情欲不融洽？或者是男子情欲已动而女子情欲没有融洽，这样，男女交欢琼浆先吐，阳精先到而阴不上去顺从阳，这就称为孤阴；或者是女子情欲已动而男子情欲不能洽合，这样，桃浪虽翻，但男子却没有射精，阴血虽然到了而阳不下去从阴，这种情况叫做孤阳。男女二者互相不和应，好像一年之中有春无秋，有冬无夏，所以不能受孕成胎。如果是这种情况，服药又有什么用处呢？

【原文】

腰者肾之府，人身之大关节也。行则伛偻，肾将惫矣。故腰痛之病，多属肾虚。曰风曰湿，因虚惑之。人年四十以后，肾气始衰，宜常服煨肾散，青娥丸二方，庶免腰痛之疾，或以腰卒痛者，煨肾散服之立止。

【译文】

人的腰部是肾脏所在的部位，是人身的主要关节。人行走时腰背弯曲，是肾脏行将衰竭的表现。因此，人腰部疼痛之类的病症，大多由肾虚引起的。所说的风、湿，都是由虚弱而引起的。人四十岁以后，肾气开始衰弱，应该经常服用煨肾散、青娥丸二种药方，这样可以免除得腰痛方面的疾病，如果腰痛，服用煨肾散就可以使疼痛消失。

【原文】

煨肾散：诗，杜仲苁蓉巴戟天，茴香故纸入青盐，猪羊腰子烧来服，八十公公似少年。杜仲（盐水炒去丝）、肉苁蓉（酒洗）、巴戟（去心）、小茴（炒）、破故纸（酒淘净，炒）、青盐各等分。上为末和匀，用羬猪腰子，竹刀劈开，内划成纵横路，入药一钱，湿纸包裹，火中煨熟食之，温酒咽下，每日食一枚，牯羊腰子亦可。

【译文】

煨肾散的制法：有诗吟颂说："杜仲苁蓉巴戟天，茴香故纸入青盐，猪羊腰子烧来服，八十公公似少年。"配方：杜仲（用盐水炒熟，去掉丝）、肉苁蓉（用酒洗干净）、巴戟（去掉心）、小茴（炒熟）、破故纸（用酒淘净、炒熟）、青盐各炒熟。将上述药制成粉末和匀，将阉割过的猪的腰子，用竹刀劈开，内划成纵横线路，加入药末一钱，用浸湿了的纸包裹，在火中煨熟吃下，用温酒咽下，每天吃一枚，如果没有阉割过的猪腰子，也可用公羊腰子代替。

【原文】

青娥丸：昔赵进士从黄州太守得此方，久服大有神效。遂作诗以纪其功云：十年辛苦走边隅，造化工夫信不虚。夺得风光归掌内，倾城不笑白髭须。破故纸（水淘净，待干，用黑芝麻同炒，去麻）十两，杜仲（去皮，锉细，以生姜自然汁炒尽丝，取末）五钱。二味各等分，为细末，用胡桃肉五十个，以糯米粥相伴，白内捣如泥，布滤去津，只用此糊为丸，梧子大。每服三十丸，空心盐汤下。

【译文】

青娥丸的作法：从前赵进士从黄州太守那里得到了这个药方，长期服用果然收到了神奇的疗效。于是他就作诗一首来吟颂青娥丸的功效："十年辛苦走边隅，造化工夫信不虚。夺得风光归掌内，倾城不笑白髭须。"此药的配方是：破故纸（用水淘净，待干以后，与黑芝麻一起炒熟后，再去掉芝麻）十两，杜仲（去皮，锉成细末，用生姜的自然汁炒熟，去掉丝，取粉末）五钱。这二味药各取相等的量，研成细末，用胡桃肉五十个，再用糯米粥相拌，放入臼中捣成泥状，用布滤去渣滓，只用此糊作成丸。每天服用三十丸，空腹用盐汤送下。

【原文】

人年四十肾始衰，阴气自半。肾之荣，发也。故发始斑者，宜何首乌丸。

【译文】

人到四十岁时，肾开始衰弱，阴气开始不全。肾脏的旺盛，表现在头发上，所以头发开始斑白的人，适宜服用何首乌丸。

【原文】

何首乌丸：填精补髓，发永不白。何首乌（新取赤白二种，各半，用米泔水浸一夜，竹刀刮净，忌铁），牛膝（去芦）半斤，黑豆（酒浸）三升。用柳木甑一个，作平底篓，放高些，勿近水。铺黑豆一升在底，即铺何首乌片六两，作一层，又铺牛膝二两七钱，作一层。又如前铺黑豆、首乌、牛膝，以物养定，慢火熬至豆烂为度，取出，去豆。以竹刀锉碎，曝干，用石碾、石臼取末，勿犯铜铁。何首乌末一斤，牛膝末半斤，熟地（酒蒸，忌铁，焙干，取末）半斤。三味和匀，炼蜜放木臼内杵千余下，为丸，梧子大。每服五十丸。用先蒸过之黑豆，晒干收贮，每用七粒，煎酒吞药，忌羊血、萝卜、生葱并藕。

【译文】

何首乌丸的功效：填精补髓，头发永远不会变白。它的作法是：何首乌（新鲜的赤白何首乌两种，各取一半，用甘泔水浸泡一夜，用竹刀刮净，不能用铁制用品），牛膝（去芦）半斤，黑豆（用酒泡后）三斤。用柳木甑一个，作平底箩，放高些，不要靠近水。铺黑豆一升在底部，接着铺何首乌片六两，作一层，又铺牛膝二两七钱，作一层。再像以前那样分别铺黑豆、何首乌、牛膝，再将它们盖好，用慢火熬直到豆子烂熟了为止，取出，去掉黑豆。用竹刀锉碎，晒干用石碾，放入石臼研成末，不要用铁、铜制品。将何首乌末一斤，牛膝末半斤，熟地（用酒蒸后，用火烘干，取粉末，不能用铁制品）半斤。二味药和匀，与蜂蜜混和后放在木臼内杵千余下，制成梧桐子那么大的药丸。每次服用五十丸。用先前蒸过的黑豆，晒干后收藏，每次服用何首乌丸时同时服用黑豆七粒，煎酒吞药，不能吃羊血、萝卜、生葱和藕。

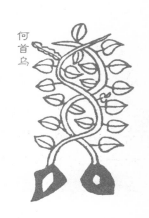

何首乌

【原文】

人年五十肝叶焦，胆汁减，目始不明。夫目者精明之府，肝之窍也。水者木之母也，肾为水脏，其液藏于肝胆，上注于目。自四十肾衰精少液干，故五十肝叶焦，胆汁减者，皆肾气不足所致也。虚则补其母，宜用育神夜光丸。

【译文】

人过五十岁肝功能开始衰弱，胆汁减少，眼睛开始看东西模糊不清。双眼是人精明所在的部位，是肝的孔窍。水是木的根源，肾是水脏，肾液储藏

中华养生宝典

在肝胆，向上流入双眼。人从四十岁开始，肾逐渐衰弱精水减少干涸，因此，人到了五十岁肝脏功能衰弱，胆汁减少，都是由于人的肾气不足所造成的。肾虚就要补它的根，宜服用育神夜光丸。

【原文】

　　育神夜光丸：熟地黄（酒洗，蒸，焙干）、生地（酒洗，焙，取末）各二两，当归（酒洗）、牛膝（去节，酒洗）、远志（去心，甘草水煮）、地骨皮（净）、枸杞（酒洗）、甘菊花、五味子各一两，枳壳（麸炒）、菟丝子（酒洗，淘去灰土，再以酒浸一夜，蒸捣为饼，晒干）。为末，炼蜜为丸，梧桐子大。每服五十丸，空心盐汤下，食后酒下，临睡茶汤下。

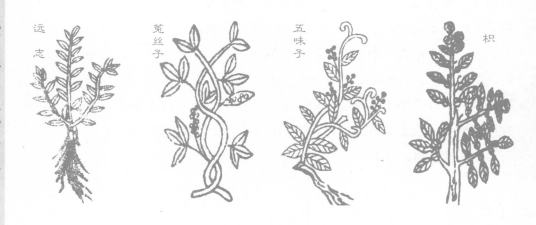

远志　菟丝子　五味子　枳

【译文】

　　育神夜光丸的作法：熟地黄（用酒洗后，蒸熟，用火烘干）、生地（用酒洗净，用火烘干，制成粉末）各二两，当归（用酒洗净）、牛膝（去芦，用酒洗净）、远志（去心，用甘草水煮）、地骨皮（洗净）、枸杞（用酒洗净）、甘菊花、五味子各一两，枳壳（用麸子炒好）、菟丝子（酒洗，淘去灰土，再以酒浸一夜，蒸捣为饼，晒干）。将以上药材研成末，与蜂蜜混合制成药丸，像梧桐子那么大。每次服用五十丸，空腹用盐汤送下。吃饭后用酒送下，临睡前用茶汤送下。

【原文】

　　夫齿者骨之余，肾之标也。故肾气盛则发长齿坚，肾衰则齿去发落。古人用搽牙散，如西岳华山方可用，切不可以苦参揩牙。昔有人用之病腰痛者，以肾受伤也。吾有一方，白牙固齿，去风除龋，屡用甚效。

【译文】

　　人的牙齿是骨头的末端，是肾气盛衰的标志。所以，肾气盛，人的头发就长而且牙齿坚固，肾衰的人就会头发脱落牙齿松动。古人用搽牙散，如西岳华山方便可使用，千万不可用苦参揩牙。过去有人用这种方法，结果引起了腰痛，是因为损害了肾脏。我有一药方，能够使牙齿变白坚固，祛除风痛防治龋齿，多次使用，效果很好。

【原文】

　　熟地二两，香附二两，石膏（煅）一两，嫩槐枝四十九寸长（新缸瓦炒成灰存性，取起择去梗），旱莲草二两，升麻（炒）一两，细辛五钱，白芷五钱，羊胫骨（烧灰）五钱，青皮（炒）五钱。为末。用黑铅作合盛之。

【译文】

　　制法：熟地二两，香附二两，石膏（经煅烧后）一两，嫩槐枝四十九寸长（用新瓦缸炒成灰存性，拿出并去掉梗），旱连草二两，升麻（炒熟后）一两，细辛五钱，白芷五钱，羊胫骨（烧成灰）五钱，青皮（炒熟）五钱。研成粉末。用黑铅作盒盛放。

【原文】

　　人年六十，常苦大便艰涩秘结，此气不调，血不润也。盖肾开窍于二阳，肾虚则津液不足，津液不足则大便干涩不通，切不可用攻下之剂，愈攻愈秘，转下转虚，虽取一时之快，适贻终身之害。古人用苏麻粥以养老，丹溪以三子养亲汤事其因，皆美法也。吾制地黄四仁丸，治老便秘之病。

【译文】

　　人到六十岁，经常为大便干涩秘结而痛苦，这是因气失调、血干燥所致。由于肾脏的孔窍在二阴，肾虚则人的津液不足，津液不足，人的大便就干涩不通，但千万不能服用攻下的药剂，因为越是攻下，便秘越厉害，如果转化为腹泻，则身体就虚弱了，虽然得到一时的痛快，却会终身而受其害。古人用苏麻粥来养老，丹溪用三子养亲汤来侍奉他的母亲，都是很好的办法。我制成地黄四仁丸，可以用来治疗老人的便秘。

【原文】

　　地黄四仁丸：火麻仁（净肉，另研）二两，郁李仁（去壳，另研）一两，桃仁（去皮尖）四十九粒，杏仁（制）数同，熟地黄（酒洗），蒸溶，另研）二两。上五味，各研极烂不筛，放地黄（酒洗，蒸熔，另研）二两。上五味，各研极烂不筛，放舌上无渣方好，炼蜜为丸，梧桐子大。每服五十丸，枣汤送下。

【译文】

　　地黄四仁丸的作法：火麻仁（只保留肉的部分，研成粉末）二两，郁李仁（去壳，再研成粉末）一两，桃仁（去掉皮尖）四十九粒，杏仁（制）数量与桃仁相同，熟地黄（用酒洗干净，蒸熟后用火烘干，另外研成粉末）二两。上述五味药，都分别研到极烂不用筛，放在舌头上没有渣为最佳，掺入蜂蜜制成药丸，大小如梧桐子，每次服五十丸，用枣汤送下。

中华养生宝典

【原文】

此方以地黄补肾生津液，麻仁、桃仁治血秘，又润血中之燥；郁李仁、杏仁治气秘，润气中之燥。和之以蜜，亦以润燥也。

【译文】

这个药方用地黄补肾来产生津液，用麻仁、桃仁来治疗血秘，还可以滋润血液化解干燥；郁李仁、杏仁可以治疗气秘，滋润气，化解干燥。用蜂蜜调和上述各味药，也是为了润燥。

【原文】

苏麻粥：真苏子（炒）五钱，火麻仁（炒）一两研烂，以熟绢袋盛之，用水二盏，于绢袋中煮之，三沸取出，挂在当风处冷干，下次再煮，每药一袋，可煮三次，却以本水入粳米煮糜粥食，自然大便润快，以麻仁润血，苏子行气也。

【译文】

苏麻粥的作法：真苏子（炒熟）五钱，火麻仁（炒熟）一两，研烂，用熟绢袋装起来，放入两盏水中煮，沸腾三次后将绢袋子取出，挂当风处让风吹干，下次再煮。每药一袋，可煮三次，而以煮药的水加入粳米煮糜粥吃，大便自然润快，因为麻仁可以滋润血液，苏子可以使气通畅。

【原文】

三子养亲汤：苏子（炒）、萝卜子（炒）、白芥子（炒），各研为末，三处收。临时以一味为君，二味为臣。君者五两，臣者二两半。每药一钱，滚白水点服。如气盛，以苏子为君；痰盛，以芥子为君；食积，以萝卜子为君。

【译文】

三子养亲汤的作法：苏子（炒熟）、萝卜子（炒熟）、白芥子（炒熟）。分别研成细末，分成三份收起来。临时以一味为主，二味为辅。为主的药五两，为辅的药二两半。每次服药一钱，用刚烧开的水点服，如果气盛，就以苏子为主；痰盛，就以芥子为主；积食则以萝卜子为主。

【原文】

今人无事多喜服酒药者，谓其去风湿也。盖人身之中，阳主动，阴主静，阳常有余，阴常不足。酒者辛燥之物，助阳耗阴者也；加之辛燥之药，不已其乎？辛则发散，燥则悍热，春夏饮之，则犯远温远热之禁，秋冬饮之，则失养收养藏之道。果有风湿之疾，饮之可也；无风无湿，饮此辛散燥热之剂，则腠理开，血气乱，阳不能固，阴不能密，风湿之气因而乘之，所谓启关纳寇也。吾平生不妄与人以古方，必有是病，可用酒助其药力者，则与以对症之药，而乌附草药不敢用也。若夫常饮之酒，则有仙家诸品，可以调气，可以怡神，岂特却疾而已哉！

【译文】

现在的人没有事情的时候喜欢饮用药酒，认为药酒可以去风湿。在人的身体中，阳主动，阴主静，人的阳气经常有余，阴气经常不足。酒是辛燥之物，助长阳气消耗阴气；酒中加入辛燥的药，不是更辛燥了吗？辛则发散，燥就悍热，春夏饮用药酒，就犯了远温、远热的禁忌，秋冬饮用药酒，就丧失了秋收冬藏之道。如果真的患有风湿病，饮用药酒是可以的；可是如果没有风湿病，饮用这种辛散燥热的药酒，就会使人腠理裂开，血气紊乱，阳气不能稳固，阴气不能密守，风湿之气便会乘虚而入，这就是所谓的开关纳寇了。我一生中不随便给人开古药方，如果真有这种病，酒能够使药性得到更好的发挥，就给他开对症的药，但是乌附草药是不敢用的。至于说到平常饮用的酒，就有仙家诸种，可以调气，可以怡神，怎么会仅仅是除病呢？

【原文】

地黄酒法：每糯米一斗，用生地黄三斤同蒸，以白面拌之，候熟任意用之。

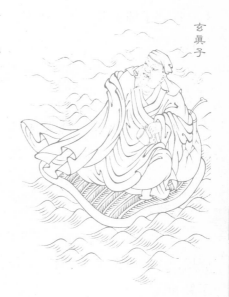

玄真子

【译文】

地黄酒的作法：每糯米一斗，就要用生地黄三斤一起蒸，用白面与它们搅拌均匀，等熟后就可以任意使用了。

【原文】

盖地黄味甘苦寒无毒，大补五脏内伤不足，通血脉，填骨髓，益气力，利耳目。古诗云：床头一瓮地黄酒。

【译文】

地黄味道甘甜而且带有苦味，属寒性没有毒性，能够大补五脏内伤和不足，通畅血脉，补充骨髓，增加气力，能使耳聪目明。古诗说："床头一瓮地黄酒。"

【原文】

薯蓣酒：用山药生者佳，如无生者，取干山药，蒸熟，去皮，一斤，酥油三两，如无，以牛膝代之。同研丸，如鸡子大。每服一粒，用酒半斤烫热，以丸入酒中化开饮之。

【译文】

薯蓣酒的作法：生山药为最好原料，如果没有生山药，就用干山药，蒸熟，去皮，一斤的重量。酥油三两，如果没有酥油，用牛膝替代，一起研成丸，像鸡子那么大。每次服用一粒，取斤半酒烫热之后，把药丸放入酒中化开后饮用。

【原文】

盖山药味甘，性温无毒，补虚病，充五脏，强阴，久服耳目聪明，轻身不饥。书云：薯蓣凉而能补，大有益于补养。

【译文】

山药味道甘甜，性质温和没有毒性，滋补虚病，充实五脏，强阴，长期服用使人耳聪目明，身体轻健不容易饥饿，书上说："薯蓣凉而能补，大有益于补养。"

【原文】

何首乌酒：新取用竹刀刮净，薄切，米泔浸一夜，取出晒干，木石臼杵为末，磁器盛之。每日空心称一钱，酒调服。

【译文】

何首乌酒的作法：用竹刀把新取的何首乌刮净，薄薄地切成细片，用米泔水浸泡一夜，取出晒干，用木石臼杵为粉末，用瓷器盛装。每日称一钱，空腹用酒调和服用。

【原文】

盖何首乌味甘温，长筋骨，益精髓，壮气力，黑须发，久服令人有力，遇偶日服之为良。忌羊血。赞曰：神物着助，道在仙书。雌雄相交，昼夜合之。服之去壳，日居月诸。返老还少，保安病躯。

【译文】

何首乌味道甘甜性质温和，有助于筋骨的生长，益精髓，强壮气力，使头发、胡须变黑，长期服用，使人精力充沛，最好在双日时服用。不要吃羊血。有人赞颂道：神物着助，道在仙书。雌雄相交，昼夜合之。服之去壳，日居月诸。返老还童，保安病躯。

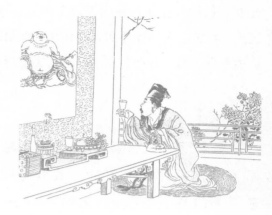

【原文】

天门冬酒：新取天门冬一二十斤，去皮心，阴干，捣罗为末，每服三钱，酒调下。

【译文】

天门冬酒的作法：取新鲜天门冬一二十斤，去掉皮和心，放在阴凉处使其干燥，捣碎成粉末。每次服用三钱，用酒调和后喝下。

【原文】

盖天门冬苦甘寒，强骨髓，养肌肤，镇心补肾，润五脏，益气力，杀三虫，去伏尸，久服延年，令人多子。此药在东岳名淫羊藿，在中岳名天门冬，在西岳名藿香、藿松，在北岳名无不愈，在南岳名百部，在京洛山阜名颠棘，处处有之。其名虽异，其实一也。忌鲤鱼。

【译文】

天门冬兼有苦味和甜味，属寒性，能强骨髓，滋养肌肤，镇心补肾，滋润五脏，补充气力，杀三虫，除去伏尸，长期服用能够延年益寿，使人多生儿女。这种药在东岳被叫做淫羊藿，在中岳名叫天门冬，在西岳名叫藿香、藿松，在北岳名叫无不愈，在南岳名叫百部，在京洛山阜名叫颠棘，天门冬在各地都有。虽然各地名称不一，其实都是天门冬。不能和鲤鱼在一起服用。

【原文】

春寿酒方：常服益阴精而能延寿，强阳道而得多男，黑须发而不老，安神志以常清。盖取为此春酒，以介眉寿之义，而立名也。天门冬（去心）、麦门冬（去心）、熟地、生地、山药、莲肉（去心）、红枣（去皮核）各等分。每一两，煮酒五碗，旋煮旋饮。其渣于石臼中杵极烂为丸，梧子大。每服五十丸，酒下。此方大有补益。

【译文】

春寿酒：经常服用，能够益阴精，延年益寿，强阳道而多生男子，使人头发胡须变黑而不衰老，安神志以使人头脑清醒，取名为春寿酒，就是为了表达长寿之义。制法：天门冬（去掉心）、麦门冬（去掉心），熟地、生地、山药、莲肉（去掉心）、红枣（去掉皮核）都取相等的重量。每一两，用五碗酒来煮，随煮随饮。所剩渣放入石臼中杵极烂制成药丸，大小如同梧桐子。每次服用五十丸，用酒送下。此方对人体大有好处。

【原文】

治诸风痰紫背浮萍酒方：歌曰：天生灵草无根干，不在山边不在岸。始因柳絮逐东风，点点飘来浮水面。神仙一味去沉疴，要采之时七月半。管甚瘫风与痪风，此小微风都不算。豆淋酒内服一丸，铁幞头上也出汗。其萍以紫背为上，采回摊于竹筛中，下著水盆，曝之乃干。研末，炼蜜为丸，如弹子大。每服一丸，用黑豆煮酒化下，治左瘫右痪，三十六种风，偏正头风，手足不举，口眼斜。瘫风癫风，服过百粒，即为全人。

【译文】

治各种风痰紫背浮萍酒方：有人作诗说："天生灵草无根干，不在山边不在岸。始因柳絮逐东风，点点飘来浮水面。神仙一味去沉疴，要采之时七月半。管甚瘫风与痪风，些小微风都不算。豆淋酒内服一丸，铁幞头上也出汗。"配制此酒方时，以紫背为上等佳品，采回摊于竹筛中，在下面放上水盆，然后把它晒干。研为细末，与蜂蜜一起制成药丸，如弹子般大。每次服一丸，用黑豆煮酒服下，可治疗左瘫右痪，三十六种风，偏头正风，手足不能动，口眼歪斜。瘫头癫风，服过百粒，就能康复与常人一样。

养 生 总 论

【原文】

养生之道，只要不思声色，不思胜负，不思得失，不思荣辱，心无烦恼，形无劳倦，而兼之以导引，助之以服饵，未有不长生者也。服饵之物，谷肉菜果为上，草木次之，金石为下。盖金石功速而易生疾，不可轻饵，恐毒发难制也。近观服杏仁者，至二三年，或泄，或脐中出物，皆不可治。服楮实者，辄成骨痿。服钟乳、阳起石、硫黄、丹砂、雄黄、附子、乌头之属，多为虚阳发热作疾。服女子初经作红铅者主亦然。悉宜屏之，勿轻信也。

【译文】

养生的方法，只要不想念声色、胜负、得失、荣辱，心中没有烦恼，不使身体过于劳累，加上锻炼导引，以饮食为辅，没有不长寿的。人所吃的食物，谷肉菜果为上品，其次是草木，最后才是金石。金石功效快，但容易导致疾病，因此，不能随便服用，以免毒性发作，难以控制。最近，我观察服食杏仁达两三年的人，有的患有腹泻，有的肚脐中流出物体，都没办法治疗。服用楮实的人，动不动就形成骨痿。服用钟乳、阳起石、硫黄、丹砂、雄黄、附子、乌头这类东西的人，大多为虚阳发热所导致的疾病。服用女子初经作红铅的人也是如此。这些都应该摒弃，千万不可轻信。

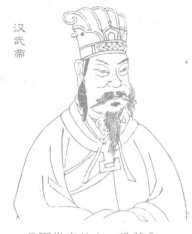

汉武帝

天下岂有仙人，惟节食服药，差可少病而已。

【原文】

方士惑人，自古有之，如秦始皇遣人入海，求不死之药；汉武帝刻意求仙，至以爱女妻子，此可谓颠倒之极，末年乃悔悟曰：天下岂有仙人，惟节食服药，差可少病而已，此论甚确。刘潜夫诗云：但闻方士腾空去，不见童男入海回。无药能令炎帝在，有人曾笑老聃来。

【译文】

巫术欺骗人，自古以来就有，如秦始皇派人入海，求长生不死之药；汉武帝刻意求仙，以至把自己心爱的女儿作为栾大的妻子。这真是完全颠倒人伦，汉武帝晚年十分悔悟地说："天下怎么有仙人，只有节食服药，少得一些疾病罢了。"汉武帝这段论述十分正确。刘潜夫作诗说："但闻方士腾空去，不见童男入海回。无药能令炎帝在，有人曾笑老聃来。"

【原文】

《南史》：范云初为陈武帝属官，武帝九锡之命在旦夕，忽感寒疾，恐不获愈预庆事。召徐文伯诊视，以实恳之曰：可得便愈乎？文伯曰：若便差甚易，恐二年不复起耳。云曰：朝闻道，

中华养生宝典

夕死可矣，况二年乎！文伯以火烧地，布桃叶置云其上，顷刻汁解，裹以温松，易日疾瘳，云喜甚。文伯曰：不足喜也。越二年，果卒。观此，可为求速效者之戒。

【译文】

《南史》载：范云刚刚给陈武帝做属官的时候，陈武帝赐给范云九锡的旨令即将下达，范云突然染上寒疾，担心不能痊愈去参加庆典。就请徐文伯来诊视，他诚恳地问徐文伯，能不能立即痊愈？文伯说："如果要立即康复十分容易，但恐怕两年后便一病不起了。"范云说："早晨闻道，晚上死了也可以，何况两年呢！"于是，文伯用火烧地，再在上面铺满桃叶，让范云躺在上面，范云立刻大汗淋漓，身体便温暖轻松了好多，第二天范云的病便好了，范云十分高兴，徐文伯则说不值得高兴。两年后，范云果然死了。这个例子，可以作为那些希望药有速效的人的鉴戒。

【原文】

病有坚痞风气结在皮肤肉腠者，可用针，分寸如法。在胸腹腰脊，近脏腑肠胃者，非是上医，勿便用针。

【译文】

有坚痞风气长在皮肤、肉腠的患者，可以用针扎，按照常规来掌握分寸，如果是在胸腹腰脊，靠近脏腑肠胃的病人，不是医术高明的医生，千万不要随便用针。

【原文】

按《素》、《难》凡治脏腑之病，取手足井、荥、俞、经、合，以行补泻之法。故八法针天星十二穴者，上取下取，左取右取，合担则担，合截则截，吾有秘传，皆不离手足，了尽一身之疾。

凡有疾者，头顶胸腹腰脊肋胁戒勿用针。

【译文】

按照《素问》、《难经》的说法，凡是治疗脏腑的疾病，取手足井、荥、腧、经、合等各个穴位，用补法或泻法加以治疗。所以八法在天星十二穴扎针灸，下边有病针刺上边，左部有病针刺右边，该担就担，该截就截，我有祖传秘方，只是在手足上施治，就足以解除全身的病痛。凡是有病的人，头顶、胸腹、腰脊、肋胁都不能用针。

【原文】

凡头面胸腹脊膂诸穴，有宜灸者，不过三壮，不可多灸。有人灸丹田穴，动则五六十壮，谓之随年壮。人问其故，答曰：若要身体安，丹田、三里常不干。噫！此齐东野人语也。人能谨其嗜欲，节其饮食，避风寒，虽不灸丹田、三里，身自无病而常发也。否则正气一虚，邪气自攻，以灸补虚，是以油发火也，无益而反害之。

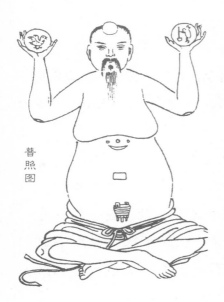

普照图

【译文】

只要是头面、胸腹、脊膂的穴位，可以用针灸的，都不过三壮，不可多灸。有的人针灸丹田穴位，动不动就扎五六十壮，称之为随年壮。有人问是什么缘故？回答说："若要身体安，丹田、三里常不干。"唉！这是齐东野人的言论。一个人能够对自己的嗜好、欲望保持谨慎态度，对饮食有所节制，躲避风寒，虽然不灸丹田、三里，人的身体自然无病而且能经常保持安康。否则人的正气一虚，邪气便开始攻入体内，用针

中华养生宝典

灸来补虚，就等于是用油去灭火，既没有好处，反而会伤害人的身体。

【原文】

凡用针灸之后，常宜慎欲，至疾愈方可，不然则无效矣。

【译文】

凡是用针灸后的人，要时常节欲，一直要等到病痊愈后，不然就不会有什么疗效。

【原文】

延年益寿不老丹：生地黄（酒浸一夜，晒干）三两，熟地黄（洗净，晒干）三两，地骨皮（酒洗净，晒干）五两，人参三两，天冬（酒浸三时，去心，晒干）三两，麦冬（制同）三两，白茯苓（去粗皮切片，酒浸，晒干）五两，何首乌（鲜者，用竹刀刮去皮，切片用）半斤，黑豆三合。砂锅内先下乌羊肉一斤，量着水于上，加竹箅，放此药，覆盖蒸一二时辰，取出晒干，共为细末，炼蜜为丸，梧子大。每服三五十丸，酒送下。清晨服之。此药千益百补，或十日或一月，自知为另等人也。常服功能难言。得此药者，不可以为药易而轻传也。此方崇德县知县所送，服之果觉有效。

【译文】

延年益寿不老丹的作法：生地黄（用酒浸一夜，晒干）三两，熟地黄（洗净，晒干）三两，地骨皮（用酒洗净，晒干）五两，人参三两，天冬（用酒浸泡三个时辰，去掉心，晒干）三两，麦冬（制法与天门冬相同）三两，白茯苓（去粗皮，切片，用酒浸泡，晒干）五两，何首乌（新鲜的，用竹刀刮去皮，切片，用酒浸泡，晒干，干的用泔水浸软，刮去皮，切片备

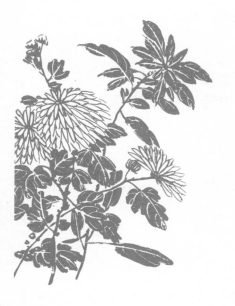

用）半斤，黑豆三盒。砂锅内先放入乌羊肉一斤，估量着加水于上，加竹篦，放上此药，盖上盖子蒸一二个时辰，取出晒干，一起研成细末，与蜂蜜一起炼制成药丸，像梧桐子那么大。每次服用三十至五十丸，用酒服下，清晨服用。这药为大补之药，极为有益，服后十天或一个月后，自我感觉成了另一个人。此药经常服用，功效难以用言语表达。得到此药的人，不能够认为药容易找到，轻易传给别人。此药方是崇德县的知县所送，服用之后，果然觉得有效。

【原文】

鹿角霜丸：黄柏（去粗皮，人乳拌匀，晒干，如此三次，炒褐色用之，或六两或四两，随时加减）八两，鹿角霜八两，天门冬（去皮心）二两，麦门冬（去皮心）二两，人参一两或二两，生地黄（置水中，去浮者，酒浸一夜）二两，熟地黄（酒浸一夜，晒干）二两。为末，炼蜜为丸，梧子大。每服七十丸，加至百丸，淡盐汤送下，或酒尤佳。煮鹿角霜法：鹿角用本年解及新锯，血气不干枯者，截寸半，置长流水中浸七昼夜，涤去腥秽。每角一斤，加桑白皮二两，黄蜡二两，楮实子一两，放银器内，或盐泥固济的好坛，炭火煮七昼夜，水耗以熟水添之，旋耗旋添，角软如熟样，取出晒干听用。将煮角汁去药渣并蜡皮，火熬膏收贮。每用三钱，酒化融服，其功更胜。若是麋角尤佳，煮制之法相同。

【译文】

鹿角霜丸的作法：黄柏（去掉粗皮，用人乳拌匀，晒干，这样做三次，再炒成褐色使用，或者六两或者四两，随时加减）八两，鹿角霜八两，天门冬（去皮心）二两，麦门冬（去皮心）二两，人参一两或二两，生地黄（放到水中，去掉浮起来的，用酒浸一夜）二两，熟地黄（用酒浸一夜，晒干）二两。把这些药品研成末，与蜜揉和在一起做成药丸，像梧桐子那么大。每次服用七十丸日，以后逐渐增加到一百丸，用淡盐汤送下，或者用酒更好。煮鹿角霜的方法：鹿角用本年解或新锯的，血气不干枯的，每一寸半截成一节，放到长流水中浸七昼夜，涤去腥秽。每一斤鹿角，加桑白皮二两，黄蜡二两，楮实子一两，放入银器内，或者是盐泥固济的好坛内，用炭火煮七天七夜，水干了就添加熟水进去，随干随添，角软如熟样，取出晒干听用。将煮好的鹿角汁去掉药渣和蜡皮，用火熬成膏收藏。每次用三钱，用酒融合后服用，疗效会更好一些。如果是麋角更好，煮制的方法与鹿角相同。

【原文】

何首乌丸：八月采赤白半，极大者佳，以竹刀刮去皮，切碎，用米泔水浸一夜，漉出晒干，以壮妇生男乳汁拌晒三度，候干，用木臼舂为末，罗细，以北红枣（密云县出者佳）于砂锅内煮去皮核，取肉和药末，千杵为丸，焙燥，以磁器盛之。初服二十丸，每十日加十丸，至百丸止，空心盐汤下，忌铁与诸血、萝卜。此长生真人保命服。

【译文】

何首乌丸的作法：八月采赤白何首乌各一半，极大的何首乌为最好，用竹刀刮去皮，切碎，用米泔水浸一夜，把水沥干后晒干，用身强力壮的女人生出男孩的乳汁搅拌后再晒三度，等它干以后，用木臼舂为末，用罗筛细，将北红枣（密云县出产的为好）放入砂锅中煮去皮核，用枣肉和药末，杵千次后做成药丸，用火烘干，再用瓷器装起来。初次服用二十丸，每十天加十丸，直到一百丸，空腹用盐水送下，不能用铁制品，禁食各种血、萝卜。这是长生真人的保命服。

【原文】

　　治五劳七伤，虚损无力，四肢困倦，脚手顽麻，气血耗散，面黄肌瘦，阳事不升，虚晕恶心，饮食减少。此药能治诸虚，添精补髓，滋润皮肤，充神壮气，身体轻健光泽，开胃进食，返老还童，发白再黑，齿落再生，大有神效。茯苓四两，天冬四两，山药四两，熟地黄四两，枸杞四两，何首乌四两，干姜二两，大茴（炒）一两，炒青盐少许，鹿角霜四两，莲肉（去皮）半斤，破故纸（净香油炒）四两，没石子一两，麦冬四两，大核桃肉半斤。为末。空心白汤调匀二三匙，日进二服。不拘在家在外，少者一服，老者二服，功不尽述。

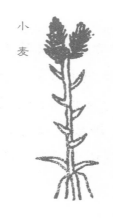

小麦

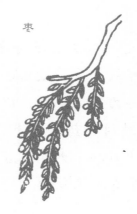

枣

【译文】

　　此药能治疗五劳七损，虚损无力，四肢困倦，脚手顽麻，气血耗散，面黄肌瘦，阳事不升，虚晕恶心，饮食减少等许多病症。此药还能治疗各种虚弱的疾病，添精补髓，滋润皮肤，充神壮气，使身体轻健，皮肤光泽，开胃进食，返老还童，白头发转黑，落掉的牙齿重新长出来。大有神效。这种药的作法是：茯苓四两，天冬四两，山药四两，熟地黄四两，枸杞四两，何首乌四两，干姜二两，大茴（炒熟）一两，炒青盐少许，鹿角霜四两，莲肉（去皮）半斤，破故纸（净香油炒）四两，没石子一两，麦冬四两，大核桃肉半斤。研成末，用白开水二三匙调匀空腹服用，每日服二次，在家在外没有限制，年轻的人每日服一次，年老的每日服二次，此药功效，用语言不能完全表达出来。

【原文】

松梅丸：肥肠健髓之验。松脂（炼熟者）一斤，怀庆地黄（酒蒸）十两，乌梅肉六两。如后法制，炼蜜为丸，梧子大。每服五十丸，空心米饮盐汤下。此方得之南京吏部尚书大人者，自云西域异人所授，后服之果能加饮食，致身肥健，小便清，大便润，精神不倦。愚考诸《本草》云：松脂味苦甘温无毒，安五脏，除胃中伏火，咽干消渴，久服轻身不老，聪耳明目，固齿润肺，辟邪气，去厉节

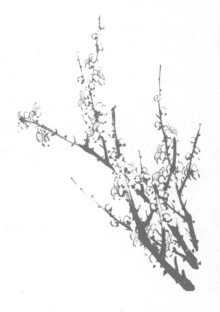

风，厉风瘘痛不可忍，仙家多炼服，日无倦怠，老年发白返黑。若同茯苓末炼蜜服，可以辟谷。炼法：用明净松脂十余斤，先以长流水入砂锅内，桑柴火煮拔三次，再淋桑灰汁，仍煮七八次扯拔，又用好酒煮二次，完则以长流水煮过一次，扯拔色白，味不苦涩为度。阴干，入石臼内杵捣取净末，依方配合再捣，一日九次，须要日干乃佳。又查熟地黄味甘苦无毒，填骨髓五脏不足，及男女劳伤，通血脉，益气力，利耳目。一名曰地髓。久服轻身不老，黑发增寿。服此药忌三白，禁银铁器。取沉水者佳，晒干秤用，以清油洗净，木甑沙锅蒸半日，入白舂用。乌梅肉味酸平

无毒，能下气除热，安心神，疗肢体痛，生津液，及好睡口干，利筋脉，去痹消痰，治骨蒸，虚劳羸瘦，解烦毒，久服令人思睡不睡，故东垣有言：凡酸味最能补元气，谓其有收之义耳。取润大者三五斤，以温酒浴洗，甑内蒸熟，去核取肉，捣和前二味成丸。

【译文】

松梅丸：具有肥肠健髓的功效。其作法是：松脂（炼熟）一斤，怀庆产的地黄（用酒蒸后）十两，乌梅肉六两。按后面所述的方法研制。用蜜拌匀后制成药丸，像梧桐子那么大，每次服用五十丸，空心米饮盐水送下。此药方得之于南京吏部尚书大人，据尚书大人说，此药方是西域异人所传授的。后服此药果然使人饮食增加，使人身体肥健，小便清，大便润畅，精神不倦。我曾查阅各种《本草》进行考证，书上说："松脂味道兼有甘甜和苦涩，性质温和没有毒性，能安五脏，除去胃中伏火，咽喉干燥口渴，长期服用使人身体轻健，不易衰老，耳聪目明，固齿润肺，辟邪气，去厉节风，厉风酸痛难忍，仙家常常服用，不会感到疲倦，老年白头发返黑。"如果与茯苓末、蜂蜜一起炼制服用，可以不要吃五谷。炼法：用明净松脂十余斤，先

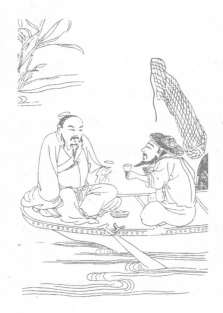

用长流水放入砂锅内，桑柴火煮沸三次，再淋桑灰汁，仍煮七八次扯拔，又用好酒煮两次，煮完后就用长流水煮过一次，扯拔到颜色成白色，味道不苦涩为止。将其置于阴凉处干燥，放入石臼杵捣取末，按照配方配合后再捣，一天九次，须要一天能干就好。我又查知熟地黄味甘苦无毒，可以填骨髓五脏之不足，治疗男女劳伤，通血脉，益气力，利耳目，此药又称地髓。长期服用，使人延年益寿，头发变黑。服此药忌三白，禁银铁器。取能够沉下水的为好，晒干秤用，用清油洗净，木甑砂锅蒸半日，放入臼内舂用。

中华养生宝典

370

乌梅肉味酸性质平和没有毒性，能下气除热，安心神，治疗肢体痛，生津液，以及好睡口干，利筋脉，去痹消痰，治疗骨蒸，虚劳羸瘦，解除烦毒。长期服用，使人不易昏昏欲睡，精力充沛。因此，东坦说："凡酸味最补元气，是讲它具有收敛的作用。"取润大者三五斤，用温酒清洗，放入甄内蒸熟，去核取肉，捣碎后和前面的两味药一起制成药丸。

【原文】

鹿角霜丸：鹿角（锯成寸段，长流水浸七日，入砂锅内，用桑柴火煮七日夜取出，外去粗皮，内去血瓢，研细末，净）一斤，知母（去皮，盐酒炒黄色，为末，净）半斤，生地黄（酒浸一夜，晒干，为末）四两，熟地黄，（酒浸一夜，晒干，为末，净）四两，天冬（酒浸去心，晒干，为末）四两，麦冬（酒浸，去心，晒干，为末）四两，当归（全用酒洗，为末）二两，何首乌（去皮，用人乳拌匀，九蒸九晒，为末，不犯铁器）二两，黄柏（去皮，切为咀片，酒炒老黄色为末，净）半斤，白茯苓（去皮，炒末，用水淘净，去筋膜）二两，麋角（制法同前，净末）一斤。共为一处拌匀，炼蜜为丸，梧子大。每服五十丸，空心温酒送下，或盐汤送下亦好。

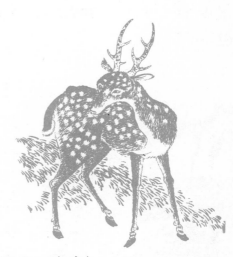

【译文】

鹿角霜丸的作法：鹿角（锯成一寸长的小段，用长流水浸七天，放入砂锅中，用桑柴火煮七昼夜后取出，去掉外部的粗皮和内部的血瓢，研成细末，净）一斤，知母（去皮，盐酒炒成黄色，研成末，弄干净）半斤，生地黄（用酒浸一夜，晒干，研成末）四两，熟地黄（用酒浸一夜，晒干，研成末，弄干净）四两，天冬（酒浸去掉心，晒干，研成末）四两，麦冬（用酒浸，去掉心，晒干，研成末）四两，当归（全用酒洗，制成末）二两，何首乌（去掉皮，用人乳拌匀，蒸后晒干如此反复九次，制成末，不要使用铁器）二两，黄柏（去掉皮，切成碎片，用酒炒成老黄色，制成末，弄干净）半斤，白茯苓（去掉皮，研成末，用水淘净，去掉筋膜）二两，麋角（制法如前所述，弄干净研成末）一斤。将上述药放在一起拌匀，与蜜揉和在一起制成药丸，如梧桐子那么大。每次服五十丸，空腹用温酒送下，或者用盐水送下也行。

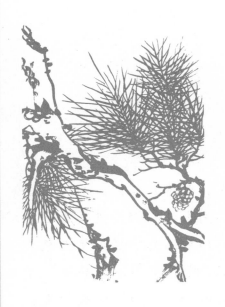

中华养生宝典

【原文】

乌发固本丸：何首乌（米泔水浸三宿，竹刀刮去皮，切片，加黑豆五升，同首乌滚水泡一时，蒸熟去豆）半斤，生地黄（酒浸）二两，黄精（用黑豆二升同煮熟，去豆，忌铁器）四两，熟地黄（酒浸）二两，天冬（去心）二两，白茯苓二两，赤茯苓（去心）二两，片术二两，人参二两，五加皮二两，巨胜子二两，柏子仁二两，松子仁二两，核桃仁二两，枸杞二两。为细末，炼蜜为丸，梧子大。每服七八十丸，空心温酒盐汤下。

【译文】

乌发固本丸的作法：何首乌（用米泔水浸三宿，竹刀刮去老皮，切成片，加入黑豆五升，同首乌一起用滚水泡一个时辰，蒸熟去掉黑豆）半斤，生地黄（用酒浸后）二两，黄精（用黑豆二升一起煮熟，去掉黑豆，不能使用铁器）四两，熟地黄（用酒浸后）二两，天冬（去掉心）二两，麦冬（去掉心）二两，白茯苓二两，赤茯苓（去掉心）二两，片术二两，人参二两，五加皮二两，巨胜子二两，柏子仁二两，松子仁二两，核桃仁二两，枸杞二两，制成细末，与蜂蜜一起制成药丸，像梧桐子那么大。每次服用七八十丸，空腹用温酒或盐水送下。

【原文】

却老乌须健阳丹：何首乌（米泔水浸三夜，竹刀刮去皮，打碎如棋子大）赤白各一斤，牛膝（同前何首乌，用黑豆五升，入砂锅蒸三次，为末）半斤，枸杞（酒浸洗，晒干，为末）半斤，当归（酒浸一夜，加茯苓半斤）半斤，故纸（炒黄，为末）五两，茯苓（赤者一斤牛乳浸，白者一斤人乳浸，俱一夜，晒干），菟丝子（酒浸三日，晒干，为末）半斤。上七味，各不犯铁器，炼蜜为丸，如弹子大。日进三丸，早一丸空心酒下，午后一丸姜汤下，临困一丸盐汤下。初服三日，小便杂色，是去五脏杂病；二十七日口唇红，口生津液，再不夜起；四十七日，身躯轻健，两颊红润，至一月后，鼻头辛酸，是诸风百病皆出；四十九日，目视光明，两手火热，精通，白发返黑，齿落更生。阳事强健，丹田如火，行步如飞，气力倍加。非人不可轻泄，乃神秘之方也。

【译文】

却老乌须健阳丹的作法：何首乌（用米泔水浸泡三夜，用竹刀刮去皮，打碎成棋子般大）赤白各一斤，牛膝（同前何首乌，用黑豆五升，放入砂锅中蒸三次，制成末）半斤，枸杞（用酒浸洗，晒干，制成末）半斤，当归（用酒浸一夜，加茯苓半斤）半斤，故纸（炒成黄色，研成末）五两，茯苓（赤者一斤用牛乳浸，白者一斤用人乳浸，都浸一夜，晒干），菟丝子（用酒浸三日，晒干，制成末）半斤。上述七味药，都不能接触铁器，与蜜混合制成药丸，像弹子那么大。每天服三丸，早上一丸空腹用酒送下，午后一丸用姜汤送下，睡觉前一丸用盐水送下。刚开始服三天，小便呈现杂色，这是去五脏杂病；二十七日后口唇红润，口生津液，晚上再也不用起来；四十七天后身躯轻健，两颊红润，再一个月后，鼻头会出现辛酸，各种风病都被治愈了；四十九天，眼睛放光，两手火热，精通，白头发逐渐变黑，脱落的牙齿重新长出，阳事强健，丹田如火，行步如飞一样，气力倍增。一般人不能够把这个药方泄漏出去，因为这是神秘的药方。

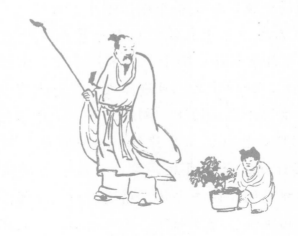

饮食须知

卷一：水　火

【原文】

　　天雨水，味甘淡，性冷。暴雨不可用。淫雨及降注雨谓之潦水，味甘薄。

【译文】

　　天上下的雨水，其味甘甜清淡，属冷性。暴雨时的雨水人不能饮用。连绵不绝的雨水和降注的雨水叫做潦水，其味甘甜清淡。

【原文】

　　立春节雨水，性有春开始生之气。妇人不生育者，是日夫妇宜各饮一杯，可易得孕。取其发育万物之义也。

【译文】

　　立春这天的雨水，其性带有春天开始萌生的气息。妇女不能生育的，在立春这一天夫妇二人各喝一杯雨水，就会怀孕。这是取它能孕育万物的意思。

【原文】

　　梅雨水，味甘性平。芒种后逢壬为入梅，小暑后逢壬为出梅，须淬入火炭解毒。此水入酱易熟，沾衣易烂，人受其气生病，物受其气生霉。忌用造酒醋。浣垢如灰汁，入梅叶煎汤洗衣霉，其斑乃脱。

【译文】

梅子成熟时节的雨水，其味甘甜，性平和。芒种以后逢壬日称为入梅，小暑后逢壬日称它为出梅。这个期间的雨水，必须投入火炭解毒。这种水如果不解毒，放入酱中酱容易变质，衣服沾上容易腐烂，人如果嗅到这种气味就会生病，物品接触到这种气味就会发霉。切记不可用来酿酒造醋。用来洗濯污垢比得上灰汁，加入梅叶煎汤洗衣服上的霉，衣上的霉斑就会脱落。

【原文】

液雨水，立冬后十日为入液，至小雪为出液，百虫饮此皆伏蛰，宜制杀虫药饵，又谓之药雨。

【译文】

液雨水，立冬之后十天称为入液，到小雪称为出液，百虫喝了这种雨水就会潜伏起来，不吃也不动，因此适合用于制作杀虫药饵，所以又把它称为药雨。

【原文】

腊雪水，味甘性冷。冬至后第三戊为腊，密封阴处，数年不坏。用此水浸五谷种，则耐旱不生虫，洒席间则蝇自去，淹藏一切果食，永不虫蛀。春雪日久则生虫，不堪用，亦易败坏。

【译文】

腊月里的雪水，其味甘甜，属冷性。冬至后第三戊日称为腊日，将腊月的雪水密封在阴凉的地方，多年不坏。用腊月的雪水浸泡五谷种子，则能抗旱不生虫，将它洒到桌席中，苍蝇就不会来叮爬，用来淹藏一切果食，永远不会有虫蛀。春天的雪水日子久了就会生虫。不能够使用，也容易腐败变坏。

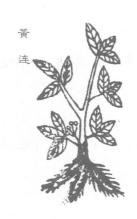

黄连

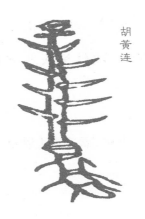

胡黄连

【原文】

冰，味甘，性大寒。止可浸物，若暑月食之，不过暂时爽快，入腹令寒热相激，久必致病，因与时候相反，非所宜也。服黄连、胡黄连、大黄、巴豆者忌之。

【译文】

冰，其味甘甜，属特寒性。只能用来浸泡东西，如果暑热月份吃冰，只不过暂时凉爽，进入腹内以后，寒热互相冲击，长久下去必然会患病。因为冰与炎热的气候相反，不是适宜三伏天吃的东西。服用黄连、胡黄连、大黄、巴豆等药物的人切记不可食用冰。

【原文】

露水，味甘性凉，百花草上露皆堪用。秋露取之造酒，名秋露白，香冽最佳。凌霄花上入目损明。

【译文】

露水，其味甘甜，属凉性，百花草上的露水都可以用。秋天的露水取来造酒，叫做秋露白，芳香浓烈，口感最好。凌霄花上的露水，进入眼睛里会伤害视力。

【原文】

半天河水，即竹篱头及空树穴中水也，久者防有蛇虫毒。

【译文】

半天河水，也就是篱笆头上以及空树洞中的水，时间久的要防备有蛇虫毒。

【原文】

屋漏水，味苦，性大寒，有大毒。误饮生恶疮。滴脯肉中，人误食之，成瘕。又檐下雨水入菜，有毒，亦勿误食。

【译文】

房屋上漏下来的雨水，其味苦涩，性大寒，有剧毒。误饮会生恶疮。滴到肉干中，人误吃下去，就会腹内结块。另外，屋檐下的雨水滴入菜中，有毒，也不要食用。

【原文】

冬霜，味甘性寒。收时用鸡羽扫入瓶中，密封阴处，久留不坏。

【译文】

冬天降的霜，其味甘甜，属寒性，收取的时候用鸡的羽毛扫入瓮中，密封在阴凉处，长期保存不会变坏。

【原文】

冰雹水，味咸性冷，有毒。人食冰雹，必患瘟疫风颠之证。酱味不正，取一二升纳瓮中，即还本味。

【译文】

冰雹水，有咸味，属冷性，有毒。人若吃了冰雹，一定会得瘟疫疯癫的疾病。如果酱的味道不纯正，只要取一二升冰雹放到瓮中，就能够恢复酱的本来味道。

【原文】

方诸水，味甘性寒，一名明水。方诸以铜锡相半所造，谓之鉴燧之齐，非蚌非金石。摩热，向月取之，得水二三合，似朝露。

【译文】

用方诸在月下取的露水，有甜味，属寒性，也称明水。方诸用铜和锡合铸而成，称为鉴燧的合金，不是蚌也不是金石。将方诸摩热，朝着月亮取露水，得到二三合水，就像早晨的露水。

【原文】

千里水，即远来活水。从西来者，谓之东流水。味甘性平。顺流水其性顺，遂而下流；急流水其性急，速而下达；逆流水其性洄澜，倒逆而上行。劳水即扬泛水，又谓之甘澜水。用流水二斗，置大盆中，以杓高扬千万遍，有沸珠相聚，乃取煎药。盖水咸而体重，劳之，则甘而轻。

【译文】

千里水，也就是从远方流来的活水。从西方来的，叫做东流水，其味甘性平。和顺流的水它的性顺，平缓地下流；湍急流的水它的性急，急速地下流，畅通无阻。逆行的流水，其性洄澜，倒逆而往上流。劳水也就是扬泛水，又称为甘澜水。用流水二斗，放到大盆里，用杓舀水高扬千万遍，直到有沸珠相聚在一起，就可取来煎药。大概水咸就体重，用杓高扬，就会变得甘甜而质软。

【原文】

井水，味有甘、淡、咸之异，性凉。凡井水远从地脉来者上，如城市人家稠密，沟渠污水杂入井中者，不可用，须煎滚澄清，候硷秽下坠，取上面清水用之。如雨浑浊，须擂桃杏仁，连汁投入水中搅匀，片时则水清矣。《易》曰："井泥不食。"慎之。凡井以黑铅为底，能清水散结，人饮之，无疾。入丹砂镇之，令人多寿。平旦第一汲为井华水，取天一真气浮于水面，煎滋阳剂及炼丹药用。阿井水味甘咸，气清性重。

【译文】

井水，味道有甘、淡、咸的不同，属凉性。凡是从地下挖出的井水，如果城市人口稠密，有沟渠污水流入井中的，就不能够食用。必须把它烧开后澄清，等杂质秽垢沉淀后，取上面的清水才能食用。如果天空下了浑浊的雨水，只要研磨桃、杏仁，连汁投入水中搅匀，一会水就清了。《易经》说："泥水喝不得。"千万要谨慎。凡是以黑铅为底的井，能够清水散结，人喝下去，不会有病。加入丹砂镇住水井，喝井水会使人长寿。早晨第一次从井里取的水叫井华水，就取了浮于水面的天一真气，可以用来煎滋阴药剂以及炼丹药用。阿井水味甘咸，气清性重。

【原文】

节气水，一年二十四节气，一节主半月。水之气味，随之变迁，天地气候相感，非疆域之分限。正月初一至十二日，以一日主一月，每旦取初汲水，瓶盛秤轻重，重则主此月雨多，轻则主此月雨少。立春、清明二节贮水，曰神水，宜制丸散药酒，久留不坏。谷雨水取长江者良，以之造酒，储久色绀味冽。端午日午时取水，含丹丸药有效。五月五日午时有雨，急伐竹竿，中心有神水，沥取为药。小满、芒种、白露三节内水，并有毒，造药、酿酒、醋及一切食物，皆易败坏；人饮之，亦生脾胃疾。立秋日五更井华水，长幼各饮一杯，却疟痢百疾。寒露、冬至、小寒、大寒四节及腊日水，宜浸造滋补丹丸药酒，与雪水同功。

【译文】

节气水，一年之中有二十四个节气，每个节气管半个月。水的气味，也随着节气的变化而发生变化，这是天地气候互相感应，而不是由于疆域的分布所造成的。正月初一至十二日，以一天代表一个月，每天早晨取第一次从井里打上来的水，用瓶子装起来称轻重。水重则表示这天所代表的这个月雨水多，水轻则表示这天所代表的这个月雨水少。立春、清明两个节气中贮的水，叫做神水，适宜于用来制丸散药酒，久留也不会坏。谷雨水取长江里的最好，用来造酒，储存久了会呈现出稍微带红的黑色味道清香浓烈。端午节这天午时取水，和丹丸药一起服下有效果。如果端午节午时有雨，立即砍伐竹竿，其中一定有神水，沥取以后可以用来制药。小满、芒种、白露这三个节气内的井水，都有毒，用来制药、酿酒、造醋以及做一切食物，都容易败坏；人喝下去，也容易患脾、胃方面的疾病。立秋当天五更时取的井华水，老幼各饮一杯，能够驱除百病。寒露、冬至、小寒、大寒四个节气以及腊日的井水，都适宜于用来浸造滋补丹丸药酒，和雪水具有同样的功能。

【原文】

山岩泉水，味甘性寒。凡有黑土、毒石、恶草在上者，勿用。瀑涌激湍之水，饮令人颈疾。昔浔阳忽一日城中马死数百，询之，因雨泻出山谷蛇虫毒水，马饮之而死。

【译文】

山涧的泉水，其味甘甜，但性寒。凡是有黑土、毒石、恶草在泉水上面

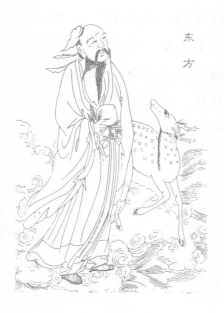

东方

的，不要饮用。瀑涌激湍的泉水，喝了会使人患颈病。从前浔阳城里，有一天突然死了数百匹马，经查问，原来是因为暴雨泻出了山谷中的蛇虫毒水，马喝了以后就死了。

【原文】

乳穴水，味甘性温，秤之重于他水，煎之似盐花起，此真乳穴液也，取饮与钟乳石同功。山有玉而草木润，近山人多寿，皆玉石津液之功所致。

【译文】

钟乳洞穴中的水，其味甘甜性温和，称重量比别处的水重，烧起来就像有盐花浮起，这是真的乳穴液体，饮用会有与钟乳石同样的功效。山上有玉石，草木就滋润，靠近山的人大多长寿，都是玉石津液的功能所致。

【原文】

温泉，其味辛性热，不可饮。下有硫黄作气，浴之，袭人肌肤。水热者，可烊猪羊毛，能熟蛋。庐山有温泉池，饱食方浴，虚人忌之。新安黄山朱砂泉，春时水即微红色，可煮茗。

【译文】

温泉，味辛性热，人不能饮用。温泉下有硫磺产生的气体，用温泉洗澡，会侵袭人的肌肤。温泉水热的，可以用来去掉猪羊毛，能够煮熟蛋。庐山有一个温泉池，吃饱了才能在里面沐浴，身体虚弱的人不可以到里面沐浴。新安黄山有一处朱砂泉，春天时水呈微红色，可以用来煮茶。

中华养生宝典

【原文】

长安骊山礜石泉，不甚作气。朱砂泉虽微红，似雄黄而不热。有砒石处汤泉，浴之有毒，慎之。

【译文】

长安骊山的礜石泉，不怎么产生气体。朱砂泉虽然微红，好像雄黄，但是不热。温泉经过砒石的地方，水里就会有毒，不能用来沐浴，千万小心。

【原文】

海水，性凉，秋冬味咸，春夏味淡。碧海水味咸，性微温，有小毒。夜行海中，拨之有火星者，咸水也，其色碧，故名碧海。盐胆水即盐卤，味咸苦，有大毒。凡六畜饮一合即死，人饮亦然。今人用之点豆腐，煮四黄纤物，服丹砂者忌之。

【译文】

海水，性凉，秋冬两季味道比较咸，春夏两季味道稍淡。碧绿的海水味道较咸，性微温，有轻微的毒性。晚上在海里航行，用桨划海水时有火星的，是咸水，它的颜色碧绿，因而叫碧海。盐胆水就是盐卤，其味道极咸极苦，有剧毒。凡是六畜只要饮一合就会死，人喝了也是一样。现在有人用来泡豆腐，煮黄纤物，服用丹砂的人切记不可食用。

【原文】

古冢中水，性寒有毒，误食杀人。粮罂中水味辛有毒，乃古冢中食罂中水也。洗眼见鬼，多服令人心闷。磨刀水，洗手令生癣。

【译文】

古墓中的水，性寒有毒，误喝会导致丧命。粮罂中的水味辛有毒，就是古墓中盛食品的罂中的水。用来洗眼睛会看见鬼，多服会使人心闷。磨刀后的污水，用来洗手会生癣病。

【原文】

地浆，掘地作坎，以新汲水沃搅令浊，少顷澄清。服之，解中毒烦闷，及一切鱼肉果菜菌毒。

【译文】

地浆，挖地作成塘穴，把刚取来的水灌到里面搅浊，等一会儿澄清了，喝下，能够解除中毒烦闷，以及一切鱼、肉、果菜、菌毒。

【原文】

浆水，炊粟米热，投冷水中浸五六日，成此水。浸至败者损人，同李食，令霍乱吐痢。醉后饮，令失音。妊妇食之，令儿骨瘦。水浆尤不可多饮，令绝产。

【译文】

把粟米煮熟，放到冷水中浸泡五六天，就成了浆水。浸坏的对人有损害，和李子一起吃，便导致霍乱吐痢。酒醉后饮用，会使人说不出话。孕妇误食，会使胎儿骨骼瘦弱。水浆妇女尤其不能多喝，否则会丧失生育能力。

【原文】

齑水，味酸咸，性凉。能吐痰饮宿食，妇人食多绝产。

【译文】

齑水，味发酸发咸，性凉。喝此水能够吐出痰饮宿食，妇女喝多了会丧失生育能力。

【原文】

甑气水，味甘咸，知疮所在，能引药至患所。

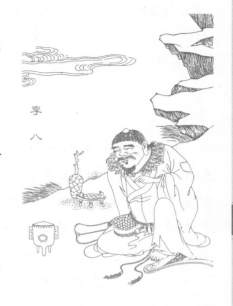

李八

【译文】

甑汽水，其味发甜发咸，知道疮毒在什么地方，能够把药引到患疮的地方。

【原文】

熟汤，煎百沸者佳。勿用滚热汤漱口，损齿。病目人勿用热汤沐浴，助热昏目。冻僵人勿用热汤濯手足，脱指甲。勿用铜器煎汤，人误饮，损声，勿饮半滚水，令人发胀，损元气。

【译文】

熟热水煮开到沸腾的时候为最好。不要用滚热的水漱口，否则会对牙齿有所损伤。眼睛有病的人不要用热水洗澡，会助热昏目。冻僵的人不要用热水洗手洗脚，否则会使指甲脱落。不要用铜器烧热水，人误喝下去，对嗓子有所损害。不要喝半开水，否则人的肚子会发胀，有损元气。

【原文】

生熟汤，冷水滚汤相和者，又谓之阴阳水。凡人大醉及食瓜果过度，以生熟汤浸身，其汤皆作酒气、瓜果味。《博物志》云："浸至腰，食瓜可五十枚；至颈，则无限也。"未知确否？

【译文】

冷水和开水掺和在一起这样的水就叫生熟汤，又叫做阴阳水。凡是喝的大醉，或者吃瓜果太多，用这种生熟汤浸泡身体，水会产生酒气、瓜果味。《博物志》说："（用生熟汤）浸到腰部，可以吃五十个瓜，至脖子，就没有数量限制了。"不知道是不是真有此事？

【原文】

人感天地氤氲而产育，资禀山川之气，相为流连，其美恶寿夭，亦相关涉。金石草木，尚随水土之性，况人为万物之灵乎。贪淫有泉，仙寿有井，载在往牒，必不我欺。《淮南子》云："土地各以类生人，是故山气多男，泽气多女，障气多喑，风气多聋，林气多癃，木气多伛，下气多尰，石气多力，险气多瘿，暑气多夭，寒气多寿，谷气多痹，丘气多狂，广气多仁，陵气多贪。坚土人刚，弱土人脆，垆土人大，沙土人细，息土人美，耗土人丑，轻土多利，重土多迟。清水音小，浊水音大，湍水人轻，迟水人重。皆应其类也。"又《河图括地象》云："九州殊题，水泉刚弱各异。青州角徵会，其气慓轻，人声急，其泉酸以苦。梁州商徵接，其气刚勇，人声塞，其泉苦以辛。兖，豫宫徵会，其气平静，人声端，其泉甘以苦。雍、冀商羽合，其气壮烈，人声捷，其泉甘以辛。"人之形赋有厚薄，年寿有短长，由水土资养之不同，验诸南北人物之可见，水之有毒而不可犯者，亦所当知。

【译文】

人感受天地氤氲之气而生育，凭借领受山川之气，互相流连，人的美、丑、长寿、短命，也与此有关。金属、岩石、花草、树木、尚且随着水土之性的变化而千变万化，何况人为万物之灵呢。贪淫、仙寿都是有根源的。这是以往的谱籍中记载下来的，肯定不会欺骗我。《淮南子》说："土地的种类、性质不同，所以产生的人的性格、特性不同。所以山中云气大多使人

中华养生宝典

生男子，水泽雾气大多使人生女子。瘴气会使人变哑，风邪之气会使人变聋，林中寒湿之气容易使人瘫软无力。草木之气使人驼背，河岸边潮湿之气会使人脚肿，石气使人多勇力，险阴之气容易使人得粗脖子病，暑热之气使人短命，寒冷之气使人长寿，深山峡谷之气使人手脚麻木，丘陵地带之气往往使人发痴，平原宽广地带之气使人仁慈，山陵之气使人贪婪。土地坚硬地区的人性格坚强，地力弱的地区人的性格就脆弱，在黑土地上生活的人身材高大，在沙土地上生活的人皮肤细嫩，在肥沃土地上生活的人长得漂亮，在土地贫瘠地区生活的人模样丑陋。生活在质地疏松土地上的人，大多动作麻利；生活在板结土地上的人，大多动作迟缓。生活在清水边的人，声音细小；生活在浑水边的人，声音洪亮；生活在湍急水流边的人，身体轻巧；生活在水流缓慢水边的人，身体笨重。都与它自身的类别相适应。"又据《河图括地象》说："九州的标志各有不同，水泉的刚弱各有差异。青州是角、徵相邻之处，那个地方的人身体矫捷轻巧，说话急促。那个地方的泉水味道不仅酸而且还苦。梁州是商、徵交接之处，那个地方的人气质刚强勇猛，说话诚实，那个地方的泉水味苦和味辛。兖州、豫州是宫、徵相会之处，那个地方的人具有平静的气质，说话细声细语，那个地方泉水的味道是甜中而带苦。雍州、冀州是商、羽会合之处，那个地方的人个性壮烈，说话快人快语，那里的泉水味道甜而且带有点辛味。"人的天资有厚薄，寿命有长有短，是由于各地水土滋养的不同，这点只要看一下南北方人物的不同之处就可发现。水有毒而不能触犯的道理，也应当知道。

【原文】

水中有赤脉，不可断。井中沸溢，不可饮。三十步内取青石一块投之，即止。左井、眢井不可入，有毒杀人。夏日阴气在下，尤忌。用鸡毛试投，旋舞不下者，有毒。投热醋数斗，可入。古冢亦然。古井不可塞，令人聋盲。阴地流泉有毒，二八月行人饮之，成瘴症，损脚力。泽中停水，五六月有鱼鳖遗精，误饮成瘕。沙河中水，饮之令人喑。两山夹水，其人多瘿。流水有声，其人多瘦。花瓶水误饮杀人，腊梅尤甚，铜器内盛水过夜，不可饮。炊汤洗面，令人无颜色；洗体，令人生癣；洗足，令疼痛生疮。铜器上汗误食，生腰疽。冷水沐头，热沺沐头，并令头风。女人尤忌。经宿水面有五色者，有毒，勿洗手。时病后浴冷水，损心胞。盛暑浴冷水，令伤寒病。汗后入冷水，令人骨痹。产后当风洗浴，发痓病，多死。酒中饮冷水，令手战；酒后饮冷茶汤，成酒癖。饮水便睡，成水癖。夏日远行，勿以冷水洗足。冬日远行，勿以热水濯足。小儿就瓢瓶饮水，令语讷。

【译文】

如果水中有红水流出，就不能把它截断。井中喷涌而出的水是不能喝的。从三十步内捡一块青石投入井中，水就不会涌出了。古井、枯井不能进去，里边有可以杀死人的毒气。夏季阴气在井下，这尤其要注意不要使人下去。用鸡毛试着投入井中，鸡毛旋转不落下的，井里有毒。把烧热的醋数斗倒入井中，就能够进去了。古墓也是一样。古井不能填塞，否则会使人耳聋目盲。阴冷地方流出的泉水有毒，二月、八月过路在人喝下去，会得疟疾，使人腿脚软弱无力。水泽中的死水，在五、六月的时候有鱼鳖的遗精，误喝下去会造成腹内结块。沙河里面的水，喝了使人变哑。两座高山夹着一条溪水，那个地方的人容易得粗脖子病。流水有声音，那里的人大多比较瘦弱。花瓶里的水可以毒死人，腊梅瓶里的水尤其厉害。在铜器里盛放的过夜水，不能喝。用铜器烧水洗脸，使人脸色不好；洗身体，使人身上长癣；用来洗脚，使脚疼痛生疮。误喝铜器上渗出的汽水，腰部会生痈疽。用冷水洗头，热淘米水洗头，都会使人头痛感染风寒。妇女在这方面应当尤其注意。过夜水若表面有五颜六色的说明水中有毒，不要用来洗手。流行病后用冷水洗澡，会损伤心脏。盛暑时用冷水洗澡，会得伤寒病。出汗后进入冷水中，会使人骨内麻木疼痛。刚生小孩后受风洗浴，会发痓病，甚至引起死亡。喝酒时喝冷水，会导致手发抖；喝酒后喝茶，会造成酒滞留体内而得不到消化。喝完水就睡，会造成水滞留在体内而不能排出。夏天出门远行，不要用冷水洗脚。冬天出门远行，不要用太热的水洗脚。小孩子对着瓢、瓶喝水，会导致言语迟钝，口齿不利。

【原文】

燧火，人之资于火食者，疾病寿夭系焉。四时钻燧取新火，依岁气而无亢。榆、柳先百木而青，故春取之；杏、枣之木心赤，故夏取之；柞、楢之木理白，故秋取之，槐、檀之木心黑，故冬取之；桑、柘之木肌黄，故季夏取之。

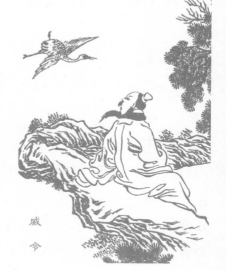

威令

【译文】

人们钻木取火，以此来烧熟食物，这关系到疾病和寿命的长短。四季钻木取新火，要根据季节的不同而选用不同材料，这样就不会出现差错。榆木、柳木比百木先发芽变青，因此春天钻榆柳木取火；杏、枣树的心是红的，因此夏天钻杏、枣树取火；柞木、楢木的纹路是白色的，因此秋天钻柞、檀木取火；槐树、檀树的心是黑的，因而冬季钻槐、檀木取火；桑树、杨树皮是黄色的，因此在夏季的最后一个月钻桑、槐木取火。

【原文】

桑柴火，宜煎一切补药，勿煮猪肉及鳅鲜鱼。不可炙艾，伤肌。

【译文】

用桑柴生的火，最适合煎补药。但不能用来煮猪肉和鳅鳝鱼。不能用来烤艾叶，否则会损伤皮肤。

【原文】

灶下灰火，谓之伏龙屎，不可爇香祀神。

【译文】

灶下的灰火，称为伏龙屎，不能用它来点燃香烛祭祀神灵。

【原文】

艾火，宜用阳燧火珠承日取太阳真火，其次则钻槐取火为良。若急卒难备，用真麻油灯或蜡烛火，以艾茎烧点于炷，滋润炎疮，至愈不痛也。其戛金击石、钻燧八木之火，皆不可用。八木者，松火难瘥，柏火伤神多汗，桑火伤肌肉，柘火伤气脉，枣火伤内吐血，橘火伤营卫经络，榆火伤骨失志，竹火伤筋损目也。

【译文】

艾火，适宜用太阳光照射阳燧火珠来取得，其次则是通过钻槐木取火为好。如果太仓促难以准备材料，可以用真麻油灯或者蜡烛火，用艾茎烧点艾炷，滋润发炎脓疮的部位，病好后都不会再感到疼痛。击打金石，钻燧八木所取的火，都不能用。八木是：钻松木取的火使病难以愈，钻柏木取的火使人心神不宁，出汗太多，钻桑木取的火伤害肌肉，钻柘火取的火伤害气脉，钻枣木取的火伤害内脏，甚至引起口吐鲜血，钻橘木取火损伤营卫经络，钻榆木取的火损伤骨胳，使人失去神志，钻竹木取的火伤害筋脉，对眼睛也会有所损害。

卷二：谷　类

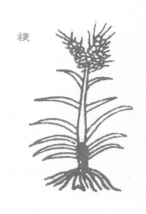

粳米味甘。北粳凉，南粳温，赤粳热，白粳凉，晚白粳寒。新粳热，陈粳凉，生性寒，熟性热。新米乍食动风气，陈米下气易消，病人尤宜。同马肉食，发痼疾；同苍耳食，卒心痛。急烧仓米灰和蜜浆调服，不尔即死。大人小儿嗜生米者，成米瘕。饭落水缸内，久则腐，腐则发泡浮水面，误食发恶疮。黄粱米味甘性平，其穗大毛长，不耐水旱，名曰竹根黄；其香美过于诸粱。黄者出西洛，白者出东吴，青者出襄阳。白、青二粱味甘，性微寒。籼米味甘性温，陈廪米年久者，其性凉，炒则温。同马肉食，发痼疾。香稻米味甘性软，其气香甜。红者谓之香红莲，其熟最早，晚者谓之香稻米。

【译文】

粳米味道甘甜。北方的粳米性凉，南方粳米性温，红色粳米性热，白色粳米性凉，晚熟白色粳米寒。刚收获的粳米性热，隔年存放的粳米性凉，生粳米性寒，煮熟的粳米性热。新米刚开始吃动风气，陈米则下气容易消化，尤其适宜于病人吃。粳米同马肉一起吃就容易引发旧病；和苍耳一起吃，会导致心痛，这时应该马上用烧粮仓里的米灰，加蜂蜜调和成浆服下，不这样就会死亡。嗜好吃生米的大人、小孩，会导致腹内结块的疾病。饭落入水缸里，久了就会腐烂，腐烂就会发泡浮在水面上，不小心吃下去就会发恶疮。黄粱米味甘性平，它的穗大，毛长，不耐水、旱，名叫竹根黄；它的味道香美，超过其他粱米。黄粱产于西洛，白粱产于东吴，青粱产于襄阳。白、青二粱味道甜，性微寒。籼米味道甜性温，在粮仓里存放年代过长的稻米，性凉，加热炒熟后性温。和马肉一起吃，容易使旧病复发。香稻米味甘性软，它的气味香甜。红色的称为香红莲，成熟最早，成熟较晚的称为香稻米。

【原文】

糯米味甘性温。多食发热，壅经络之气，令身软筋缓。久食发心悸，及痈、疽、疮疖中痛。同酒食之，令醉难醒。糯性粘滞难化，小儿、病人更宜忌之。妊妇杂肉食之，令子不利，生疮疖、寸白虫。马食之，足重；小猫、犬食之，脚屈不能行。人多食，令发风动气，昏昏多睡。同鸡肉、鸡子食，生蛔虫。食鸭肉伤者，多饮热糯米泔可消。

【译文】

糯米味道甘甜性温。吃多了会使人发热，阻塞经络之气，全身软弱无力。如果经常用则会使人心跳加速，心律不齐等，并长出疫、痈、疽、疮、疖等毒疮。和酒一起吃，人容易喝得大醉。糯米性粘滞，不易消化，小孩、病人更不应该吃。妊妇把糯米和肉混在一起吃，对小孩子不利，容易生疮疖、寸白虫。马吃糯米，会使马脚重而跑不快；小猫、小狗吃糯米，脚会弯曲不能走路。人吃得太多，使人发风动气，昏昏欲睡。同鸡肉、鸡蛋一起吃，则腹中会长有蛔虫。如果因吃鸭肉太多而使身体受到损害，多喝热的淘糯米水就能够消除。

【原文】

稷米味甘性寒。关西谓之糜子米，又名穄米，早熟清香；一名高粱，即黍之不粘者。多食发二十六种冷气病，不可与瓠子同食。发冷病，但饮黍穰汁即瘥。又，不可与附子、乌头、天雄同服，勿合马肉食。

【译文】

　　稷米味甜性寒。关西人称它为糜子米，又叫穄米，成熟早，气味清香，还有一种叫高粱，也就是没有粘性的黍，吃太多发二十六种冷气病，不能和瓠瓜子一起吃。发冷病后，只要喝黍穰汁就会痊愈，另外还不能和附子、乌头、天雄同时服下，不能和马肉一起吃。

【原文】

　　黍米味甘性温，即稷之粘者。黍有五种，多食闭气，久食令人多热烦，发痼疾，昏五脏令人好睡，缓筋骨，绝血脉。小儿多食，令久不能行。小猫、犬食之，其脚局屈。合葵菜食，成痼疾。合牛肉、白酒食，生寸白虫。赤者浙人呼为红莲米，又谓之赤虾米。丹黍米味甘性微温，多食难化。勿同蜂蜜及葵菜食，醉卧黍穰，令人生厉。

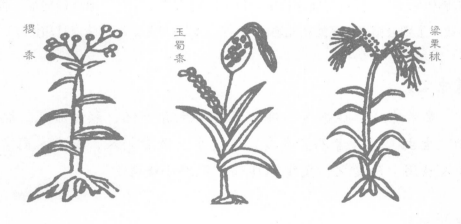

稷黍　　玉蜀黍　　梁粟秫

【译文】

　　黍米味道甘甜性温，也就是有粘性的稷。黍有五个品种，吃得太多则会使人呼吸不畅，经常吃使人身体发热，性情烦躁，旧病再次复发，五脏不能正常，使人嗜睡不醒，筋骨软弱无力，血液流动缓慢。小孩吃得太多，会导致小孩长时间不能走路。小猫、小狗吃黍米，其脚会变弯曲。与葵菜一起吃，会使旧病复发。与牛肉、白酒一起吃，会生有白虫。红色黍米，浙江人称为红莲米，又叫做赤虾米。红色黍米味道甘甜性微温，吃多了不容易消化。不要和蜂蜜及葵菜一起食用，喝醉后睡在黍穰上，人会生有癞疮。

【原文】

蜀黍味甘涩，性温。高大如芦荻，一名芦粟。粘者黍同功，种之可以济荒，可以养畜。梢堪作帚，茎可织箔席、编篱、供炊。其谷壳浸水色红，可以红酒。《博物志》云："地种蜀黍，年久多蛇。"玉蜀黍即番麦，味甘性平。

【译文】

蜀黍味道甘甜而有点发涩，性温。蜀黍苗像芦荻一样高大，因而又叫芦粟。带有粘性的蜀黍与黍有相似的功能，播种蜀黍能够救济灾荒，也可以用来喂养牲畜。它的苗梢能够作扫帚，茎可以织箔席、编篱笆，当柴烧。它的谷壳泡在水里呈红色，能够使酒变红。《博物志》上说："地里种蜀黍，种的年数多了则会招来许多蛇在此地活动。"玉蜀黍就是番麦，味道甘甜性平。

【原文】

粟米味咸，性微寒，即小米也。生者难化，熟者滞气。隔宿食，生虫。胃冷者不宜多食。粟浸水至败者损人，与杏人同食，令人吐泻。雁食粟，足重不能飞。能解小麦毒。

【译文】

粟米味道略咸，性微寒，也叫做小米。生着食用则不容易消化，熟的吃了会使气停留在腹中无法排出。隔夜吃，则会生虫。胃寒的人不适宜多吃。在水中浸坏的粟米，对人有损害，和杏子同吃，人就会上吐下泻。大雁吃了粟米，脚笨重以致不能够飞翔。它能解小麦中毒。

【原文】

秫米味甘，性微寒，即粟之粘者。久食壅五脏气，动风迷闷，性粘滞，易成黄积病。小儿不宜多食。伤鹅、鸭成瘕者，多饮秫米泔，可消。

【译文】

带粘性的粟就是秫米，它味道甘甜，性微寒。经常吃阻塞五脏之气，动风，使人昏乱烦闷，其性质粘滞，吃多了容易造成黄积病。小孩子不能多吃。吃鹅、鸭太多造成腹内结块的人，多喝淘米水，能够消除。

【原文】

稗子米味辛甘苦，性微寒，能杀虫。煮汁不可沃地，蝼蚓皆死。子米味甘涩，可食。

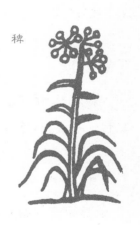
稗

【译文】

稗子米味道辛而且带有甜味和苦味，性微寒，能够杀虫。煮稗子的水不能用来浇地，否则地里蝼蚓都会死掉。子米味道甘甜而略带点涩，能够吃。

【原文】

芮米味甘性寒，生水田中，苗子似麦而小，四月熟。狼尾草米味甘性平，生泽地，似茅作穗。蒯草米味甘性平，苗似茅，可织席为索。东墙子米味甘性平，蔓生如葵子，六月种，九月收。牛食之，尤肥。蓬草子米味酸涩，性平，生湖泽中。菥草子米一名自然谷，味甘性平。七月熟，生海洲，食之如大麦。菰米味甘性冷，九月抽茎开花如苇芍，结实长寸许。霜后采之，米白滑腻，作饭香脆。此皆俭年之谷，食之可以济饥也。

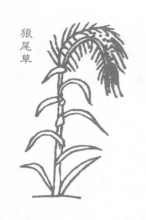
狼尾草

【译文】

芮米味道甘甜性寒，生长在水田中，苗子像小麦但比小麦小，四月份成熟。狼尾草米味道甘甜性平，生长在水泽地中，样子像茅草可是抽穗。蒯草米味道甘甜性平，苗像茅草，能够编席子，搓成绳索。东墙子米味道甘甜性平，像葵子一样蔓延滋生，六月份播种，到九月份就可以收获了。牛吃了，会长得特别肥壮。蓬草子米味道酸而略带涩，性平，生长在湖泊水泽之中。筛草子米又叫自然谷，味甘性平。七月成熟，产于海洲，吃起来像大麦。菰米味道甘甜性冷，九月抽茎开花，有些像芦苇、芍药，所结果实长一寸左右。要等到下霜以后才可以采摘，米雪白滑腻，煮成饭后又香又脆。这些都是粮食不丰足的年岁用来作谷的，吃了能够解除饥饿。

【原文】

蘖米味甘苦，性温，即发芽谷也。与麦芽同功。 粃糠味甘性平，年荒亦可充饥。

【译文】

蘖米味道甘甜而略带苦味，性温，也就是发了芽的谷。和麦芽功能相同。 粃糠味道甘甜性平，在闹饥荒的年月里可以用来充饥。

【原文】

大麦味咸性凉，为五谷之长，不动风气，可久食。暴食似脚弱，为下气也。熟则有益，生冷损人。炒食则动脾气。

【译文】

大麦味咸性凉，是五谷之首，吃了不动风气，可以经常食用。暴食会导致脚软弱无力，是由于大麦下气的原因。熟食对人体有益，生的性冷，吃了对人有损害。炒着吃就会使人脾气暴躁。

【原文】

　　小麦味甘，麦性凉，面性热，麸性冷，曲性温。北麦日开花，无毒；南麦夜开花，有微毒。面性壅热，小动风气，发丹石毒，多食长宿癖，加客气。勿同粟米、枇杷食。凡食面伤，以莱菔、汉椒消之。寒食日，用纸袋盛面悬风处，热性皆去，数十年久留不坏，入药尤良。新麦性热，陈麦平和。服土茯苓、威灵仙、当归者，忌湿面。麸中洗出面筋，味甘性凉，以油炒煎，则性热平。多食难化，小儿、病人勿食。

【译文】

　　小麦味道甘甜，麦性凉，面性热，麸性冷，曲性温。北方麦子白天开花，无毒；南方的麦子晚上开花，略带些毒性。面性壅热，稍微有些动风气，引发丹石毒，吃多了会引起消化不良，增加虚骄不诚之气。不要和粟米、枇杷同吃。凡是吃面过多而受伤，可以用萝卜、汉椒消除它。寒食这天，用纸袋盛面悬挂在当风的地方，这样将热性全部去除，这样保留几十年也不会变质，入药最好。新麦性热，陈麦性平和。服用土茯苓、威灵仙、当归的人，一定不能再吃湿面。麸中洗出的面筋，味道甘甜性凉，用油炒煎，则它的性质就热了。吃多了不容易消化，小孩、病人不要吃。

【原文】

　　荞麦味甘性寒，脾胃虚寒者食之，大脱元气，落眉发。多食难消，动风气，令人头眩。作面和猪羊肉热食，不过八九顿，即患热风，须眉脱落，还生亦希。泾、邠以北，人多此疾。勿同雉肉、黄鱼食。与诸矾相反，近服蜡矾等丸药者，忌之。误食，令腹痛致死。荞麦穰作荐，辟壁虱。

【译文】

　　荞麦味道甘甜性寒，脾胃虚寒的人吃了，会伤元气，人的眉毛、头发会脱落。吃多了不容易消化，动风气，使人头昏目眩。磨成面和猪羊肉加热后一起食用，只要吃上三天，就会患热风病，胡须、眉毛脱落，并且很少能够重新长出来。泾阳、邠州以北的人，容易患这种病。同时还不能和野鸡肉、黄鱼一起吃。荞麦与所有的矾石性质都是相对立的，近期服用蜡矾等丸药的人，禁忌吃荞麦。不小心吃了，就会令人腹痛而死。荞麦穰作枕席，能够辟除壁虱。

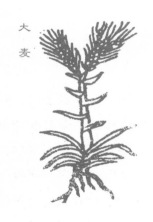
大麦

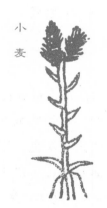
小麦

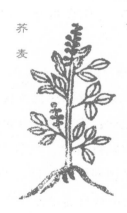
荞麦

【原文】

　　苦荞麦味甘苦，性温，有小毒。多食伤胃，发风动气，能发诸病。黄疾人尤当忌之。

【译文】

　　苦荞麦味道甘甜而略带苦味，性温，略带一些毒性。若吃多了伤害胃，会发风动气，同时引发许多疾病。有黄病的人尤其应当禁止食用。

【原文】

　　荞麦味甘性微寒，暴食似脚软动冷气，久即益人。作蘖用，温中消食。

【译文】

　　荞麦味道甘甜性微寒，一次食用过多会引发脚软动冷气，经常吃则对人有好处。取其嫩芽食用，能够温和胃脏有助于消化。

【原文】

　　雀麦味甘性平，亦可救荒，充饥滑肠。

【译文】

　　雀麦味道甘甜性平，也能够救济饥荒，免除饥饿、顺滑肠道。

【原文】

　　胡麻味甘性平，即黑脂麻。修制蒸之不熟，令人发落，泄泻者勿食。

【译文】

　　胡麻味道甘甜性平，也叫黑芝麻。如果没有蒸熟就食用，人的头发就会脱落。腹泻的人不要吃。

【原文】

　　白芝麻味道甘甜，生性寒，熟性热，蒸熟者性温。多食滑肠，抽人肌肉。霍乱及泄泻者勿食。其汁停久者，饮之发霍乱。

【译文】

白芝麻味道甘甜，生的性寒，炒熟的性热，蒸熟的性温。吃多了会损害肠胃，使人肌肉抽搐。患霍乱及腹泻的病人不要吃。白芝麻汁如果放置时间过长，人喝了会发霍乱。

【原文】

亚麻味甘，性微温，即壁虱胡麻也。其实亦可榨油点灯，但气恶不可食。

【译文】

亚麻味道甘甜，性微温，也叫壁虱胡麻。它的果实能够榨出油，可以用来点灯，但气味难闻而不能食用。

【原文】

大麻子仁味道甘甜性平，即火麻子也。先藏地中者，食之杀人。多食损血脉，滑精气，痿阳道。妇人多食，即发带疾。食须去壳，壳有毒，而仁无毒也。

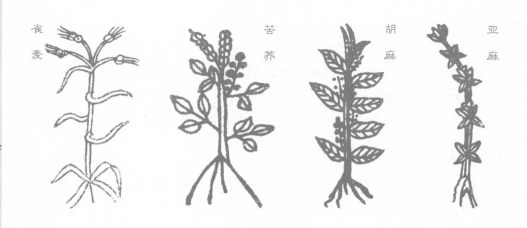

雀麦　　苦荞　　胡麻　　亚麻

大麻子仁味道甘甜性平，也叫火麻子。如果是埋藏在地里面的，人吃了就会死亡。大麻子仁吃得过多，会扰乱人的精气，使人阳痿。妇女吃得过多，就会引发妇女病。吃的时候必须去掉壳，因为壳有毒，而仁没有毒。

【原文】

黑大豆味甘性平。煮食则凉，炒食则热。作腐则寒，作豉则冷，造酱及生黄卷则平。牛食之温，马食之凉。多食发五藏结气，令人体重。猪肉同食，令生内疾。小儿同炒豆猪肉并食，令壅气，腹痛难止，致死十有八九。年十岁以上者，不畏也。服蓖麻子者，忌炒黑豆犯之，胀满致死。服厚朴者忌之，动气也。小黑豆味甘苦，性温。

【译文】

黑大豆味道甘甜性平。煮着吃则性凉，炒熟后食用则性热，作豆腐吃则性寒，作豆豉则性冷，用来造酱和生黄卷则性平。牛吃了性温，马吃下去性凉。多吃发五脏气滞不通，使人身体笨重。同猪肉一起吃，使人内脏发生病变。小孩子如果把炒黑大豆和猪肉一起食用，使人呼吸不畅通，腹痛难以停止，十有八九还会导致死亡。十岁以上的人则不怕。服用蓖麻子的人，禁忌把黑豆炒着吃，如果触犯这点，就使人胀满致死。服用厚朴的不能吃黑豆，因为它动气。小黑豆味道甘甜而略带一些苦味，性温。

【原文】

黄大豆味甘。生性温，炒性热。微毒，多食壅气，生痰动嗽，发疮疥，令人面黄体重。不可同猪肉食。小青豆、赤白豆性味相似，并不可与鱼及羊肉同食。

中华养生宝典

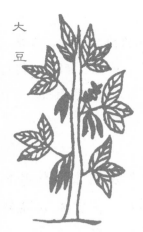

大豆

【译文】

　　黄大豆味道甘甜。生的性温，炒熟性热。略微带有毒性，吃多了阻塞气脉，并且会生痰引起咳嗽，发疮疥，人面肌瘦，身体沉重。黄大豆还不能和猪肉一起食用。小青豆、赤白豆性味与黄大豆大体上差不多，都不能和鱼及羊肉一起食用。

【原文】

　　赤豆味甘酸，性平。同鲤鱼鲊食，令肝黄，成消渴。同米煮饭及作酱，食久发口疮。驴食足轻，人食身重。以其逐精液，令肌瘦肤燥也。

【译文】

　　赤豆味道甘甜而带有酸味，性平和。同腌鲤鱼同时食用，肝脏则会变黄，同时引发消渴病。掺米一起煮饭以及用来作酱，经常吃会引起口疮。驴吃了走路轻快，人吃了身体沉重不灵活。因为它驱逐人的精液，使人消瘦皮肤干燥。

【原文】

　　赤小豆味甘辛，性平下行。不可同鱼鲊食，久服则降令太过，使津血渗泄，令人肌瘦身重。凡色赤者食之，助热损人。豆粉能去上衣油迹；花名"腐婢"，解酒毒，食之令人多饮不醉。

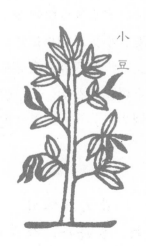

小豆

【译文】

　　赤小豆味道甘甜而略带辛味，性平下行。不能和腌鱼一起吃，经常吃则降气过度，使津液、血液渗漏泄出，令人肌体消瘦，身体沉重不灵活。凡是红色小豆，吃了就会助热损害人。豆粉能够去掉上衣上的油迹，赤小豆花叫"腐婢"，能解酒毒，吃了以后使人即使喝了很多酒都不会醉。

【原文】

绿豆味甘性寒。宜连皮用，去皮，则令人少壅气，盖眼寒而肉平也。反榧子，害人。合鲤鱼鲊食之，令人肝黄，成渴病。花解酒毒。

【译文】

绿豆味道甘甜性寒。适宜连皮一起食用，去掉皮就会使人稍有气塞气滞，大概是皮性寒而肉性平的原因。与榧子的性质相对，有害人的身体健康。和腌鲤鱼一起吃，使人肝变黄，引起消渴病。可用绿豆花解酒毒。

【原文】

扁豆味甘，性微温。患冷气及寒热病者勿食。

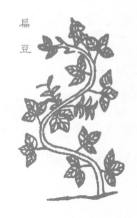
扁豆

【译文】

扁豆味道甘甜，性微温。患有冷气和寒热病的人不能吃。

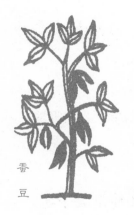
蚕豆

【原文】

蚕豆味甘微辛，性平。多食滞气成积，发胀作痛。

【译文】

蚕豆味道甘甜，稍带辛味，性平和。食用过多会使人气滞，造成积食病，肚胀疼痛。

【原文】

云南豆味甘性温，有毒。煮食味颇佳，多食令人寒热，手足心发麻，急嚼生姜解之。此从云南传种，地土不同，不识制用，食之作病。

【译文】

云南豆味道甘甜性温，有毒性。煮熟吃味道很好，但吃多了会使人患寒热病，手心脚气有麻木感，立即嚼生姜可以解除症状。这是从云南传过来的品种，由于地土有所不同而略有差别，如果加工不当就食用，吃了就会生病。

【原文】

豇豆味甘咸，性平，水肿者勿食。中鼠莽毒者，煮汁饮之即解，欲试其效，先刈鼠莽苗，以汁泼之，便根烂不生。

【译文】

豇豆味道甘甜而带有咸味，性平和。患水肿病的人不能吃。中鼠莽草毒的人，喝煮豇豆的汁就会解除。如果想试一下它的效果，先割掉鼠莽苗，然后将豇豆汁泼上去，就会使鼠莽草根烂掉而无法再生长。

【原文】

豌豆味甘性平，多食发气病。薇味甘性寒，即野豌豆。

【译文】

豌豆味道甘甜性平和，吃多了会生病。薇味道甘甜性寒，也叫野豌豆。

【原文】

御米味甘性平。多食利工便，动膀胱气。此即罂粟子也。

御米味道甘甜性平和。多吃可以使大小便顺利排泻，动膀胱之气。御米就是罂粟的果实。

【原文】

薏苡仁味甘，性微寒。因寒筋急，不可食用，以其性善走下也。妊妇食之堕胎。

【译文】

薏苡仁味道甘甜，性微寒。如果受寒而且抽筋的时候，不能够食用它，因为薏苡仁本性善于使气往下走。妊妇吃了就会堕胎流产。

【原文】

蕨粉味甘性寒。生山中者有毒，多食令目暗鼻塞，落发弱阳。病人食之，令邪气壅经络筋骨。患冷气人食之，令腹胀。小儿食之，令脚软不能行。生食蕨粉，成蛇瘕，能消人阳事，非良物也。勿同苋菜食。

【译文】

蕨粉味道甘甜性寒。生长在山中的有毒，吃多了使人看东西模糊，鼻子堵塞，头发脱落，阳气减弱。病人吃了，会使邪气阻塞经络筋骨。患冷气病的人吃了，会导致腹胀。小孩子吃了，会导致腿脚发软而不能走路。吃生蕨粉，会使腹内结成蛇形肿块，能够消减男子的性功能，不是什么好东西。不要和苋菜一起食用。

中华养生宝典

卷三：菜 类

韭菜味辛微酸，性温。春食香，益人；夏食臭；冬食动宿饮。五月食之，昏人乏力。冬天未出土者，名韭黄。窖中培出者，名黄芽韭，食之滞气，盖含抑郁未伸之故也。经霜韭食之，令人吐，多食昏神暗目，酒后尤忌。有心腹冷痛，食之加剧。热病后十日食之，能发困。不可与蜂蜜及牛肉同食，成症瘕。食韭口臭，啖诸糖可解。

【译文】

韭菜味辛而略带酸味，性温。春天吃起来很香，有益人的身体健康。夏天吃就有臭味；冬天吃则引发多年没有发作的疾病。五月人吃韭菜，就会头昏，全身无力。冬天没有出土的，叫做韭黄。在地窖中培育出来的，叫黄芽韭，人吃了之后就会气滞不通，大概其中包含抑郁没有伸张之意的缘故吧。经过霜冻的韭菜，人吃了就会呕吐，吃多了还会使人神志昏迷，视力减退，喝酒后尤其禁忌吃这种韭菜。如果人有心腹疼痛的疾病，吃了会使病情加剧。患热病后十天吃这种韭菜，会使人发困。韭菜不能与蜂蜜及牛肉一起吃，否则容易患腹内结块的疾病。吃韭菜后产生口臭，可以吃块糖来解除。

【原文】

薤味辛苦，性温滑。一名莜子。其叶似细葱，中空而有棱，其根如蒜。有赤、白二种，赤者味苦，白者生食辛，熟食香，发热病，不宜多食。三四月勿食生者，引涕唾。不可与牛肉同食，令人作症瘕。一云与蜂蜜相反。

薤菜头味道辛并带着苦味，性温滑。又叫藠子。它的叶子类似细葱，内部是空的但外面有棱角，它的根像蒜头。藠子有红、白两个品种，红的味道很苦，白的生吃味道辛辣，熟吃味道很香，如果人患有热病，不要多吃。三四月不要吃生藠了，否则容易引发流鼻涕和口水。它不能和牛肉一起吃，否则会使人患腹内结块的病。另一种说法认为与蜂蜜性质相反。

【原文】

葱味辛，叶温，根须平。正月食生葱，令人面上起游风。多食令人虚气上冲，损须发，五脏闭绝，昏人神，为其生发散开骨节出汗之故也。生葱同蜜食，作下痢；烧葱同蜜食，壅气杀人。生葱合枣食，令人胪胀。合雉肉、鸡肉、犬肉食多，令人病血。同鸡子食，令气短。勿同杨梅食。胡葱久食伤神，令人多忘，损目明，绝血脉，发痼疾，患狐臭，蠚齿人食之转甚。同青鱼食，生虫蛆。四月勿食胡葱，令人气喘多惊。服地黄、何首乌、常山者，忌食葱。诸葱并与蜜相反。

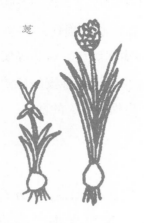

葱

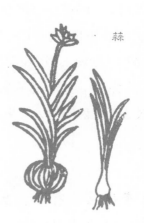

蒜

【译文】

葱味辛，叶子性温，根须性平和，正月吃生葱，使人脸上起游风。多吃使人虚气上冲，损害人的胡须、眉毛和头发，使人五脏不能正常工作，神志昏迷，这是因为它能够使人发散、开骨气、出汗的原因。生葱同蜂蜜同吃，使人下痢，烧葱和蜂蜜同吃，能阻塞气脉令人死亡。生葱与枣同吃，使人腹前胀满。与野鸡肉、鸡肉、狗肉一起吃得太多，使人产生血液方面的疾病。同鸡蛋一起吃，使人气短。不要和杨梅同吃。经常吃胡葱会伤神，使人记忆力衰退，损害人的视力，断绝人的血脉，旧病复发，患狐臭。有虫牙的人吃了会使病情更加厉害。和青鱼同吃，生虫蛆。四月份不要吃胡葱，使人得哮喘病，容易患惊风。服用地黄、何首乌、常山的人，不能够吃葱。所有葱都和蜂蜜性质相反。

【原文】

小蒜味辛性温，有小毒。其叶和煮食物，其根比大蒜头小而瓣少。三月勿食，伤人志性。同鱼脍、鸡子食，令人夺气。阴核痛、脚气、风病人及时病后，忌食之。一云与蜜相反。生食增恚，熟食发淫，有损性灵也。

【译文】

小蒜味辛性温，略带一点毒性。它的叶子可作煮食物的调味品，它的根比大蒜头小，而且瓣也少。三月不要吃小蒜，吃了损伤的神志性情。和鱼脍、鸡蛋一起吃，会使人胆小怕事。患阴核痛、脚气、风病等疾病的人和在发生季节性流行病后，是不能够吃小蒜的。另一说与蜂蜜的性质相对。生吃使人产生怨恨心理，熟吃使人产生淫乱，产生损害他人的性情。

【原文】

大蒜味辛性温，有毒。生食伤肝气，损目光，面无颜色，伤肺伤脾。生蒜合青鱼鲊、鲫鱼食，令人腹内生疮，肠中肿，又成疝瘕，发黄疾。合蜜食，杀人。多食生痰，助火昏目。四、八月食之伤神，令人喘悖。多食生蒜行房，损肝失色。凡服一切补药及地黄、牡丹皮、何首乌者忌之。能解虫毒，消肉积。同鸡肉食，令泻痢；同鸡子食，令气促。勿同犬肉食。妊妇食之，令子目疾。

【译文】

　　大蒜味辛性温，有毒性。吃生的会伤害人的肝气，对人的眼睛也有害，使人脸色苍白，伤害肺、脾。生蒜和腌青鱼、鲫鱼吃，使人腹内长有疮毒，肠内肿痛，又会使人患疝气身体消瘦、人的身体眼睛等变黄。与蜂蜜同吃，可以使人死亡。吃多了会使人生痰、上火、眼睛看东西模糊。四、八月吃大蒜伤神，使人呼吸困难。吃多了生蒜行房事，损伤肝脏，使人脸色难看。凡是服一切补药以及地黄、牡丹皮、何首乌等药物的人禁忌吃蒜。大蒜能解除虫毒，消除肉积。和鸡肉同吃，使人腹泻；和鸡蛋同吃，使人呼吸急促。不要和狗肉同吃。妊妇吃大蒜，容易使小孩患眼病。

【原文】

　　芸苔菜味辛性温，即令之油菜，多食发口齿痛，损阳道，发疮疾，生虫积。春月食之，发膝中痼冷，有腰脚病者，食之加剧。狐臭人并服补骨脂者，忌食之。

【译文】

　　芸苔菜味道辛性温，就是现在的油菜，吃多了会导致口腔和牙齿疼痛，破坏人的性功能，发疮毒，腹中生虫。春天吃油菜，会引起膝盖部位的旧病，有腰、脚方面疾病的人，吃了会使病情加剧。有狐臭的人和服用补骨脂药的人，是不能吃油菜的。

【原文】

　　菘菜味甘性温，即白菜。多食发皮肤瘙痒，胃寒人食多，令恶心吐沫作泻。夏至前食多，发风动疾。有足病者忌食。药中有甘草，忌食菘菜，令人病不除。北地无菘，彼人到南方，不胜地土之宜，遂病，忌菘菜。其性当作凉，生姜可解。服苍白术者忌之。

　　菘菜味道甘甜性温，也叫白菜。多吃会引起皮肤瘙痒，胃寒的人吃多了，会导致恶心，口吐白沫，腹泻。夏至前吃多了白菜，发风动疾。有脚病的人禁忌吃。所服的药中含有甘草，服药期间禁忌吃白菜，吃了会使病难以治愈。北方没有白菜，那里的人到南方，不适应南方的水土，就会生病，所以不能吃白菜。其本性应当是凉的，用生姜能够解除。服用苍白术的人禁忌吃。

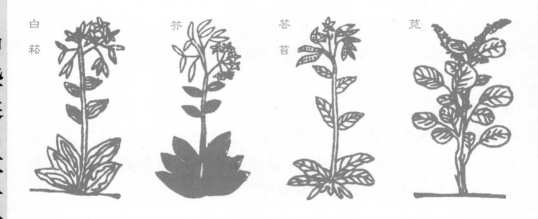

白菘　　芥　　芸苔　　苋

【原文】

　　芥菜w味辛性温。多食昏目，动风发气。同鲫鱼食，患水肿。同兔肉、鳖肉食，成恶疮病，有疮疡痔疾便血者忌之。生食发丹石药毒。细叶有毛者害人。芥苔多食，助火生痰，发疮动血。酒后食多，缓人筋骨。芥子味辛性热，多食动火昏目，泄气伤精。勿同鸡肉食。

412

【译文】

　　芥菜味道甘甜性温。吃多了会使人视力下降，动风发气。和鲫鱼一起吃，患水肿病。和兔肉、鳖肉同吃，患恶疮病，有毒疮、疬、痔疾、便血等疾病的人，不能够吃芥菜。吃生芥菜引发丹石药毒。细叶有毛的那种芥菜对人有害。吃多了芥苔，使人上火产生痰，引发毒疮，伤害血脉。酒后吃太多芥苔，使人筋骨软弱无力。芥菜子味辛性热，吃多了使人容易发怒，视力模糊，损伤精气。不要和鸡肉一起食用。

【原文】

苋菜味甘，性冷利。多食发风动气，令人烦闷，冷中损腹，凡脾胃泄泻者勿食。同蕨粉食，生瘕。妊妇食之滑胎，临月食之易产。不可与鳖同食，生鳖瘕。取鳖肉如豆大，以苋菜封裹，置土坑内，以土盖之，一宿尽变成小鳖也。

【译文】

苋菜味道甘甜，性冷利。吃多会发风动气，使人烦躁闷热，内脏寒冷，损伤腹部内脏。凡是脾胃泄泻的人都不要吃苋菜。如果和蕨粉一起吃，生腹内结块的疾病。妊妇吃苋菜容易流产，临产之前吃苋菜则容易生产。不能与鳖肉一起食用，会使腹内结形似鳖的肿块。取豆子那么大的一块鳖肉，用苋菜将它封裹起来，放在土坑里，用土盖住，只要一晚上就全部变成小鳖了。

【原文】

菠菜味甘，性冷滑。多食令人脚弱，发腰痛，动冷气，先患腹冷者必破腹。不可与鳝鱼同食，发霍乱。北人食煤火薰炙肉面，食此则平；南人食温热鱼米，食此则冷，令大小肠冷滑也。

【译文】

菠菜味道甘甜，性质冷滑。吃多了导致人脚软弱无力，引发人的腰痛，动寒冷之气，原来患腹冷病的人，吃菠菜一定会使腹内脏受损伤。不能和鳝鱼一起食用，引发霍乱。北方人吃用煤火熏烤的肉面，容易上火，吃菠菜就平和了；南方人吃性温热的鱼米，吃菠菜就会使身体发冷，会使大小肠都冷滑。

【原文】

莴苣菜味甘苦，性冷，微毒。多食昏人目，痿阳道，患冷人不宜食。紫色者有毒，百虫不敢近，蛇虺触之，则目瞑不见物。人中其毒，以姜汁解之。

【译文】

莴苣菜味道甘甜，性质冷，略微带有毒性。多吃使人视力下降，造成阳痿，患冷病的人不宜吃。紫色莴苣有毒，百虫都不敢靠近，蛇、毒虫碰着它，就会使眼看不见东西。人中了它的毒，用姜汁可以解除。

【原文】

白苣菜味苦性寒。似莴苣，叶有白毛。同酪食，生虫蝎。多食令小肠痛。患冷气者勿食，产后食之，令腹冷作痛。

【译文】

白苣菜味道苦性质寒。样子像莴苣，叶上长有白毛。和乳酪一起吃，生虫牙。多吃使人小肠疼痛。患冷气的人不能吃，妇女生小孩后吃白莴苣，会导致腹部发冷疼痛。

【原文】

苦菜味苦性寒，即苦荬，家种者呼为苦苣。不可合蜜食，令人作内痔，脾胃虚寒者忌食。蚕妇不可食，令蛾子青烂。野苣苦五六回拗后，味反甘滑。胜于家种地。

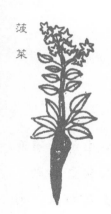
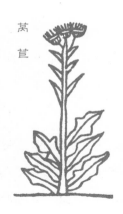
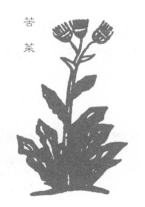
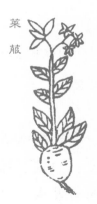

【译文】

　　苦菜味苦性质属寒性，家里种植的称为苦苣。它不能和蜂蜜一起食用，否则会患内痔，脾胃虚寒的人严格禁止食用它。养蚕的妇女不能吃，吃了会使蚕蛾腐烂。野苣如果洗拧五六回后，味道反而变得甘甜顺口，比家里种植的还要好。

【原文】

　　莱菔根辛甘，叶辛苦，性温。即萝卜，能解豆腐面毒。不可与地黄同食，令人发白。多食动气，生姜可解。服何首乌诸补药，忌食。

【译文】

　　莱菔根辛甘，叶子味道既辛又苦，性温，也叫萝卜，能解豆腐面引起的中毒。不能和地黄一起吃，否则会使人头发变白。如果因吃多了而动气，吃生姜可以解除。服何首乌等补药的人，不能够吃它。

【原文】

　　胡萝卜味甘辛，性微温。有益无损，宜食。

中华养生宝典

【译文】

　　胡萝卜味道甘甜而带辛味，性微温。对人有益无害，应该多吃。

【原文】

　　芫荽味辛性温，微毒，即胡荽。多食伤神，健忘出汗。有狐臭、口气、䘌齿、脚气、金疮者，并不可食。久病人食之脚软。同斜蒿食，令人汗臭难瘥。根发痼疾。凡服一切补药及白术、牡丹皮者忌之。勿同猪肉食，妊妇食之，令子难产。

【译文】

　　芫荽味道辛性质温，略带毒性，就是胡荽。吃多了伤神，使人健忘出汗。有狐臭、口臭、虫牙、脚气、金疮等疾病的人，都不宜吃。久病的人吃了会导致脚发软无力。和斜蒿同吃，使人出汗臭，而且难以治愈。芫荽根容易使旧病复发。凡是服一切补药及白术、牡丹皮的人严禁吃芫荽。不要和猪肉一起食用，怀孕的妇女吃芫荽，生小孩难产。

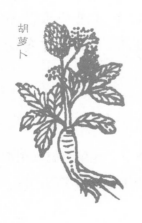
胡萝卜

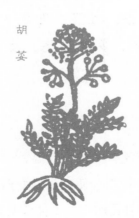
胡荽

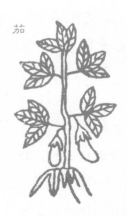
茄

【原文】

　　茄子味甘淡，性寒，有小毒。多食动风气，发痼疾及疮疥。虚寒脾弱者勿食，诸病人莫食，患冷人尤忌。秋后食茄损目。同大蒜食，发痔漏。多食腹痛下痢，女人能伤子宫无孕。蔬中惟此无益。

【译文】

　　茄子有轻微的甜味，性质寒冷，略带一些毒性。吃多了会动风气，引起老病及疮疥。虚寒脾弱的人不要吃，凡是病人都不要吃，患冷病的尤其禁忌。立秋后吃茄子会伤害眼睛。和大蒜一起食用，会引发痔漏。吃多了会导致腹痛痢疾，女人吃多了会伤害子宫导致不孕。蔬菜中只有茄子吃了对人无益。

【原文】

　　芋艿味辛甘，性平滑，有小毒。生则味蓄有毒，不可食。性滑下痢，服饵家所忌。多食困脾。动宿冷滞气，难克化。紫宇破气。野芋形叶与家芋相似，有大毒，能杀人。误食烦闷垂死者，以土浆及粪清、大豆汁解之。

【译文】

　　芋艿味道辛而且带着甘味，性质平滑，略微带有毒性。生芋艿则味辛有毒性，不能够用来吃。芋艿性质顺滑利于排泄，吃糕饼的人不能够吃它。吃多了会使脾功能失常，动以前的冷病，导致气不畅通，难以克化。紫色芋艿会消耗人的元气。野芋艿的叶子都与家种的芋艿相似，毒性很大，能够致人于死地。不小心吃下烦闷将死的人，用土浆和粪清、大豆汁能够解除。

【原文】

　　山药味甘，性温平。同鲫鱼食，不益人。同面食，动气。入药，忌铁器。甘薯味甘性平。

【译文】

　　山药味道甘甜，性质温平。与鲫鱼一起食用，对人没有好处。和面一起吃，使人动气。入药，不能用铁器来煎。甘薯味道甘甜性质平和。

中华养生宝典

【原文】

茼蒿味甘辛，性平。多食动风气，熏人心，令气满。

【译文】

茼蒿菜味道甘甜而且带有辛味，性质平和。吃多了动风气，使人心脏不舒服，腹气胀满。

【原文】

马齿苋味酸，性寒滑。一名九头狮子草，俗名酱瓣草。一种叶大者忌食，妊妇食之，令堕胎。

【译文】

马齿苋味道酸，性寒滑。又叫九头狮子草，俗称酱瓣草。有一种叶子大的不能吃，妊妇如果吃了，会引起流产。

【原文】

葵菜味甘性寒，为百菜之长。解丹石毒，性冷滑痢，胃寒泄泻者勿食。同黍米食，同鲤鱼及鱼鲊食，并害人。时病后食之，令目暗。勿同沙糖食，妊妇食之，令胎滑；其菜心有毒，忌食；叶尤冷利，不可多食；茎赤叶黄者勿食。生葵发宿疾，与百药相忌。蜀葵苗亦可食，但久食钝人志性。被犬啮者，食之即发，永不瘥也。合猪肉同食，令人无颜色。食蒜葵须蒜。无蒜勿食之。葵性虽冷，苦热食之，食人热闷动风气。四月勿食，发宿疾。

【译文】

葵菜味道甘甜性质寒冷，是百菜之首。能解除丹石毒，性质寒冷利于排泄，患胃寒腹泻等疾病的人不能吃。和黍米同吃，和鲤鱼及腌鱼同吃，都对人体有害。患季节性流行病后吃葵菜，会使眼睛看不清。不要和沙糖同吃，妊妇吃了，会导致流产。葵菜心有毒，不能吃；叶子尤其冷利，不能多吃；茎红叶子黄的葵菜不要吃。生葵菜使人旧病复发，与各种草药都不能同时食用。蜀葵苗也能吃，但经常吃使人神志性情迟滞。被狗咬过的人，吃了就发病，永远不能痊愈。与猪肉合在一起吃，使人脸色苍白。吃蒜葵必须用大蒜，没有大蒜不要吃蒜葵。葵菜虽然性冷，但是如果天热的时候吃，又会使人身体发热烦闷动风气。四月不要吃，否则使旧病复发。

【原文】

莼菜味甘，性寒滑。生湖泽中，叶如荇而差圆，形似马蹄。多食及熟食，令拥气不下，损胃伤齿，落毛发，令人颜色恶，发痔疮。七月间有蜡虫著上，误食令霍乱。和醋食，令人骨痿。时病后勿食。

【译文】

莼菜味道甘甜，性质寒滑。生长在湖泽中，它的叶子类似荇菜叶，但没那么圆，形状像马蹄。熟的吃多了，会使人气阻塞不下，损伤胃和牙齿，使人头发脱落，使人脸色难看，引发痔疮。七月份有蜡虫落在上面，不小心吃了会得霍乱病。用醋调和吃，使人骨胳痿缩。

【原文】

芹菜味辛甘，性平，杀丹石毒。和醋食损齿，有鳖瘕人不可食。春秋二时，宜防蛇虺遗精，误食令面手发青，胸腹胀痛，成蛟龙症。服饧糖二三碗，日三度。吐出便瘥。种近水泽者良，高田生者勿用。一种赤芹有毒，忌食。

芹菜味道辛甘，性质平和，能解丹石毒。用醋拌着吃会损坏牙齿，患腹内结形如鳖的块状的病人不能吃。春、秋两个季节，应当防有毒蛇、毒虫的遗精，不小心吃进去使人手脸发青，胸腹胀痛，在腹内形成结块，结块形状像蛟龙。服饧糖二三碗，每日三次，呕吐出来就好了。种在靠近水泽的地方的芹菜食用较好，在高田上生的不能吃。还有一种红芹菜有毒，不能吃。

【原文】

水芹味辛甘，性平。生地上者名旱芹，其性滑痢。一种黄花者有毒杀人，即毛芹也。赤芹生于水滨，状类赤芍药，其叶深绿，而背甚赤，其性温，味酸有毒。胡芹生卑湿地，三、四月生苗。一本丛出如蒿，白毛蒙茸，嫩时可茹，其味甘辛，性温。蛇喜嗜芹，春夏之交，防遗精于上，误食成蛟龙瘕。和醋食，令人损齿。忌同芹菜。

【译文】

水芹菜味道辛而且带有甜味，性质平和。长在地上的叫旱芹，它的性质平滑利于排泄。有一种开黄花的水芹菜有毒能致人死地，又叫毛芹。红芹菜生在水滨，性质温和，味酸有毒。胡芹长在低而潮湿的地方，三、四月长苗，一根胡芹根能丛生很多芹苗如同杂草一样，长满白毛，嫩的时候可以吃，它的味道既甘甜又辛，性质温和。蛇喜爱吃胡芹菜，春夏之交，要防止蛇遗精在上面，不小心吃下形成腹内结块，结块形状类似蛟龙。用醋拌着吃，损坏人的牙齿。不能和芹菜一起吃。

【原文】

茭白味甘淡，性冷滑。多食令下焦冷。同生菜、蜂蜜食，发痼疾，损阳道。服巴豆人忌之。

中华养生宝典

【译文】

茭白味道有淡淡的甜味，性冷滑。吃多了会使人下焦寒冷。和生菜、蜂蜜一起吃，会导致旧病复发，损害性功能。服用巴豆的人不能再吃这种菜。

【原文】

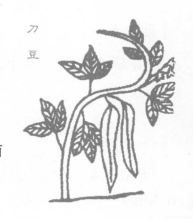

刀豆

刀豆子味甘性温。多食令人气闭头胀。

【译文】

刀豆子味道甘甜性质温和。多吃使人气滞而且头部发胀。

【原文】

芜菁味辛苦，性温。即诸葛菜，北地尤多。春食苗，夏食心，秋食茎，冬食根。多食动风气。

【译文】

芜菁味道辛而且苦，性质温和。又叫诸葛菜，北方尤其多。春天吃它的苗，夏季吃它的心，秋天吃它的茎，冬天吃它的根。但吃多了动风气。

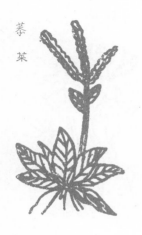

莙荙

【原文】

莙荙菜味甘苦，性寒滑。即甜菜，一名莙荙菜，道家忌之。其茎烧灰淋汁洗衣，白如玉色。胃寒人食之，动气发泻，先患腹冷人食之，必破腹。

421

【译文】

莙荙菜味道甘甜而略带苦味，性质寒滑，也叫甜菜，又叫𦱦苃菜，道家忌讳食用它。它的茎烧成灰淋成汁用来洗衣服，可以使衣服像玉一样白。胃寒的人吃了，会动气而发生腹泻，原来患有腹冷病的人吃了，必定会使腹部内脏受到伤害。

【原文】

　　苜蓿味苦涩，性平。多食令冷气入筋中，即瘦人。同蜜食，令人下痢。

【译文】

　　苜蓿味道苦而且涩，性质平和。吃多了会使人冷气进入筋络中，马上就让人消瘦。和蜂蜜一起吃，能使人腹泻。

【原文】

　　落葵叶味酸，性寒滑，即胭脂菜。脾冷人不可食。曾被犬啮者食之，终身不瘥。

【译文】

　　落葵叶味道很酸，性寒滑，也叫胭脂菜。患脾冷病的人不能够吃。曾经被狗咬过的人吃了它，终身不能痊愈。

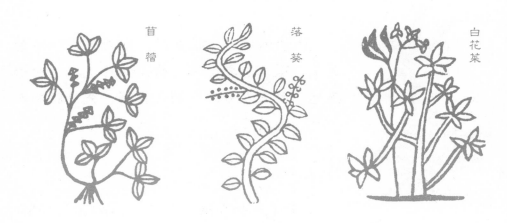

苜蓿　　　落葵　　　白花菜

中华养生宝典

【原文】

黎豆味甘微苦，性温，有小毒。其子大如刀豆子，淡紫色，有斑点如狸文。煮去黑汁再煮，乃佳。多食令人发闷。

【译文】

黎豆味道甘甜而且略带苦味，性质温和，略微带有毒性。它结的子比刀豆子大，淡紫色，有类似山猫斑纹一样的斑点。煮去黑汁之后再煮，这样才好。吃多了会使人心里烦闷。

【原文】

白花菜味苦辛，性凉，一名羊角菜。多食动风气，滞脏腑，困脾发闷。不可与猪心肺同食。

【译文】

白花菜味道苦而且辛，性质凉，又叫羊角菜。吃多会使人动风气，阻塞脏腑，使脾脏功能不能正常工作。不能和猪心、肺同时食用。

【原文】

红花菜味甘性平，妊妇忌食。黄花菜味甘性凉，一名萱花。

【译文】

红花菜味道甘甜性质，妊妇不宜吃。黄花菜味道甘甜性凉，也叫萱花。

黄瓜菜

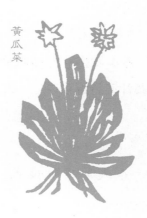

【原文】

黄瓜菜味甘微苦，性凉。其色黄，其气似瓜，其菜形如蓠。

【译文】

黄瓜菜味道甘甜略带苦味，性凉。它的颜色是黄的，气味像黄瓜，它的形状像薤子。

【原文】

马兰味辛，性微温。腌藏作茹甚良。

【译文】

马兰味道辛辣，性质有些温和，腌泡起来作菜很好。

【原文】

草决明味甘性凉。春采为蔬，花、子皆堪点茶。

【译文】

草决明味道甘甜性凉。春季采回来可以作蔬菜，花和结的子都能泡茶喝。

【原文】

蕹菜味甘性平，难产妇人宜食。解野葛毒，取汁滴野葛苗，当时萎死。

【译文】

蕹菜味道甘甜性质平和，难产的妇女应该多吃。可以解除野葛毒。挤出蕹菜汁滴到野葛苗上，野葛当时就萎缩而死。

424

【原文】

东风菜味甘性寒，有冷积人勿食。

【译文】

东风菜味道甘甜性寒，有冷积病的人不要吃。

【原文】

荠菜味甘性温。取其茎作挑灯杖，可辟蚊蛾，谓之护生草。其子名菥蓂，味甘性平，饥岁采之，水调成块，煮粥甚粘滑。患气病人食之，动冷气。不与面同食，令人背闷。服丹石人不可食。

【译文】

荠菜味道甘甜性质温和。用它的茎作挑灯杖，能够避蚊蛾，称为护生草。它结的子叫菥蓂，味道甘甜性质平和，饥荒年岁采集，用水调和成块，煮粥吃非常粘滑。患气病的人吃下，动冷气。不能和面同时吃，否则使人背部不舒服。服丹石的人不能吃。

【原文】

蘩蒌味酸性平，一名鹅肠菜。同鱼鲊食，发消渴病，令人健忘。性能去恶血，不可久食，恐血尽也。

【译文】

蘩蒌味酸性质平和，又叫鹅肠菜。和腌鱼一同吃，会引发消渴病，使人健忘。它有去掉污血的性能，但不能经常吃，否则会有把血去尽的危险。

【原文】

蕺菜味辛，性微温，有小毒，一名鱼腥草。多食，令人气喘。小儿食之，三岁不行，便觉脚痛。素有脚气人食之，一世不愈。久食发虚弱，损阳气，消精髓。

【译文】

　　蕺菜味道辛，性质微温，略带毒性，又叫鱼腥草。吃多了，人会得气喘病。小儿吃了，三岁都不能走路，只是觉得脚痛。原来有脚气的人吃了，一辈子都不能痊愈。经常吃会使人身体虚弱，损伤元气，消耗人的精髓。

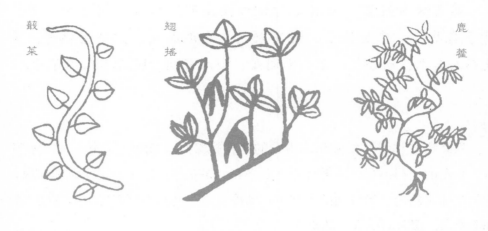

蕺菜　　翘摇　　鹿藿

【原文】

　　蒲公英味甘性温。嫩苗可食，解食毒。一名黄花地丁草。

【译文】

　　蒲公英味道甘甜性质温和。嫩苗能够吃，能够解除食物中毒。又叫黄花地丁草。

【原文】

　　翘摇味辛性平，即野蚕豆。生食令人吐水。

【译文】

　　翘摇菜味道辛性质平和，也叫野蚕豆。生吃会使人吐酸水。

【原文】

鹿藿味甘性平，即野绿豆。生熟皆可食。其子可煮食，或磨面作饼蒸。

【译文】

鹿藿味道甘甜性质平和，也叫野绿豆。生的熟的都能吃。结的子可以煮熟吃，或者磨成面作饼蒸熟后食用。

【原文】

灰涤菜味甘性平。杀刺毛虫、蜘蛛咬毒，其子可磨粉炊饭。

【译文】

灰涤菜味道甘甜性质平和。能杀除毛虫，可以解被蜘蛛咬后所中的毒。它结的子可以磨成粉作饭吃。

【原文】

秦荻藜味辛性温，于生菜中最称香美。

【译文】

秦荻藜味道辛性质温和，在生菜里面，被称为是味道最香美的。

【原文】

香椿苗味甘辛，性平。多食昏神，薰十三经脉。同猪肉、热面食，多令人中满。

【译文】

香椿苗味道甜而且带有辛，性质平和。吃多了会使人神志发昏，气味侵袭十二经脉。和猪肉、熟面一起吃，大多使人腹内胀满。

【原文】

五茄芽味甘辛，性温。

【译文】

五茄芽味道甘而且辛，性质温和。

【原文】

枸杞苗味甘苦，性寒。解面毒，与乳酪相反。

【译文】

枸杞苗味道甘甜而且带有苦味，性质寒冷。能解除面引起的中毒，与乳酪的性质相反。

【原文】

甘菊苗味甘微苦，性凉。生熟可食。真菊延龄，野菊食之，伤胃泻人。

【译文】

甘菊苗味道甘甜而略带苦味，性凉。生的熟的都可以吃。真菊有延缓衰老的作用，野菊吃了伤胃，使人腹泻。

【原文】

　　绿豆芽菜味甘性凉。但受郁抑之气所生，多食发疮动气。

【译文】

　　绿豆芽菜味道甘甜性凉。但因为是受抑郁之气而生长的，所以吃多了会引起发疮动气。

【原文】

　　竹笋味甘，性微寒。诸笋皆发冷血及气，多食难化困脾，小儿食多成瘕。同羊肝食，令人目盲。勿同沙糖食。簟笋味苤难食，多食发风动气作胀。淡竹笋多食，发背闷脚气。刺竹笋有小毒，食之落人发。箭竹笋性硬难化，小儿勿食。桃竹笋味苦，有小毒，南人谓之黄笋。灰汁煮之可食，不尔戟人喉。酸笋出粤南，用沸汤泡去苦水，投冷井中浸二三日，取出，缕如丝绳，醋煮可食。凡煮笋，少入薄荷、食盐，则味不苤。或以灰汤煮过再煮，乃佳。芦笋忌巴豆，干笋忌沙糖、鲟鱼、羊心肝。食笋伤，用香油，生姜解之。

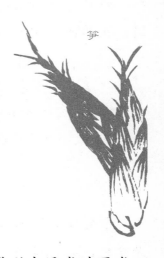

笋

【译文】

　　竹笋味道甘甜，性质微寒。笋子都会使气血发冷，吃多了难以消化，使脾脏疲劳，小孩子吃多了会造成腹内结块。和羊肝一起吃，使人眼睛看不清。不要和沙糖同时吃。簟笋味辛难吃，多吃发风动气，使腹部骨头发胀疼。淡竹笋多吃，会使人背部不舒服，得脚气。刺竹笋略带毒性，吃了使人头发脱落。箭竹笋本性坚硬难以消化，小孩子不要吃。桃竹笋味道苦涩，略

429

带毒性，南方有称之为黄笋。用灰汁煮过后可以食用，否则就会刺激人的咽喉。酸笋出产于广东南部，用沸水泡，去掉苦水，放到冷井里面浸泡两三天，取出来，笋子像丝绳一样，加醋煮熟可以吃。只要是笋类，稍许加入一点薄荷、食盐，就不会有辛味。或者用灰汤煮过再煮，就好了。芦笋不能与巴豆同时食用，干笋忌沙糖，鲟鱼、羊心肝。因吃笋子而使身体受到伤害，用香油，生姜就能解除。

【原文】

荆芥味辛性温，可作菜。食久动渴疾，熏人五脏神。反驴肉、无鳞鱼，勿与黄颡鱼同食。与蟹同食动风。

【译文】

荆芥味辛性质温和，可以作菜吃。经常吃会引发消渴病，侵袭人的五脏神志。与驴肉、无鳞鱼性质相反，不要与黄颡鱼同时食用。与蟹类同时吃动风气。

【原文】

壶瓟味甘，性平滑。多食令人吐痢，发疮疥。患脚气胀冷气者食之，永不除也。

【译文】

壶瓟味道甘甜，性质平滑。吃多了会令人呕吐，引起腹泻，发疮疥。患脚气、虚胀、冷气病的千万不能吃，否则病永远不能消除。

【原文】

壶卢味苦性寒，有毒。有甘、苦二种，俗谓以鸡粪壅之，或牛马踏践，则变而为苦。

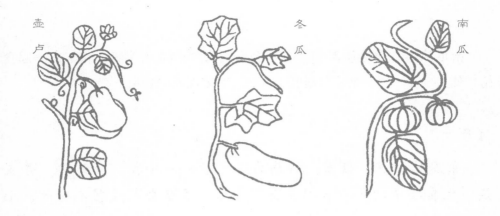

壶卢　　　　　　　　冬瓜　　　　　　　南瓜

【译文】

　　壶卢味道苦涩质寒冷，有毒性。壶卢有甘、苦两个品种，传说用鸡粪堆在壶卢苗根部或者是牛马踏践过，它就会变为苦味。

【原文】

　　冬瓜味甘淡，性寒，经霜后食良。阳脏人食之肥，阳脏人食之瘦。煮食能练五脏，为下气也。冷者食之瘦人，九月食之，令人反胃。阴虚久病及反胃者，并忌食之。白瓜子久食寒中。

【译文】

　　冬瓜味甘甜清淡，性质寒冷，经过霜冻以后吃最好。阳脏的人吃冬瓜会胖，阴脏的人吃冬瓜则消瘦。煮熟吃能冲刷五脏，因为冬瓜有下气的功能。吃冷冬瓜使人身体消瘦，九月吃冬瓜，使人反胃。久患阴虚的人及反胃的人，都不能吃冬瓜。白色瓜子经常吃会使腹部寒冷。

【原文】

　　南瓜味甘性温。多食发脚气、黄疸。同羊肉食，令人气壅。忌与猪肝、赤豆、荞麦面同食。

中华养生宝典

【译文】

南瓜味道甘甜性质温和。多吃会引发脚气、黄疸等病。和羊肉一起食用，使人气滞不通，禁忌与猪肝、红豆、荞麦面同时食用。

【原文】

菜瓜味甘淡，性寒。时病后不可食。同牛乳、鱼鲊食，并成疾。生食冷中动气，食心痛脐下症结。多食令人虚弱不能行，小儿尤甚。发疮疥，空心生食，令胃脘痛。菜瓜能暗人耳目，观驴马食之即眼烂，可知其性矣。

【译文】

菜瓜味道甘甜而且清淡，性质寒冷。患季节性流行病后，不能够食用。和牛奶、腌鱼一起食用，都会生病。生吃使腹内寒冷，动风气，吃菜瓜心会使人肚脐下结块而疼痛。多吃使人身体虚弱以致不能行走，小孩子尤其应该注意。发疮疥，空腹生吃，使人胃脘疼痛。菜瓜能使人耳聋眼瞎，只要看着驴马吃菜瓜眼睛就会烂掉，由此可知道它的毒性了。

【原文】

黄瓜味甘淡，性寒，有小毒。多食损阴血，发疟病，生疮疥，积瘀热，发痦气，令人虚热上逆。患脚气虚肿及诸病时疫之后，不可食，小儿尤忌。滑中生疳虫，勿多用醋，宜少和生姜，制其水气。

【译文】

黄瓜味道甘甜清淡，性质寒冷，略带着毒性。多吃会损坏阴血，引发疟疾，生疮疥，聚积瘀热，发痦气病，使人虚热往上逆行。患脚气、虚肿及各种疾病、季节性流行病之后，不能吃黄瓜，小孩子尤其要注意。滑中生疳虫，不要多用醋，要少并且可以放些生姜，以便控制它的水气。

【原文】

丝瓜味甘性冷。多食令痿阳事，滑精气。

【译文】

丝瓜味道甘甜性质寒冷。吃多了使人阳痿，精液自行滑泄。

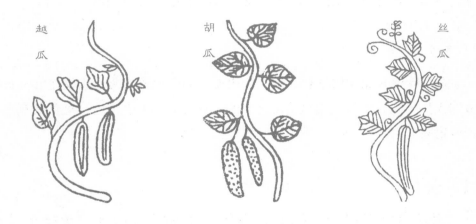

越瓜　　胡瓜　　丝瓜

【原文】

木耳味甘性平，有小毒。恶蛇虫从下过者，有大毒。枫木上生者，食之令人笑不止。采归色变者，夜视有光者，欲烂不生虫者，赤色及仰生者，并有毒，不可食。惟桑、槐、榆、柳树生者良，柘木者次之。其作树生者，动风气，发痼疾，令人肋下急损络，背膊闷。不可合雉肉、野鸭、鹌鹑食。中其毒者，生捣冬瓜蔓汁并地浆可解。

【译文】

木耳味道甘甜性质平和，略带毒性。毒蛇毒虫从下面经过的，毒性很大。枫木上生的，吃了使人大笑不止。采回来颜色发生变化的、晚上见有发

中华养生宝典

光的、快要烂了但不生虫的、红色以及朝上生的等都有毒，不能吃。只有桑树、槐树、榆树、柳树上生的好，柘木上生的比较好。其他树上生的，动风气，使人旧病复发，使人肋下难受，损伤经络，背和肩膊气不畅通。不能和野鸡、野鸭、鹌鹑一起吃。吃木耳中毒的人，捣生冬瓜藤汁和地浆能够解除。

【原文】

香蕈味甘性平。感阴湿之气而成，善发冷气，多和生姜食良。生山僻处者，有毒杀人。皂荚蕈有毒，不可食。

【译文】

香蕈味道甘甜性质平和，是感染阴湿气而生成的，善于引发冷气，最好多加入生姜吃。生长在山里偏僻之处的，有毒能致人于死地。皂荚蕈有毒，不可用来食用。

【原文】

天花蕈味甘性平。五台山多蛇，蕈感其气而生，故味虽美而无益。煮时以金银器试之，不变黑者，方可食之。

【译文】

天花蕈味道甘甜性质平和。五台山蛇多，蕈感染蛇气而生成，因此味道虽然很鲜美，但对人没有益处。煮的时候用金银器放到汤中试一下，如果金银器不变黑的，才能食用。

【原文】

蘑菇蕈味甘性寒。一云有毒，不可多食，动风气发病，勿同雉肉食。鸡㙡味甘性平，出云南。

蘑菰蕈味道甘甜性质寒冷。有种说法认为这种植物有毒，不能多吃，否则会动风气发病。不要和野鸡一起食用。鸡坳味道甘甜性质平和，出产于云南。

【原文】

土菌味甘性寒，有毒。槐树上生者良，野田中者有毒杀人。多食发冷气，令人腹中微微痛，发五脏风，壅经脉，动痔漏，令人昏昏多睡，背膊四肢无力。冬春无毒，夏秋有毒，或有蛇虫从下过也。夜中有光者，欲烂无虫者，煮之不熟者，煮讫照人无影者，上有毛下无纹者，仰卷赤色者，坟墓中生棺木上者，并有毒杀人。勿同雉肉、鹌鹑食。中其毒者，地浆及粪解去。煮菌时，投姜屑饭粒，若色黑者，杀人，否则无毒。或以苦茗、白矾勺新水咽下解之。妊妇食之，令子风疾。广南人杀蛇，覆之以草，以水洒之，数日菌生，采干为末，入酒毒人。遇再饮酒，毒发立死。又南夷以胡子蔓草毒人至死，悬尸于树，汁滴地上，生菌子收之，名菌药，毒人至烈。此皆不可不知，故并记之。苦竹菌有大毒，忌食。

【译文】

土菌味道甘甜性质寒冷，有毒。槐树上长出来的比较好，野田中生的有毒能致人于死地。多吃引发冷气，使人腹中微微作痛；发五脏风气，阻塞经脉，引起痔漏，使人昏昏欲睡，背部、膊、四肢软弱无力。冬天、春天生的土菌没有毒性，夏天、秋天生的有毒，或许是有毒蛇毒虫从下面经过的缘故。夜晚有光的，快要腐烂但是没有生虫的，煮不熟的，煮完后用汤照人而没有影子的，正面有毛而反面没有斑纹的，朝上卷曲颜色鲜红的，坟墓中长在棺木上的，都有毒能够杀死人。不要和野鸡肉、鹌鹑一同食用。中土菌毒的人，可以用地浆和粪清解毒气。煮菌子的时候，放入姜屑或饭粒，如果颜色变黑的，就有毒能毒死人，如果不变色就没有毒。或者用苦茗、白矾，舀着刚从井里打上来的水喝下，可以解除菌中毒。妊妇吃土菌，生下的小孩容易得风病。广东南部人杀死毒蛇，用草盖住，把水洒在草上，几天后就长出菌子来，然后把菌子采下来晒干，研成末，投入酒中来毒人。喝完毒酒后，如果再饮第二次，就会毒发立刻死去。另外南方少数民族用胡蔓草把人毒死，把尸体悬挂在树上，尸汁滴在地上，长出菌子来，把菌子采摘收藏起来，称为菌药，毒人非常厉害。这些都不能不知道，因此一起记载下来。苦竹菌有大毒，千万不能食用。

【原文】

羊肚蕈味甘性寒。患冷积腹痛泄泻者，勿食。

【译文】

羊肚蕈味道甘甜性质寒冷。患冷积、腹痛、腹泻的人，不要吃。

【原文】

葛花菜味苦甘，性凉。产诸名山，秋霜浮空，如芝菌涌生地上，色赤味脆，亦蕈类也。

【译文】

葛花菜味道苦涩而带有甜味，性凉。产于深山之中，秋霜漂浮在空中时，葛花就像芝菌一样在地上生长出来，红色味道很脆，也是属于蕈类。

【原文】

地耳味甘性寒。春夏生雨中，雨后速采，见日即不堪用。俗名地踏菰。

地耳，味道甘甜性质寒冷。春夏两季在雨天里生长，雨停后马上采收，见到太阳后就不能用了。俗称地踏菰。

【原文】

石耳味甘性平，味胜木耳。

【译文】

石耳味道甘甜性质平和，味道尝起来要比木耳美。

【原文】

鹿角菜味甘，性大寒，解面毒。丈夫不可久食，发痼疾，损腰肾经络血气，令人脚气冷痹，少颜色。

【译文】

鹿角菜味道甘甜，性大寒，能解面部中的毒。男子不能经常吃，否则会使旧病复发，损害腰肾经络的血气，使人脚冷麻木，脸色难看。

紫菜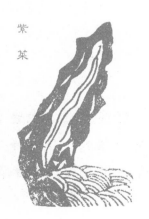

龙须菜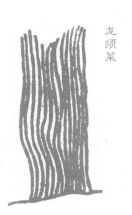

中华养生宝典

【原文】

龙须菜味甘性寒，患冷气人勿食。

【译文】

龙须菜味道甘甜性质寒冷，患冷气病的人不要吃。

【原文】

石花菜味甘咸，性大寒滑。有寒积人食之，令腹痛，多食弱阳，发下部虚寒。

【译文】

石花菜味道甘甜而有咸味，性大寒而平滑。有寒积的人吃了，使人腹部疼痛，吃多了削弱阳气，会引发下部虚寒的疾病。

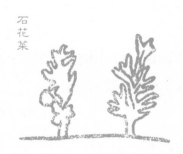
石花菜

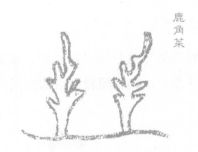
鹿角菜

【原文】

紫菜味甘咸，性寒。多食令人发气腹痛。有冷积者食之，令吐白沫，饮热醋少许可解。其中防小螺蛳损人，须拣净用。凡海菜皆然。石莼味甘性平，似紫菜而色青。凡海菜，忌甘草。

【译文】

紫菜味道甘甜而且带有咸味，性质寒冷。吃多了使人腹内产生气体而疼痛。有冷积病的人吃了，会吐白沫，喝一点热醋就可解除。紫菜中要防小螺蛳伤害人，必须拣干净才能食用。凡是海里产的菜都是如此。石莼味道甘甜性质平和，像紫菜草但颜色比紫菜要青。凡是海里产的菜，都不能与甘草一起食用。

【原文】

海带味甘咸，性寒滑。不可与甘草同食。

【译文】

海带味甘咸，性寒滑。不能与甘草同时吃。

【原文】

海苔味甘咸，性寒。多食发疮疥，令人痿黄少血色。

【译文】

海苔味道甘甜而且带有咸味，性质寒冷。吃多了会导致生疮疥，使人四肢、身体萎缩虚弱，脸色发黄没有血色。

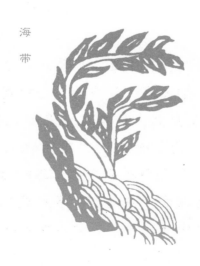

海带

卷四：果　类

【原文】

　　李子味甘酸，性微温。多食令人胪胀，发痰疟虚热。同蜜及雀肉、鸡肉、鸡子、鸭肉、鸭子食，损五脏。同浆水食，令霍乱。勿同麋鹿、獐肉食。李味苦涩者，不可食；不沉水者有毒，勿食。服术人忌之。妊妇服之，子生疮疥。

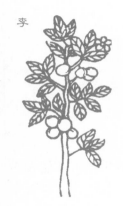

李

【译文】

　　李子味道发甜发酸，性微温。食用过多会使人胪胀，发痰、疟疾、虚热等病症。和蜂蜜以及雀肉、鸡肉、鸡蛋、鸭肉、鸭蛋同吃，会损坏五脏。和水浆同吃，使人患霍乱病。不要与麋鹿、獐肉同吃。李子味道发苦发涩的，不能吃；放到水里不下沉的李子有毒，不要吃。服术药的人不能吃李子。孕妇误食，会使小孩生疮疥。

【原文】

　　杏子味甘酸，性热，有小毒，不益人。生食多伤筋骨，多食昏神，令膈热生痰，动宿疾。发疮痈，落须眉。病目者食多，令目盲。小儿多食，成壅热，致疮疖。产妇尤宜忌之。杏仁味甘苦，性温，有小毒。两仁者杀人，花开六出，核必双仁。杏仁作汤，白沫不解者，食之令气壅身热。汤经宿者动冷气。能消犬肉，索粉积。双仁者误食，或食杏仁多致迷乱将死，急取杏根煎汤服可解。八旦杏仁味甘性温，多食亦能动宿疾也。

杏子味道发甜发酸，性热，有轻微的毒性，对人没有好处。生吃多半会伤害筋骨，吃得太多会使人神志昏迷，导致膈热生痰，引起旧病复发，发疮痈，胡须眉毛脱落。眼睛有病的人不能多吃，否则会导致失明。小孩吃多了，会造成壅热，导致长疮疖。刚生小孩的妇女千万不能吃。杏仁味甘苦，性温，有轻微毒性。杏子有两个仁的可以毒死人，开的花有六片花瓣，它的核一定是双仁。杏仁作汤，白沫不解散的，吃了使人气脉阻塞，身体发热。过夜的杏仁汤动冷气。能消除犬肉，离散粉积。不小心吃双仁杏仁，或者吃杏仁太多引发中毒以致迷乱快要死的时候，马上取杏根煎汤服用就能够解除。八旦杏仁味甘性温，吃多了也能够引起旧病复发。

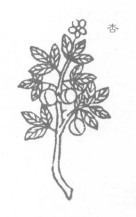

杏

【原文】

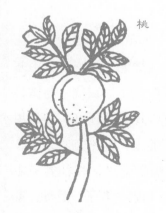

桃

桃子味甘酸，性温，微毒。多食损脾助热，令膨胀，发疮疖。同鳖肉食，患心痛。食桃浴水。使人泄泻成淋病，及寒热病。能发丹石毒，生桃尤损人，食之有损无益。五果列桃为下，服术人忌之。桃仁味甘苦，性平。双仁者有毒，宜去之。桃花勿用千叶者，令人目黄鼻血不止。

【译文】

桃子味道发甘发酸，性温，有轻微的毒性。吃多了损坏脾脏，助长热气，使人肚胀，发疮疖。与鳖肉同吃，会患心痛病。喝了洗桃子的水，会使人拉肚子，且久泻不止，还会导致寒热病症。能发丹石毒，没成熟的桃子尤其对人有害，吃了只有害处，没有益处。五果中把桃子列为最下等，服术类

441

药的人禁止食用。桃仁味发甘发苦，性平。双仁的有毒，应该去掉它。不要用有重叠花瓣的桃花，用了使人眼睛发黄，鼻子出血不止。

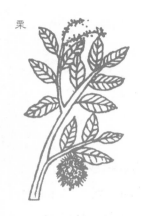
栗

【原文】

栗子味甘咸，性温。生食则发气，蒸炒热食则壅气；风过者生熟咸宜，再经日晒作油灰气。同橄榄食，有梅花香。中扁者名栗楔。栗作粉食，胜于菱芡。但饲小儿，令齿不生。患风疾及水肿者，并不宜食。小儿不可多食，生则难化，热则滞气，膈热生虫，往往致病，勿同牛肉食。密取一栗咬破，蘸香油和众栗炒，俱不发爆。取苞中自裂出栗子，以润沙密藏，夏初尚如新也。如苞未树上自坠者，不能久藏，且易腐。

【译文】

栗子味道发甘发咸，性温。生吃就会引发气病，蒸炒熟，热吃就会阻塞气脉，经风吹干的生、熟都适宜吃，再经过太阳晒就会产生油灰气。与橄榄同吃，有梅花香味。中间扁的叫栗楔。栗子作成粉吃，比菱芡还好。但是用来喂小孩子，就会使小孩不长牙齿。患风疾和水肿病的人，都不宜吃栗子。小孩不能多吃，因为生的难消化，热的滞气，导致膈热生虫，往往容易生病。不要和牛肉同吃。悄悄地拿一栗子咬破，蘸上香油和别的栗子一起炒，都不会发爆。取栗苞中自己裂出来的栗子，用湿润的沙子密藏，到第二年夏初还像刚出的一样。如果苞不是树上自己掉下来的，则不能久藏，而且容易腐烂。

【原文】

枣子味甘，生性热，熟性平。生食多令人热渴膨胀，动脏腑，损脾元，助湿热，患寒热胃弱羸瘦人不可食。同蜜食，损五

442

脏。熟枣多食，令人齿黄生蝨。同葱食，令五脏不和。同诸鱼食，令腰腹痛。勿与鳖、蟹同食，久食最损脾，助湿热。患齿病、疳病、虫蝨及中满者勿食，小儿食多生疳。枣叶微毒，服之使人瘦，久即呕吐。

【译文】

枣子味道甘甜，生的性热，熟的性平。吃生的太多会使人热渴肚胀，动摇脏腑，损伤脾脏元气，助长湿热之气，患寒热、胃弱病，身体羸瘦的人不能吃。与蜂蜜同吃，会破坏五脏。熟枣吃太多，使人牙齿发黄生虫。和葱一起吃，会使五脏不调和。与鱼一起吃，使人腰、腹疼痛。不要和鳖、蟹一起吃，经常吃对脾脏损伤会很厉害的，助长湿热之气。患牙病、疳病、虫牙及腹中胀满等疾病的人不要吃，小孩子吃多了生疳积病。枣叶有轻微的毒性，服下会使人消瘦，经常吃就会导致呕吐。

【原文】

柿子味甘性寒，多食发痰。同酒食，易醉，或心痛欲死。同蟹食，令腹痛作泻，或呕吐昏闷，惟木香磨汁灌之可解。鹿心柿尤不可食，令寒中腹痛。干柿勿同鳖肉食，难消成积。凡红柿未熟者，以冷盐汤浸，可经年许，但盐藏者，微有毒。

【译文】

柿子味道甜美，性寒，吃多了会生痰。当下酒菜吃容易醉，或者使人心痛得厉害。与蟹同吃，使人腹痛泻肚子，或者呕吐昏闷，只有木香磨成汁灌进去才能解毒。鹿心柿尤其不能吃，它会使人内脏发冷，引起腹痛。干柿子不要和鳖肉一块吃，因为它难消化，容易造成积病。凡是红柿子没有成熟的，用冷盐水浸泡，能够留一年左右，但是用盐收藏的柿子，稍微有些毒性。

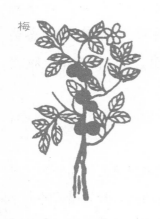

梅

【原文】

　　梅子味酸性平。多食损齿伤筋，蚀脾胃，令人膈上痰热。服黄精人忌之。不可与猪、羊肉、麋、鹿、獐肉同食。食梅齿齼者，嚼胡桃肉解之。梅子同韶粉食，不酸，不软牙。乌梅性温，忌猪肉。白梅与乌梅同功。暗香汤：取半开梅花，溶蜡封花口，投蜜罐中。每取一二朵，同蜜一匙，点滚水服。清水揉梅叶，洗蕉葛衣，经夏不脆。梅叶煎汤，洗衣霉即去，甚妙。

【译文】

　　梅子味道发酸，性平。吃多会损伤牙齿、伤害筋骨、腐蚀脾胃，使人膈上痰热。服用黄精的人不能吃梅子。不能和猪、羊肉，以及麋、鹿、獐肉同吃。梅子吃的过多而导致牙齿酸软的人，嚼胡桃肉能够解除。梅子与韶粉同时吃，不酸，也不会使牙齿酸软。乌梅性温，不能与猪肉同食。白梅与乌梅功能相同。暗香汤作法：取开了一半的梅花，烧溶蜡封闭花口，放入蜂蜜罐子里。每次取梅花一二朵，连同蜂蜜一匙，泡开水服下。用清水揉梅叶，用来洗蕉布葛布衣，一个夏天都不会脆。梅叶煎成汤，用来洗衣服上的霉，马上就能去掉，效果非常好。

【原文】

　　梨味甘微酸，性寒。多食令人寒中，损脾萎，困金疮。乳妇产后血虚者勿食，生食多成冷痢。梨与萝卜相间收藏，或削梨蒂种于萝卜上藏之，皆可经年不烂。今北人每于树上包裹，过冬乃摘，亦妙。

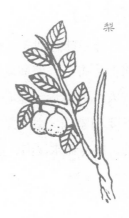

梨

梨味发甜稍带酸味，性寒。多吃使人腹内寒冷，损害脾脏，使它萎缩，窘迫金疮。产后血虚的妇女不要吃，生吃会导致冷痢病。梨子与萝卜互相分开收藏，或者削掉梨蒂散布在萝卜上收藏，都能够经过一年不烂。现在北方人常常在树上把梨子包裹起来，过了冬才摘，这个方法也很好。

【原文】

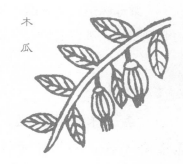

木瓜味酸涩，性温。忌铁器，多食损齿伤骨。以铅霜或胡粉涂之，则伤酢味，且无渣。木瓜树作桶濯足，甚益人。

【译文】

木瓜味道酸涩，性温。忌讳铁器。吃多了会损坏牙齿，损伤骨胳。用铅霜或者胡粉涂在瓜上，可以去掉醋味，并且没有渣。用木瓜树做成的桶子洗脚，对人很有益处。

【原文】

榅桲味酸甘，性微温。形似木瓜而有毛，其气甚香。多食发热毒，涩血脉，聚胸膈痰。同车螯食，发疝气。卧时生食，多食胃脘痞塞。

【译文】

榅桲味道发甜发酸，性微温。形状像木瓜但没有毛，它的气味很香。吃多了发热毒，使血脉细而涩滞不利。气积聚胸中，膈上起痰。和螃蟹一类的东西同吃，会引发疝气。睡觉的时候生吃，容易使胃脘堵塞。

445

【原文】

棠球味酸甘，性微温。生食多令人嘈烦易饥，脾胃弱者及齿龋人勿食。

【译文】

棠球味道发甜发酸，性微温。生的吃多了会使人心躁烦闷，常会令人感觉到饥饿，脾胃弱的人以及患龋齿病的人不要吃。

【原文】

奈子味苦甘酸涩，性寒，微毒。多食令人肺寒胪胀，凡病人食之尤甚。苹果味甘性平，一名频婆，比奈圆大，味更风美。

【译文】

奈子味道发苦发酸且有涩味，性寒，有轻微的毒性。吃多了会使人肺寒胪胀，若是病人吃了病情会更加厉害。苹果味道甘甜，性平，又叫频婆，比奈子圆大，味道更加甜美。

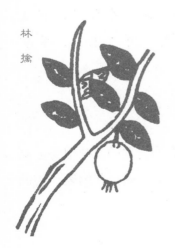

林檎

【原文】

林檎味甘酸，性温，俗名花红。多食令人百脉弱，发热生痰滞气，发疮疖，令人好睡。其子食之。令人心烦。林檎树生毛虫，埋蚕蛾于下，或以洗鱼水浇之，即止。

【译文】

林檎味道发甜发酸，性温，俗名叫花红。吃多了使人百脉微弱，发热、生痰、滞气、发疮疖，使人犯困，光想睡觉。吃了它结的果实，会使人心烦。林檎树容易生毛虫，在

中华养生宝典

树下埋只蚕蛾，或者用洗鱼水浇灌，就不会生了。

【原文】

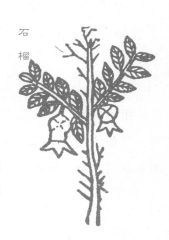

石榴味甘酸涩，性温。多食令人损肺。伤齿令黑，恋膈生痰。凡服食药物人忌之。

【译文】

石榴味道酸甜发涩，性温。不能多吃否则会损伤人的肺脏，损坏牙齿，使牙齿变黑，留在膈上不动容易生痰。凡是服用药物的人都不能食用。

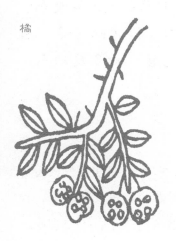

【原文】

橘子味甘酸，性温。多食恋膈生痰，滞肺气。同螃蟹食，令患软痈。同獭肉食，令恶心。勿与槟榔同食，橘皮干者名陈皮，味苦辛，性温。若多用久服，能损元气。橘瓣上筋最难化，小儿多食成积。松毛裹橘，留百日不干，绿豆亦可。忌近酒米，柑橙亦然。橘下埋鼠，则结实加倍。

【译文】

橘子味道发甜发酸，性温。吃多了恋膈生痰，阻滞肺气。和螃蟹同吃，会使人患软痈病。与獭肉同吃，会使人产生恶心的症状。不要与槟榔同吃。干橘皮称为陈皮，味苦辛，性温。如果长期过量服用，就会损耗人的元气。橘瓣上的筋最难消化，小孩吃多了会造成食物滞积。用松树毛包裹橘子，留一百天都不会干。用绿豆也可以。忌讳接近酒和米，柑橙也是这样。橘子树下埋老鼠，则结的橘子会加倍。

【原文】

柑子味甘性寒。多食令脾寒成癖，及肺寒咳嗽生痰，发阴汗，令大肠泻痢，即用柑皮煎汤，或饮盐汤可解。多食柑皮，令肺燥。

【译文】

柑子味道甘甜，性寒。多吃使人脾寒，造成饮水不消的病症，以及肺寒、咳嗽生痰等病症，出冷汗，大肠泻痢，就用柑皮煎汤，或者喝盐水能够解除症状。柑皮吃多了，就会导致肺部燥热。

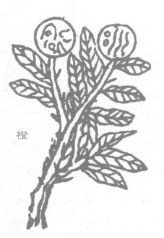

橙

【原文】

橙子味甘性寒。多食伤肝气，发虚热。同猴肉食，发头旋恶心。橙皮味苦辛，性温。宿酒未解，食之速醒。食多反动气，勿同槟榔食。

【译文】

橙子味道甘甜，性寒。多吃会损伤肝气，发虚热。和猴肉同吃，使人头晕恶心。橙皮味苦辛，性温。如果喝醉酒第二天还没醒来，这时吃橙皮马上就会清醒了。不要多吃，否则会触动元气，不要和槟榔同吃。

【原文】

香橼味辛酸，性温。揉蒜罨其蒂上，则香更充溢。浸汁浣葛纻，胜似酸浆也。佛手柑味辛甘，性平，与香橼功用相同。

【译文】

香橼味辛酸，性温。揉大蒜敷在它的蒂上，香气就更加浓郁四溢。浸成的汁洗葛纻，比酸浆还好。佛手柑味辛甘，性平，与香橼的功能用途相同。

【原文】

金柑味甘酸，性温。藏绿豆中，经时不变。

【译文】

金柑味道酸甜，性温。收藏在绿豆中，留一个季节都不会变质。

【原文】

枇杷味甘酸，性平。多食，动脾发痰助湿。同面食及炙肉食，发黄病，壅湿热气。

【译文】

枇杷味道酸甜，性平。吃多了会伤脾、发痰助长湿气。与面食和炙肉同吃，会引发黄病，阻塞湿热气散发。

【原文】

胡桃肉味甘，衣涩，性温。多食生痰涎，动风气，脱眉发，令人恶心吐水。同酒食多，令咯血动肾火。连衣食，敛肺气。不可合雉肉、野鸭同食。胡桃肉与铜钱共食，即成粉。食酸齿齼，细嚼桃肉即解。去衣法，凡胡桃一斤，用甘蔗节五六段，和汤煮透。经一宿，次早略煮，取去壳，衣随脱。油胡桃有毒，伤人咽肺。

【译文】

胡桃肉味道甘甜，皮涩，性温。吃多了生痰、口水，动风气，掉头发眉毛，使人恶心吐酸水。与酒同吃太多，使人咯血动肾火。连皮吃，收敛肺气。不能与野鸡肉、野鸭肉同吃。胡桃肉与铜钱一起吃，就变成粉。吃了酸东西牙齿酸软，细嚼胡桃肉就解除了。去皮的方法，凡是胡桃一斤，用甘蔗节五六段，加水一起煮透。经过一夜后，第二天早晨稍煮一下，取去壳，它的皮也随着脱了。油胡桃有毒，对人的咽喉、肺脏有损害。

【原文】

　　杨梅味酸甘，性温。多食发疮助热生痰，损齿伤筋。有火病者勿食。忌与生葱同食。以柿漆抖核曝之，仁自裂出。

【译文】

　　杨梅味道酸甜，性温。吃多了发疮毒，助长热气，生痰，损坏牙齿，伤害筋骨。有火病的人不能吃。不能与生葱同吃。用油柿漆拌杨梅核晒，梅仁就会自动裂出来。

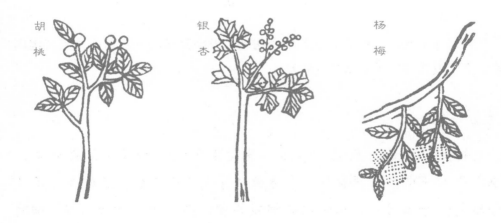

【原文】

　　樱桃味甘涩，性热。多食令人呕吐，立发暗风，伤筋骨，败血气，助虚热。小儿食之过多，无不作热。有寒热病人不可食，宿有湿热病及喘嗽者，食之加剧，且有死者。过食太多，发肺痈、肺痿。其叶同老鹅煮，易软熟。

樱桃味道甘甜，但略带涩味，性热。多吃使人呕吐，马上发暗风，损伤筋骨，败坏血气，助长虚热。小孩吃得太多会起热疮的。有寒热病的人不能吃。原来有湿热病以及患哮喘咳嗽的病人，吃了以后会使病情加剧，甚至有可能会导致死亡。吃得过多，就会引发肺痈、沛痿等病症。它的叶子和老鹅一起煮，鹅肉容易熟并且嫩软。

【原文】

银杏味甘苦涩，性温，有小毒，即白果。生食引疳，熟食多令人胪胀壅气动风。小儿食多昏霍，发惊引疳。同鳗鲡食，患软风，妊妇食之滑胎。银杏能醉人，食满及千者死。三棱者有毒。临炒时，密取一枚手握，炒不发爆。生捣能浣衣帛油腻。

【译文】

银杏味道甘苦发涩，性温，有轻微的毒性，也叫白果。生吃会引起疳积，熟食又容易使人胪胀，阻塞气脉，动风气。小孩不要多吃，否则会导致昏厥霍乱，引发惊病导致疳积。与鳗鲡同吃，易患软风病，孕妇吃了会导致滑胎流产。银杏能够醉人，吃满到一千枚就会被醉死。三棱的银杏有毒。临炒的时候，悄悄地拿一枚抓在手里，炒时就不会发爆。生的捣碎能洗去衣帛上的油腻。

【原文】

榛子味甘性平。凡收藏榛松瓜仁类，以灯心剪碎，和入罐内，放燥处，不油。

451

【译文】

榛子味道甘甜，性平。凡是收藏榛、松、瓜、仁类，把灯芯剪碎，和入罐子里，放在干燥的地方，不会走油变味。

【原文】

松子味甘性温。多食生痰涎，发虚热。不可同胡羊肉食。凡松子细果将油者，摊竹纸熔之，还好。

【译文】

松子味道甘甜，性温。吃多了生痰、口水，发虚热。不能与胡羊肉同吃。凡是松子细果即将走油变味的，摊开竹纸焙松子，能够使松子重新变好。

【原文】

榧子味甘涩，性热。同鹅肉食，患断节风，又令气上壅。反绿豆，能杀人。猪脂炒榧，黄皮自脱。同甘蔗食，其渣软。榧煮素羹，味更恬美。多食引火入肺，大肠受伤也。

【译文】

榧子味道甘甜发涩，性热。与鹅肉同吃，患断节风，又会使气往上凝聚。与绿豆相反，不能与绿豆吃，否则会毒死人。用猪油炒榧子，黄皮自然脱落。与甘蔗同吃，它的渣就会变得柔软。用榧煮素汤，味道更加甜美。吃多了引火入肺，使大肠受损伤。

【原文】

荔枝味甘性热。多食发热烦渴，口干衄血，鲜者尤甚，令即龈肿口痛。患火病及齿䘌人尤忌之。食荔多则醉，以壳浸水饮之即解。荔枝熟时，人未采，则百虫不敢近；人才采动，乌乌、蝙蝠、虫类无不伤残之也。故采荔枝者，心日中众采。一日色变，二是味变，三日色味俱变。若麝香触之，花实尽落也。以针刺荔壳数孔，蜜水浸瓷碗内，隔汤蒸透，肉满甘美。

【译文】

　　荔枝味道甘甜，性热。吃多了会发热气，烦闷、口渴、口干、鼻子出血，鲜荔枝尤其厉害，使人立刻龈肿口痛。患火病、虫牙的人尤其不能吃荔枝。吃荔枝太多就会使人产生如同酒醉的症状，用荔枝壳浸水喝下就会解除。荔枝成熟的时候，在没人采摘以前，百虫都不敢接近；人刚采摘，鸟雀、乌鸦、蝙蝠、虫类无不来伤残它。因此采荔枝的时候，必须在白天大家一起采摘。荔枝采摘后一天颜色就会发生变化，第二天就会变味，第三天色味都会改变。如果麝香接触荔枝树，花、果实都会全部落光。用针刺荔枝壳多孔，用蜂蜜水浸在瓷碗里，隔着水蒸透，荔枝肉饱满，味道甜美。

【原文】

　　龙眼味甘性平，生者用沸汤瀹过，食不动脾。

【译文】

　　龙眼味道甘甜，性平，生的用开水浸渍后，吃起来不动脾。

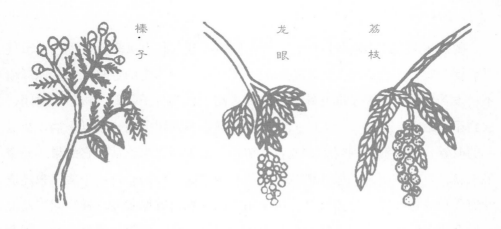

榛·子　　龙眼　　荔枝

【原文】

龙荔味甘性热，有小毒。状如小荔枝，而肉味如龙眼。生食令人发痛，或见鬼物。

【译文】

龙荔味道甘甜，性热，有轻微的毒性。模样就像小荔枝，而且肉味像龙眼。生吃使人引发癫痫病，或者见到鬼物。

【原文】

橄榄味涩甘，性温。多食令气上壅。过白露摘食，不病疟。食橄榄去两头，其性热也。得盐不苦涩，同栗子食甚香。用锡合收藏，以纸封固，置净地上，至五六月不坏。橄榄树高难采，将熟时，以木钉钉之，或纳盐少许于根皮内，其实一夕自落，其枝节间有脂膏如桃胶，采取和皮叶煎汁熬如黑饧，谓之榄糖，用粘船隙，牢如胶漆，著水益干。用木作舟楫，拨著鱼皆浮出，故橄榄能解一切鱼毒。

【译文】

橄榄味道发甜但略带涩味，性温。吃多了使气往上凝聚。过了白露节气以后摘着吃，不会患疟疾。吃橄榄要去掉两头，因为它的性热，加盐以后就不再发苦发涩，与栗子同吃味道会更加香甜。用锡合子收藏，再用纸封闭，放到干净地上，到第二年五、六月都不会坏。橄榄树很高，难以采摘，快成熟的时候，用木钉钉到树上，或者在树根、皮里加上少许盐，它的果实一个晚上就会自动落下来。橄榄树枝节之间有像桃胶一样的脂膏，采集下来连皮叶煎汁熬成像黑糖，称为榄糖，用来粘船的缝隙，就像胶漆一样牢固，浸上水后会更干。用橄榄树制作船只，船移动时碰上鱼，鱼都会漂出水面，因此橄榄能解除一切鱼毒。

【原文】

梧桐子味甘性平。生食无益，多食生痰涎，动风气。

【译文】

梧桐子味道甘甜，性平。生吃没有益处，吃多了生痰涎，动风气。

【原文】

槟榔味苦辛涩，性温。头圆矮平者为榔，形尖紫文者为槟。槟力小，榔力大。勿经火，若熟使，不如不用。鸩鸟多集槟榔树上，其外皮即大腹皮也。宜依法洗制，方可用之。槟榔得块留藤，瓦垄子灰同咀嚼之，吐出红水一口，则柔滑甘美。多食则发热。勿同橙、橘同食。

【译文】

槟榔味苦辛涩，性温。其头圆、矮、平的叫榔，形状尖，有紫色斑纹的叫槟。槟的功力小，榔的功力大。不能用火烘煮，如果将它弄熟来使用，还不如不用。鸩鸟大多集聚在槟榔树上，槟榔的表皮就是大腹皮。要按照一定的方法洗制，才可以使用。槟榔加上块留藤、瓦垄子灰一起咀嚼，吐出一口红水，味道就柔滑甘美。吃多了就会发热气，不要与橙、橘一起食用。

【原文】

莲肉味甘涩，性平。食莲子不去心，令人作吐。多食生者，微动冷气胀人，患霍乱及大便闭燥者少食。荷梗塞穴，鼠自去。煎汤洗镴垢自新。莲花及蕊须忌地黄葱蒜，花畏桐油。

【译文】

莲子肉味道甘甜但稍带涩味，性平。吃莲子不去掉心，会使人作呕。吃生的太多了，就会稍动冷气，使人腹胀，患霍乱以及大便闭燥的人少吃。用荷梗堵塞洞穴，老鼠会自动离开。煎汤洗镶上的污垢，又变得和新的一样。莲花和蕊不能与地黄、葱蒜接触，花害怕桐油。

【原文】

藕味甘性平。生食过多，亦令冷中。少和盐水食，益口齿。同油炸米面果食，则无渣。忌铁器。

【译文】

藕味道甘甜，性平。生的吃得过多，就会使腹内寒冷。少许加些盐水吃，对人口腔牙齿有益。与油炸米、面、果吃，就没有渣。不能与铁器接触。

【原文】

菱味甘性平。生食多伤脏腑，损阳气痿茎，生蛲虫，水果中最不治病。熟食多令腹滞气。腹胀，饮姜汁酒一二杯可解。或含吴茱萸咽津亦妙。同蜂蜜食，生蛔虫。小儿秋后食多，令脐下痛，花开背日，芰花开向日，故菱寒而芰暖。熟干性平，生则冷利。四角三角为芰，两角为菱，功用相同。勿合犬肉食。

【译文】

菱角味道甘甜，性平。吃生的太多伤害脏腑，损伤阳气，使男人阳痿，生蛲虫，水果中最不能治病的就是菱角。熟的吃太多会导致腹内滞气。吃菱引起腹胀时，喝姜汁酒一二杯就能够解除，或者含吴茱萸咽下津液效果也很好。与蜂蜜同吃，会生蛔虫。秋后小孩吃得太多，会使肚脐下痛。菱开的花背着太阳，芰开的花向着太阳，因此菱性寒而芰性暖。煮熟风干的菱性平，生的菱就冷利。四个角、三个角的叫芰，两个角的叫菱，功能、用途相同。不要和狗肉一起吃。

【原文】

芡实味甘性平。生食过多，动风冷气；熟食过多，不盖脾胃，兼难消化。小儿多食，令不长。芡实一斗，用防风四两，煎汤浸过，经久不坏。

【译文】

芡的果实味道甘甜，性平。生的不能多吃否则会动风冷气，熟的吃得太多，会伤害脾胃，又难消化。小孩吃太多，个子长不高。一斗芡的果实，用上防风四两，煎成汤浸泡以后，留很久都不会坏。

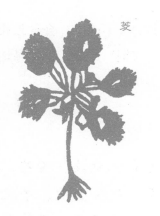
菱

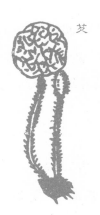
芡

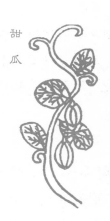
甜瓜

【原文】

茨菇味苦甘，性寒。多食发虚热及肠风痔漏、崩中带下，令冷气腹胀，生疮疖，发脚气，患瘫痪风，损齿失颜色，皮肉干燥。卒食之，使人干呕。孕妇忌食，能消胎气。小儿食多，令脐下痛，以生姜同煮，可解毒。勿同吴茱萸食。

457

【译文】

茨菇味道发苦，性寒。吃多了发虚热以及肠风、痔漏、崩中带下等病症，使人得冷气病，腹胀满，生疮疖，发脚气，患瘫痪风，损坏牙齿，使人脸上少血色，皮肉干燥。吃得太急促，使人干呕。孕妇禁忌食用，因茨菇能够消除胎气。小孩吃得太多，会导致肚脐下痛。用生姜一起煮，可以解茨菇的毒性。不要与吴茱萸同吃。

【原文】

荸荠味甘，性寒滑，即地栗，有冷气人不可食，令腹胀气满，小儿秋月食多，令脐下结痛。合铜嚼之，铜渐消也。勿同驴肉食，食筋急。

【译文】

荸荠味道甘甜，性寒滑，也叫地栗。有冷气病的人不能吃，会导致腹胀气满。小孩子秋季吃太多，会导致肚脐下结块痛。与铜一起嚼，铜渐渐地就会消化。不要与驴肉同吃，会导致抽筋。

【原文】

甜瓜味甘，性寒滑，有小毒。多食发虚热、痼疾、黄疸，及阴下湿痒生疮，动宿疾症癖，损阳气下痢，令人虚羸，手足乏力，惙惙气弱。同油饼食，作泻。病后食之，成反胃。患脚气者食之难愈，食多解药力。夏日过食，深秋泻痢，最为难治。凡瓜有两鼻两蒂杀人。五月瓜沈水者，食之患冷病，令终身不瘥。九月被霜者，食之冬病寒热。瓜性最寒，曝而食之，尤冷。张华《博物志》云："人以冷水渍至膝，可顿啖瓜至数十枚；渍至项，其啖转多，水皆作瓜气。"未知果否？食瓜伤腹胀者，食盐花易消，或饮酒，或服麝香水可解。

【译文】

甜瓜味道香甜，性寒滑，有轻微的毒性。吃多了会引发虚热病、久治不愈的病、黄疸病，以及阴下湿痒生疮，引发旧病和饮水不消的病症，损伤阳气，导致下痢，使人身体虚弱，手足无力，气息咽咽。与油饼同吃，引起垃肚子。病后吃甜瓜，造成反胃。患脚气的人，吃了难以痊愈，吃多了解除药力。夏天吃太多，到深秋时节容易患泻痢，最难治好。凡是有两个鼻两个蒂的甜瓜，都有毒杀人。五月放到水里下沉的瓜，吃了患冷病，并且会终身不愈。九月经过霜冻的甜瓜，吃了冬天会患寒热病。甜瓜性最寒，晒了以后再吃，尤其冷。张华《博物志》上说："用冷水浸到人的膝盖，每顿可吃甜瓜达数十枚；浸到脖子处，吃得更多，水也全部散发瓜的气味。"不知道是否果真有此事？吃甜瓜受伤，引起腹胀的人，吃盐花容易消除，或者喝酒，或者服麝香水也能够解除腹胀。

【原文】

西瓜味甘性寒。胃弱者不可食，多食作吐痢，发寒疝，成霍乱冷病。同油饼食，损脾气。食瓜后，食其子，不噫瓜气。以瓜划破曝日中，少顷食，即冷如冰。近糯米粘酒气，即易烂。猫踏之易沙。

【译文】

西瓜味道甘甜，性寒。胃虚弱的人不能吃，吃多了引起呕吐泻痢，发冷疝气，形成霍乱冷病。与油饼同吃，会损伤脾的元气。吃西瓜后，再吃西瓜子，嘴里不会有瓜的气味。把西瓜划破，放到太阳下晒，等一会再吃，就会像冰一样凉。接近糯米，粘上酒气，就容易烂。猫踩了以后容易变沙。

【原文】

葡萄味甘酸，性微温。多食助热，令人卒烦闷昏目。甘草作钉针葡萄，立死。以麝香入树皮内，结葡萄尽作香气，其藤穿过枣树，则实味更美。葡萄架下不可饮酒，防虫屎伤人。

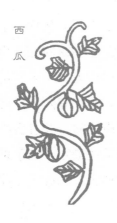
西瓜

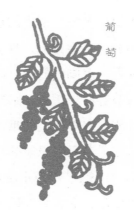
葡萄

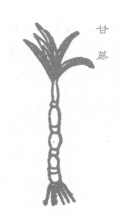
甘蔗

【译文】

　　葡萄味道酸甜，性微温。吃多了助长热气，使人突然烦闷，视力下降。甘草作钉子，扎到葡萄树上，马上就死。将麝香注入树皮内，结的葡萄香气飘扬。葡萄藤穿过枣树，那么葡萄的味道更甜美。葡萄架下面不能喝酒，防治有虫屎掉进酒里伤人。

【原文】

　　甘蔗味甘，性微寒。多食发虚热，动衄血。同酒过食发痰。同榧子食则渣软。烧蔗渣烟最昏目，宜避之。

【译文】

　　甘蔗味道甜美，性微寒。吃多了发虚热病，会引起流鼻血。和酒一起吃得过多就会引发多痰的症状。与榧子同食则渣柔软。烧甘蔗渣，烟最损害眼睛，应该避开。

【原文】

　　落花生味甘微苦，性平，形如香芋。小儿多食，滞气难消。近出一种落花生，诡名长生果，味辛苦甘，性冷，形似豆荚，子如莲肉。同生黄瓜及鸭蛋食，往往杀人。多食令精寒阳痿。

落花生味道甘甜但略带苦味，性平，长得像香芋。小孩吃太多，滞气难消化。近来出产一种落花生，谎称长生果，味道较苦，性冷，形状像豆荚，结的子像莲肉。与生黄瓜及鸭蛋同吃，往往会毒死人。多吃使人精寒阳痿。

【原文】

香芋味甘淡，性平。多食泥膈滞气，小儿及产妇尤宜少食。

【译文】

香芋味甘淡，性平。吃多了胶缠在膈上滞气，小孩及产妇尤其应该少吃。

【原文】

甘露子味甘性平，即草石蚕。不宜生食，多食令生寸白虫。与诸鱼同食，令人吐。或以萝卜卤及盐菹水收之，则不黑。亦可酱渍蜜藏。

【译文】

甘露子味道甘甜，性平，也叫草石蚕。不适宜吃生的，吃多了会生寸白虫。与鱼同吃，使人呕吐。有人用萝卜卤及腌菜水收藏，就不会变黑。也可以用作成酱浸蜂蜜收藏。

【原文】

桑椹子味甘酸，性微温，小儿多食，令心痛。

【译文】

桑椹子味道酸甜，性微温，小孩吃太多，使人心痛。

【原文】

黄精味甘微苦，性平。忌水萝卜。太阳之草名黄精，食之益人。太阴之草名钩吻，食之即死。勿同梅子食。

【译文】

黄精味道微苦，性平。不能与水萝卜接触。太阳之草叫黄精，吃了对人有益。太阴之草称为钩吻，人吃了马上就被毒死。不要和梅子同吃。

【原文】

马槟榔味苦甘，性大寒。又名马金囊，产妇忌食。女人多食，令子宫冷绝孕。

【译文】

马槟榔味道很苦，性大寒。又叫马金囊，产妇不能食用。女人吃多了，会使子宫寒冷，不能生育。

【原文】

椰子浆味甘性温。食之昏昏如醉，食其肉则不饥，饮其浆则增渴。

【译文】

椰子浆味道甘甜，性温。吃了会使人昏昏沉沉，像喝醉酒一样，吃椰子肉则使人不会感到饥饿，喝它的浆则更加口渴。

【原文】

庵罗果味甘性温。俗名香盖，西洛甚多。多食动风疾，凡时疾后，食饱后，俱不可食。同大蒜辛物食，令人患黄病。

【译文】

庵罗果味甘性温。俗称香盖，多产于西洛。吃多了动风疾，凡是患季节性流行病以后，吃饱以后，都不能吃。与大蒜辛辣的东西同吃，使人患黄疸病。

【原文】

诸果有毒，凡果未成核者，食之令人发痈疖及寒热。果落地，有恶虫缘过者，食之令人患九漏。果双仁者有毒杀人，瓜双蒂者、沈水者，皆有毒杀人。凡果忽有异常者，根下必有毒蛇恶物，其气熏蒸所致，食之立杀人。解诸果之毒，烧猪骨灰为末，水服。

【译文】

大多数的瓜果有毒：凡是没有成核的果子，吃了使人发痈疖和寒热病。果实落到地上后，有毒虫从上面爬过的，吃了使人患九漏之病。双仁的果子有毒，能致人于死地。有双蒂的瓜，放到水里下沉的瓜，都能毒死人。凡是果子突然出现异常情况的，根下一定有毒蛇、毒虫等东西，它们的毒气熏蒸所致，吃了能马上致人于死地。解瓜果中毒的办法，把猪骨灰烧成末，用水送服。

【原文】

收藏青梅、枇杷、橄榄、橙、李、菱、瓜类，以腊水入些少铜青末，密封干净罐内，久留生不变。或用腊水入薄荷、明矾少许，将诸果各浸瓮内，久藏味佳，且不变色。

【译文】

收藏青梅、枇杷、橄榄、橙、李、菱和瓜类，用腊月的雪水加入少许铜青粉末浸泡它们，密封在干净罐内，留很久都不会变质。或者用腊月的雪水加入少许薄荷、明矾，将瓜果分别浸在瓮内，长期储藏味道更好，而且不变颜色。

中华养生宝典

卷五：味 类

【原文】

盐味咸，性寒。多食伤肺发咳，令失色损筋力，患水肿者，喘嗽者忌食。喜咸人必肤黑。血病无多食盐，多食则脉凝涩而变色。盐中多以矾硝灰石之类杂秽，须水澄复煎乃佳。河东天生者及晒成者无毒，其煎炼者不洁有毒。一种戎盐，功用相同。凡饮食过多作胀，以盐擦牙，温水漱咽二三次，即消。乌贼鱼骨能淡盐，服甘遂药者忌之。用盐擂椒，味佳。

【译文】

盐味咸，性寒。吃多了伤害肺脏，引起咳嗽，使人失去血色，使人的体力受损，患水肿病、哮喘咳嗽的人禁忌吃盐。喜爱吃咸东西的人皮肤一定黑。患有血液病的人不要多吃盐，吃多了就会使血脉凝固滞涩而变颜色。盐里面有很多矾硝、灰石之类的杂秽之物，必须用水澄清再熬干才好。河东地区天然产生的海盐没有毒。而那些熬炼出来的盐，不干净的有毒。还有一种戎盐，功能用途相同。凡是饮食过多发胀，用盐水刷牙，温水漱咽两三次，就消除了。乌贼鱼（墨鱼）骨能够淡化盐，服用甘遂药的人不能食用盐。用盐研磨椒类，味道很好。

【原文】

豆油味辛苦，性冷，微毒。多食困脾，发冷疾，滑骨髓。菜油功用相同。

【译文】

豆油味道发苦，性冷，有轻微的毒性。吃多了使脾脏受窘迫，发冷病，使骨髓滑泄。菜油功能用途与豆油相同。

【原文】

麻油味甘辛，性冷。多食滑肠胃，发冷疾，久食损人肌肉。生性冷，熟性热，可随时熬用。凡经宿者，食之动风。苦过于煎熬者，性极热，勿用。

【译文】

麻油味甘辛，性冷。吃多了滑肠胃，发冷病，经常吃损伤人的肌肉。生的性冷，熟的性热，可以随时熬用。凡是隔夜的不能吃，否则会动风。如果是煎熬得太厉害的，性极热，不要食用。

【原文】

黑沙糖味甘性温。多食令人心痛，生长虫，消肌肉，损齿发疳。同鲫鱼食，生疳虫；同葵菜食，成流癖；同笋食，成瘕，令身重不能行。今人每用为调和，徒取其适口，而不知阴受其害也。

【译文】

黑沙糖味道甘甜，性温。吃多了使人心痛，生长虫，伤损肌肉，损坏牙齿，引起疳积。与鲫鱼同吃，生疳虫；与葵菜同吃，造成饮水不消的病症；与笋同吃，导致腹内结块，使人身体笨重不能行走。现在人们常常用黑沙糖来调和味道，为了可口却不经意间受了它的伤害。

【原文】

白沙糖味甘性寒。多食助热，损齿生虫。轻白如粉者为糖霜，坚白如冰者为晶糖，性味相同。

白沙糖味道甘甜，性寒。吃多了助长热气，损坏牙齿生牙虫。疏松而色白像粉一样的是糖霜，像冰一样坚硬而色白的是晶糖，本性味道二者相同。

【原文】

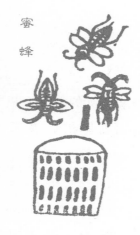

蜜蜂

蜂蜜味甘，性微温。多食动脾。凡取蜜，夏冬为上，秋次之，春则易发酸。川蜜温，闽广性热，西南蜜凉，色白味甜。七月勿食生蜜，令人暴下霍乱。青赤酸者，食之心烦。与李子、生葱、韭薤、莴苣同食，令人痢下。勿同黍米食。食蜜饱后，不可食酢，令人暴亡。多食发湿热病，生虫蠹，小儿尤宜少食。凡蜜饯诸果，用细辛置于顶，不虫蛇。

【译文】

蜂蜜味道甘甜，性微温。吃多了会损伤脾脏。夏、冬两季取蜂蜜为最好，秋天次之，春天的蜜则容易发酸。四川产的性温，福建、两广地区生产的性热，西南地区出产的蜜性凉，颜色白，味道甜。七月不要吃生蜜，使人猛烈下泻，导致霍乱。青色、红色、味道酸的，吃了使人心烦。与李子、生葱、韭薤、莴苣同吃，使人泻痢。不要与黍米一起食用。吃蜂蜜饱食以后，不能再喝醋，否则会使人突然死亡。吃多了发湿热病，生虫牙，小孩子尤其应该少吃。凡是用蜂蜜浸渍果品，用细辛放在顶上，不会有虫蛇前来。

【原文】

薄荷味辛性凉，虚弱人久食，成消渴病；新病初愈食之，令虚汗不止。与鳖相反，猫食之醉。凡收薄荷者，须隔夜以粪水浇之，雨后乃可刈收，则性凉，不尔不凉也。

中华养生宝典

【译文】

薄荷味辛，性凉。身体虚弱的人经常吃薄荷，会产生消渴病；新病刚刚痊愈的人吃了，会使人不停地出虚汗。与鳖相反，猫吃了会醉。凡是收割薄荷的人，必须隔一晚用粪水浇灌，待下雨以后才能收割，才能性凉，不这样就不凉了。

【原文】

荜茇味辛性热，能动脾肺之火。多食令人目昏，食料不宜用之。

【译文】

荜茇味辛性热，能引起脾肺火气增加。不能多吃否则令人眼睛看不清，不适宜用于作食物的材料。

【原文】

草豆蔻味辛涩，性温。多食能助脾热，伤肺损目，不如宿砂仁、白豆蔻之性气和也。

【译文】

草豆蔻味道发辛发涩，性温。吃多了能助长脾脏热气，伤害肺脏，影响视力，没有宿砂仁、白豆蔻那么性平气和。

【原文】

红豆蔻味辛性温。多食令人舌粗，不思饮食，最能动火。伤目致衄，食料中不宜用之。

【译文】

红豆蔻味辛性温。吃多了使人舌头粗硬，不想吃饭，最能动火气，影响视力，流鼻血，不适宜用来作食物的原料。

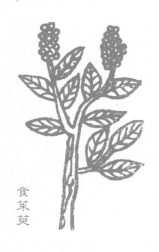

食茱萸

食茱萸味辛苦，性大热。多食动脾动脾火，发浮肿虚恚，发疮痔，有目疾火证忌食。勿同茨菇食。

【译文】

食用茱萸味辛苦，性大热。吃多了会动脾火，发浮肿虚火，引起疮痔，有眼病、火症的人严格禁止食用。不要与茨菇同吃。

【原文】

川椒味辛性热，有毒。多食令乏气伤血脉。凡有实热喘以嗽乃暴赤火眼者，勿食椒。五月食椒，损气伤心，令人多忘。闭口者杀人。中其毒者，用凉水麻红浆解之。川椒肉厚皮皱，其子光黑，如人子瞳，他椒子虽黑而无神，土椒子则无光矣。花椒性味相同，但力差薄耳。

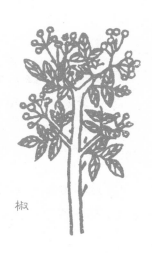

椒

【译文】

川椒味辛性热，有毒。吃多了使人大伤元气，血脉受伤害，凡是有实热哮喘以至咳嗽，以及眼睛通红的火眼病的人，不要吃川椒。五月吃川椒，损伤元气伤害心脏，使人容易忘事。闭口的川椒能毒死人。中川椒毒的人，可以用凉水麻仁浆解毒。川椒肉厚皮皱，它的子又光又黑，像小孩子的瞳孔一样。其他椒的子虽然黑但没有神，土椒子则根本就没有光。花椒性味与川椒

中华养生宝典

相同，只是功力没川椒那么大罢了。

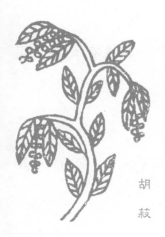

胡
菽

【原文】

　　胡椒味辛，性大热，有毒。多食损肺，令人吐血助火。昏目发疮。有实火及热病人食之，动火伤气，阴受其害，病咽喉口齿及肠红痔漏者忌之。妊妇食之，令助胎热，子生疮疥。

【译文】

　　胡椒味辛，性大热，有毒。吃多了损伤肺部，使人吐血，助长火气，视力下降，引发毒疮。有实火及热病的人吃了，动火伤元气，暗暗地受它的伤害。患咽喉、口齿及肠红、痔漏等病症的人禁止食用。孕妇吃了，会助长胎热，使小孩生疮疥。

【原文】

　　小茴香味辛甘，性微温。力缓于大茴，有实火者宜少食之。其茎叶与子，性味相同。

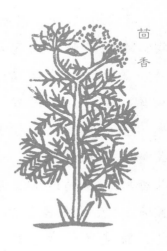

茴
香

【译文】

　　小茴香味辛甘，性微温。功力比大茴要缓和些，有实火的人应该少吃，它的茎叶和结的果实，本性气味相同。

【原文】

莳萝味辛性温，杀鱼肉毒，有实热者少食。其根有大毒，误食杀人。

【译文】

莳萝味辛性温，能消除鱼肉的毒性，有实热的人要少吃。它的根有剧毒，误食能致人于死地。

【原文】

桂皮味辛性温，有实火者少食。忌生葱石脂。

【译文】

桂皮味辛性温，有实火的人少吃。不能与生葱石油接触。

【原文】

茶味苦而甘。茗性大寒，荈荣性微寒，久饮令人瘦，去人脂，令人不睡。大渴及酒后饮茶，寒入肾经，令人腰脚膀胱冷痛，兼患水肿挛痹诸疾。尤忌将盐点茶，或同咸味食，如引贼入肾。空心切不可饮。同榧食，令人身重。饮之宜热，冷饮聚痰，宜少勿多，不饮更妙。酒后饮茶，令吐。食茶叶，令发黄成癖。惟蒙茶性温。六安、湘潭茶稍平。松茗伤人为最，茗杂入香物，令病透骨，况真茶既少，杂茶更多，民生日用，受其害者，岂可胜言！妇妪蹈弊者更甚。服威灵仙、土茯苓者忌之，服使君子者忌饮热茶，犯之即泻。茶子的捣仁洗衣，去油腻。广南一种苦蓥，性大寒，胃冷人勿食。

【译文】

　　茶味苦而甘，茗性大寒，岕地产的茶性微寒，经常饮用会使人消瘦，去多余的脂肪，能使人提神。太渴或者喝酒以后饮茶，寒气进入肾脏经脉中，使人腰、脚、膀胱发冷疼痛，而且还会发生水肿、痉挛、麻木等疾病。尤其禁止用盐泡茶，或者同咸味食品同吃，就好像引贼气进入肾脏。空着肚子千万不能喝茶。与榧同吃，会使人身体沉重。喝茶应该喝热茶。喝冷茶聚痰，应该少喝，不要多喝，不喝冷茶更好。喝酒以后喝浓茶，使人呕吐。吃茶叶，使人发黄，造成饮水不消的病症。只有蒙

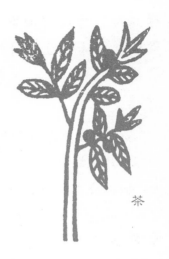

茶

山产茶性温，六安，湘潭产茶稍平，松茗对人伤害最大，如果再掺杂香料，会使病毒透骨。况且真茶既然很少，杂物就会更多，民生日用，受其伤害的，怎么能够说得尽！妇女、老妪受害更为严重。服威灵仙、土茯苓的人严禁喝茶，服使君子的人不要喝热茶，触犯这个禁忌就会泻肚子。茶子仁捣碎洗衣服，能够去掉油腻。广东南部有一种苦蕒，性大寒，胃冷的人不要吃。

【原文】

　　酒类甚多，其味有甘、苦、酸、淡、辛、涩不一，其性皆热，有毒。多饮助火生痰，昏神软体，损筋骨，伤脾胃，耗肺气，夭人寿。饮冷酒同牛肉食，令人生虫。同乳饮，令人气结；同胡桃食，令咯血。酒醉卧黍穰，食猪肉，患大风。酒同芥食，及合辛辣等物，缓人筋骨。酒后饮茶多，伤肾聚痰，成水肿，及挛痛、腰脚重坠、膀胱疝证、腹下冷痛、消渴痰饮。久饮过度，令人精薄无子；醉卧当风，成癫风癱疾，醉后浴冷水，成痛痹。凡用酒服丹砂、雄黄等药，能引药毒入四肢滞血，化为痈疽。中一切砒蛊等毒，从酒得者不治。凡饮酒宜温，不宜热；宜少，不宜多。饮冷酒，成手战。有火证目疾，失血痰嗽、痔漏疮疥者，

并宜忌。饮酒者喜咸恶甘，勿同甜物食。枳椇、葛花、赤豆花、绿豆粉，皆能醒酒解毒。酒浆照人无影，及祭酒自耗者，勿饮。酒酸，以赤小豆一升炒焦入罐内，可变好。

【译文】

酒类很多，它的味道有甘、苦、酸、淡、辛、涩等，每种酒的味道都不一样，其性都热，有毒。喝多了会上火多痰，使人神志昏迷，身体软弱无力，损伤筋骨，伤害脾胃，消耗肺气，缩短人的寿命。喝冷酒时吃牛肉，会使人生寄生虫病。同奶一起喝，使人气结不散；与胡桃同吃，会使人咯血。喝醉酒后躺在黍穰上，吃猪肉，会患麻风病。酒和芥菜同吃，以及与辛辣等食物同吃，会使人筋骨软弱无力。酒后喝茶太多，会伤害肾脏、聚痰，形成水肿，以及痉挛疼痛、腰脚沉重往下坠、膀胱疝气、腹下冷痛、消渴病、痰饮病等病症。经常饮酒过度，使人精液稀薄不能生育；喝醉酒躺在迎风的地方，会导致癜风、瘫痪等病；喝醉酒后洗冷水澡，会使人关节酸痛麻木。凡是用酒送服丹砂、雄黄等药能够引药毒进入四肢滞血，转化为痈疽。凡是由砒、蛊等中的毒，从酒中得的就不能治愈。凡是喝酒都适宜喝温酒，不宜喝热酒；宜少喝，不宜多喝。饮冷酒，会使手发战。有火症眼病、失血痰多咳嗽、痔漏疮疥等病症的人，都应该禁酒。喝酒的人喜欢咸食厌恶甜食，不要同甜食一起吃。枳椇、葛花、赤豆花、绿豆粉，都能够醒酒解毒。酒浆照人没有影子，以及祭祀时酒挥发后的，不要喝。酒变酸，用赤小豆一升炒焦放入酒罐内，能够变好。

【原文】

烧酒味甘辛，性大热，有毒。多饮败胃伤胆，溃髓弱筋，伤神损寿，有火证者忌之，同姜、蒜、犬肉食，令人生痔发痼疾。妊妇饮之，令子惊痫。过饮发烧者，以新汲冷水浸之，或浸发，即醒。中其毒者，服冷盐水、绿豆粉可少解。或用大黑豆一升，煮汁一二升，多饮服之，取吐便解。

【译文】

　　烧酒味甘辛，性大热，有毒。喝多了败坏胃口，伤害胆，骨髓溃烂，筋节衰弱，损伤神志，减少寿命，有火症的严禁喝烧酒。与姜、蒜、狗肉同吃，会使人长痔疮，会得久治不愈的恶病。孕妇喝烧酒，使小孩子患惊风、癫痫。喝烧酒太多发烧的人，用刚打上来的井水浸泡，或者浸头发，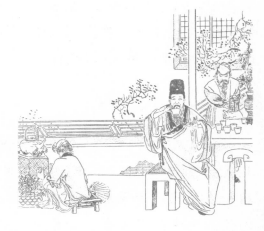就会醒过来。由烧酒中毒的人，服冷盐水、绿豆粉，可以稍微减轻。或者用大黑豆一升，煮汁一二升，多喝一点，呕吐出来就解除了。

【原文】

　　酒糟味辛甘，性温。腊月者可久留，有火热病及喘嗽者，勿食糟物。

【译文】

　　酒糟味辛甘，性温。腊月的酒糟能够长时间保存，有火热病及哮喘咳嗽的人，不要吃酒糟。

【原文】

　　醋味酸甘苦，性微温。解鱼肉瓜菜毒，米醋乃良。多食损筋骨，伤胃气，不益男子，损齿灭颜。能发毒，不可同诸药食，服茯苓、丹参、葶苈者忌之。凡风寒咳嗽及泻痢脾病者，勿食。

【译文】

　　醋味发酸发甜发苦，性微温。能解除鱼、肉、瓜、菜毒，米醋才好。吃多了损伤筋骨，伤害胃气，对男子没有益处，损坏牙齿，使人脸色不好。能够发毒，不能和药一起吃，服茯苓、丹参、葶苈的人严禁喝醋。凡是患风寒咳嗽以及泻痢脾病的人，不要食用。

【原文】

酱味咸甘，性冷。杀鱼肉菜蕈百药毒。多食助湿发疮，发小儿无辜生痰动气。妊妇合雀肉食，令儿面黑；同葵藿食，能堕胎，麦酱同鲤鱼及鲊食，生口疮。患肿胀五疸咳嗽者，勿食豆酱乃佳。患疮疖者食之，令瘢黑。服甘遂者忌之。

【译文】

酱味发咸，性冷。能灭鱼、肉、菜、蕈和百药毒。吃多了助长湿气，引发疮毒，导致小孩无故生痰动气。孕妇把酱与雀肉同吃，会使小孩脸色发黑；和葵藿同吃，能够坠胎流产。麦酱与鲤鱼及腌鱼同吃，使人口里生疮。患肿胀、五疸、咳嗽等病的人，不要吃豆酱才好。患疮疖的人吃了，使人皮肤黑起斑点。服甘遂药的人禁忌吃酱。

【原文】

饴糖味甘性温。多食生痰助火，发脾风，发湿热。患中满、吐逆、秘结、牙蟨、赤目、疳病者，切忌食之。勿同猪心肺食。服半夏、菖蒲者，忌之。

【译文】

饴糖味道甘甜，性温。吃多了会生痰上火气，发脾风，发湿热病。患腹内胀满、呕吐上逆、大便秘结、虫牙、眼睛发红、疳病的人，千万不能吃饴糖。不要与猪心肺同吃。服半夏、菖蒲的人，禁忌饴糖。

中华养生宝典

【原文】

豆腐味甘咸，性寒。多食动气作泻，发肾邪及疮疥头风病。夏日少食，恐人汗入内。凡伤豆腐及中毒者，食莱菔、杏仁可解。

【译文】

豆腐味甘咸，性寒。吃多了容易使人动气泻肚子，引发肾邪及疮疥头风病。夏天少吃，不要让汗掉进里面。凡是吃豆腐受伤及中毒的人，吃萝卜、杏仁能够解除。

【原文】

粉皮、索粉，俱味甘性凉。脾胃虚弱者，多食难化，令腹痛泄泻，食杏仁即消。如近杏仁，即烂不成索。

【译文】

粉皮、粉丝，都味甘性凉。脾胃虚弱的人吃多了就不容易消化，使人腹痛拉肚子，吃杏仁就可消除症状。粉丝如果接近杏仁，就会烂不成丝。

【原文】

乳酪味甘酸，性寒。患脾痈者勿食。羊乳酪同鱼鲊食，成瘕。忌醋，不可合鲈鱼食。

【译文】

乳酪味发甜发酸，性寒。患脾病、痢疾的人不要吃。羊乳酪同腌鱼吃，会使人造成腹内结块。不能与醋接触，不要与鲈鱼一同吃。

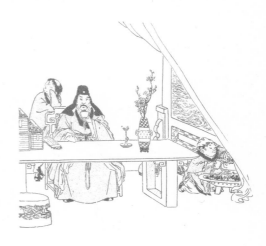

【原文】

酥油味甘，性微寒。患脾气虚寒者，宜少食之。

【译文】

酥油味甘，性微寒。患脾气虚寒的人，应该少吃酥油。

【原文】

乳饼味甘，性微寒。多食动气滑肠，生痰患泄泻者，不宜食。

【译文】

乳饼味甘，性微寒。不能多吃，否则动气滑肠，生痰患泄泻病的人，也不能吃。

【原文】

鱼膘味甘咸，性平。脾胃虚者，宜少食之。回鱼者性寒，不益肾。

【译文】

鱼膘味甘咸，性平。脾胃虚的人要少吃。回鱼膘性寒，对肾脏没有益处。

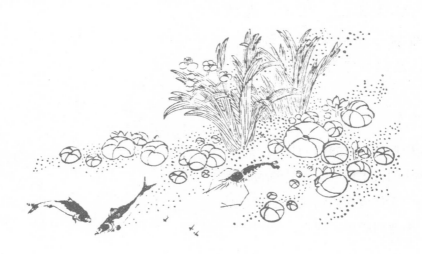

【原文】

　　鱼脍味甘性温。同乳酪食，令霍乱。勿同诸瓜食。夜食不消成积，食后饮冷水生虫。疫病后食之，损脾成内疾，食生鲙，成瘕为怪病。过食不消者，用马鞭草汁和酒服，可化。勿同猪肝食。

【译文】

　　鱼脍味甘性温。同乳酪一起吃，会导致霍乱。不要与瓜同吃。夜晚吃不消化容易积食，吃鱼脍后喝冷水生虫。患疫病后吃鱼脍，损伤脾脏造成内病。吃生鲙（鱼脍），导致腹内结块的怪病。吃太多不消化的人，用马鞭草汁调和酒服下，能够消化。不要与猪肝同吃。

【原文】

　　鱼鲊味甘咸，性平。诸鱼皆可作鲊。多食难化，发疮疥，防杂发害人。生鲊损人，食之动脾胃病。同胡荽、同葵菜、同豆藿、同麦酱、同绿豆、同蒜食，并令消渴及霍乱。无鳞鱼鲊，尤不益人。

【译文】

　　腌鱼味甘咸，性平。所有鱼都能作腌鱼。多吃就难消化，会引发疮疥，提防乱发病害人。生腌鱼对人有损害，吃了引起脾胃病。与胡荽、葵菜、豆藿、麦酱、绿豆、蒜同吃，都会引发消渴及霍乱病。没有鳞的鱼做成的腌鱼，尤其对人无益。

【原文】

　　生姜味辛甘，肉性温，皮性寒。生发散，熟温中。多食损心气，发目疾五痔失血。凡患疮疖人食之。长恶肉。妊妇多食生姜，助胎热，令子生疮疥，或生多指。多食辛辣，皆能损胎，夜不食姜，免耗真气。忌同猪肉、牛肉、马肉、兔肉食。秋姜宜少食，能泻气夭年。干姜久食，令人目暗。妊妇食之，令胎内消。盖其性大热而辛散也。糟老姜入蝉蜕则无筋。

【译文】

　　生姜味辛甘，肉性温，皮性寒。生的具有发散的功能，熟的则有温中的作用。多吃会损伤心气，引起眼病、五痔、失血等病。凡是患疮疥病的人吃生姜，会长恶瘤。孕妇吃生姜过多，助长胎热，使小孩生疮疥，或者长出多的指头。吃多了辛辣之物，都能损坏胎儿。晚上不吃姜，以免耗费真气。不能和猪肉、牛肉、马肉、兔肉一起食用。秋天应少吃姜，能够泻气，减少寿命。经常吃干姜，使人视力下降。孕妇吃干姜，使胎儿在腹内消失。大概是由于干姜性太热，味辛辣，又具有发散功能的缘故吧。糟老姜加入蝉壳就没有筋了。

姜

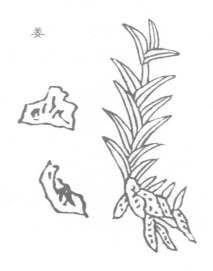

中华养生宝典

卷六：鱼 类

　　鲤鱼味甘性平。其胁鳞一道从头至尾，无大小皆三十六鳞，阴极则阳复，故能发风动火。同犬肉、豆藿食，令消渴；同葵菜食，害人。天行病后，及下痢者，有宿症者，俱不可食。风病人食之，贻祸无穷。服天门冬、紫苏、龙骨、朱砂人，忌食。鲤脊上两筋及黑血有毒，溪间生者毒在脑，山上是水中生者不可食。炙鲤勿使烟入目，大损目光，三日内必验。鲤鱼子合猪肝食，能害人。勿同鸡肉、鸡子食。

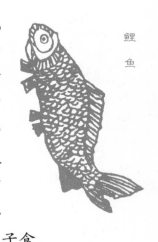

鲤鱼

【译文】

　　鲤鱼味甘性平。它的胁鳞一道从头到尾，不论大小，都是三十六片鳞。阴到了极点就会回复到阳，因而鲤鱼能够发风动火。与狗肉、豆藿同吃，使人患消渴病；与葵菜同吃，对人有害。患过流行性和传染疾病的，以及下痢的人，有老病在身的人，都不能吃鲤鱼。有风病的人吃鲤鱼，就会贻祸无穷。服用天门冬、紫苏、龙骨、朱砂等药物的人，不能吃鲤鱼。鲤鱼脊上的两根筋及黑色血有毒，在小溪里长的毒性在脑部，山上水里生的不能吃。烤鲤鱼的时候，不要使烟进入眼睛里，对视力会有损害，一旦烟进入眼睛里，三天内就能够应验。鲤鱼子同猪肝一起吃，能够伤害人。不要与鸡肉、鸡蛋同吃。

【原文】

　　鲫鱼味甘性温。同蒜食，助热；同沙糖食，生疳虫；同芥菜食，发浮肿；同鸡、雉、鹿、猴肉及猪肝食。生痈疽。服麦门冬

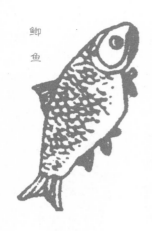

鲫鱼

者，食之害人。鲫鱼子忌同猪肝食。

【译文】

　　鲫鱼味甘性温。不能与蒜同吃，因为会助长热气；不能沙糖同吃，否则会生痔虫；也不能与芥菜同吃，因为会发浮肿病；若与鸡、野鸡、鹿、猴肉以及猪肝同吃，则为生痈疽。服麦门冬的人，吃鲫鱼有害。鲫鱼子不能与猪肝一起食用。

【原文】

　　鳊鱼味甘性温，患疳痢者勿食。

【译文】

　　鳊鱼味甘性温，患有疳病、痢疾的人不能吃。

【原文】

　　鲥鱼味甘性平，多食发痼疾及疮疥疳疾。

【译文】

　　鲥鱼味甘性平，不能多吃，否则会发老病和疮疥、疳病。

【原文】

　　鲈鱼味甘性平，有小毒。多食发疮肿，成痃癖。勿同乳酪食，肝不可食，剥人面皮。中鲈鱼毒者，多饮芦根汁，可解。

【译文】

　　鲈鱼味甘性平，有轻微的毒性。吃得过多则会发疮肿，形成腹中癖块。

不能与乳酪同吃，肝不能吃，使人脸上脱皮。中鲈鱼毒的人，多喝芦根汁，能够解毒。

【原文】

鳜鱼味甘性平。鬐刺凡十二，以应十二月。误梗害人，以橄榄磨水服之，可解。

【译文】

鳜鱼味甘性平。它脊上的刺有十二根，以应和一年中的十二个月。不小心被这种刺阻塞咽喉就会伤害人，用橄榄磨水服下去，能够解除。

【原文】

鲢鱼味甘性温。多食令人热发渴，或发疮疥。

【译文】

鲢鱼味甘性温。吃多了使腹内发热口渴，或发疮疥病。

【原文】

鲭鱼味甘平。作鲊与服石人相反。勿与生胡荽、麦酱、豆藿、生葵菜同食。服术之忌之。

【译文】

鲭鱼味甘平。作腌鱼与服用药石的人相反。不能同生胡荽、麦酱、豆藿、生葵菜等一起吃。服术类药的人禁止吃鲭鱼。

【原文】

白鱼味甘性平。多食热中生痰，泥人膈，发炎疮。同枣肉食，令患腰腹痛。经宿者勿食，令人腹冷，炙食亦少动气。患疮疖者勿食，能发脓。

【译文】

白鱼味甘性平。吃多了使腹内发热生痰，胶缠在人的膈膜，发炎疮。与枣肉同吃，使人患腰腹痛的病。隔夜的白鱼不要吃，吃了使人腹部冰冷，烤着吃也稍微有些动气。患疮疖病的人不要吃，白鱼能够发脓。

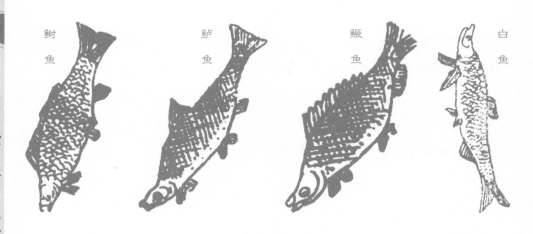

鲋鱼　鲈鱼　鳜鱼　白鱼

【原文】

回鱼味甘性平，多食动瘤疾。同野猪、雉肉食，令人发癞。同鹿肉食，杀人。赤目赤须者，忌食。

【译文】

回鱼味甘性平，吃多了会导致旧病复发。与野猪、野鸡肉同吃，使人引发麻风病。与鹿肉同吃，可能会使人毒发身亡。红眼睛红须的回鱼，也不能吃。

【原文】

鲎鱼味甘性温。多食助火动痰，发疮疾。

中华养生宝典

【译文】

鲻鱼味甘性温。吃得过多会上火动痰，发疮毒。

【原文】

鲨鱼味甘性平，多食发疮疥。此鱼大者四五寸，小时即有子。忌甘草。

【译文】

鲨鱼味甘性平，不能多吃否则发疮疥。这种鱼大的四五寸，很小的时候就有鱼子。不能与甘草接触。

【原文】

鲦鱼味甘性温。此鱼长仅数寸，形狭而扁，状如柳叶，性好群游。多食发疮疥丹毒。

【译文】

鲦鱼味甘性温。这种鱼只有几寸长，形体狭窄而且扁，形状像柳树叶一样，喜欢群游。吃多了引发疮疥丹毒。

【原文】

鲙残鱼味甘性平鲜。多食令人以疮疥，及小儿赤游风。晒干者名银鱼。又一种鱵鱼，形似鲙残，但喙上多生一针，功用相同。

【译文】

鲙残鱼味甘性平鲜。吃多了使人发疮疥，以及小孩的赤游风。晒干的叫银鱼。还有一种鱵鱼，形状与鲙残鱼相似，但是喙上多长一根针，它的功能用途与鲙残鱼相同。

中华养生宝典

【原文】

鳙鱼味甘性温。状似鲢而色黑，其头最大，俗呼花鲢。鲢之美在腹，鳙之美在头。其目旁有乙骨，"食鱼去乙"是矣。多食动风热，发疮疥。

【译文】

鳙鱼味甘性温。形状像鲢鱼但颜色比鲢鱼黑些。它的头最大，俗名叫花鲢。鲢鱼最好的部位在腹部，鳙鱼最好的部位是头。它的眼睛旁边有根乙骨，所谓"吃鱼去乙骨"就是指鳙鱼的这根骨头。吃多了引起风热，发疮疥。

【原文】

鳟鱼味甘性温，一名赤眼鱼。多食动风气，助湿热，发疮疖疥及痼疾。

【译文】

鳟鱼味甘性温，又叫赤眼鱼。不能多吃，否则就会扰动元气，助长湿热之气，引发疮、疖、疥等皮肤病和老病。

【原文】

鲩鱼味甘性温，即草鱼。多食发诸疮及湿毒流气、痰核病。

【译文】

鲩鱼味甘性温，也叫草鱼。过多地吃它会引发疮毒和湿疹流气、痰核病。

【原文】

石首味甘性平，俗名黄鱼。曝干为白鲞，食之能消瓜成水。又一种黄花鱼，形状相似，但色黑耳。

石首鱼味甘性平，俗称黄鱼。晒干成鱼白干，吃了能够把瓜化成水。还有一种黄花鱼，形状与黄鱼相近，只是颜色黑些罢了。

【原文】

勒鱼味甘性平，干者谓之勒鲞。甜瓜生者，用勒鱼骨插蒂上，一夜便熟。石首鲞骨亦然。

【译文】

勒鱼味甘性平，干者叫做勒鱼干。还没有成熟的甜瓜，用勒鱼骨插在瓜蒂上，一个晚上就成熟了。石首鱼干的骨也有同样功能。

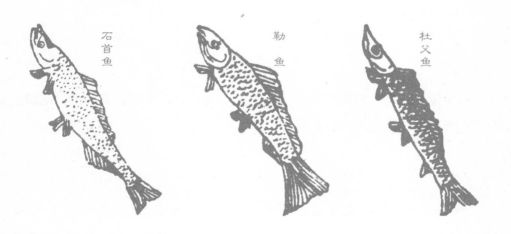

石首鱼　　勒鱼　　杜父鱼

【原文】

鲳鱼味甘性平和。生姜、梗米煮骨，皆软。其子有毒，食之令人下痢。

【译文】

鲳鱼味甘性平和。用生姜、梗米煮鲳鱼骨，都能使骨头变软。鲳鱼子有毒，吃了使人得痢疾。

485

中华养生宝典

【原文】

杜父鱼味甘性温。状似鲨而短，尾歧头大口阔，身黄黑有斑，脊有刺。患疮疖者忌食。脊有细虫如发，宜去之。

【译文】

杜父鱼味甘性温。形状像鲨鱼但比较短些，尾巴叉开，脑袋大，嘴巴宽，鱼身黄黑有斑，背上长有刺。患疮疥等皮肤病的人不能吃。背脊上有像头发那么细的小虫，应该去掉它。

【原文】

鳢鱼味甘性寒，即黑鱼。有疮人不可食，令瘢白，食之无益，能发痼疾。

【译文】

鳢鱼味甘性寒，就是黑鱼。患疮的人不能吃，否则会留下白斑，吃鳢鱼对人没有好处，能引起旧病复发。

【原文】

鳗鲡鱼味甘，性微温，有小毒。同白果食，患软风，多食动风。妊妇食之，令胎有疾。有重三四斤者，昂头三寸游者，四目者，无鳃者，背有白点者，腹有黑斑者，并有毒，食之杀人。尖头剑脊黑色者有毒，食之无味。其骨烧烟熏蚊，令化为水；熏毡及屋舍竹木，断蛀虫；置书笥衣箱，不生蠹。海鳗鲡性味相同，暖而不补。一种肉粗无油者，有毒勿食，干者名风鳗。

【译文】

鳗鲡味甘，性微温，有轻微的毒性。若与白果一起食用，会患软风病，过多的吃会动风气。孕妇吃了，使胎儿生病。鳗鲡鱼有重三四斤的，把头抬出水面三寸游动的，有四个眼睛的、有没有鳃的、有背上有白点的、有腹部有黑斑的，这些都有毒，吃了能致人于死地。尖头、剑脊颜色黑的鳗鲡鱼有毒，吃了没有味道。用它的骨头可以点燃熏蚊子，能使蚊子化为水；熏毡子及房屋、竹木，能够断绝蛀虫，放到书箱和衣柜里，不生虫。海鳗鲡性味与鳗鲡相同，温暖但是没有滋补作用。有一种肉很粗而且没有油的，有毒不能吃，晒干的叫做风鳗。

【原文】

　　鳝鱼味甘，性大温，即黄鳝。多食令人霍乱，发疮疾，动风气，损人寿。时行病后，食之复发。勿与犬肉、犬血同食，妊妇食之，令子声哑。黑而大者有毒，食之杀人。畜水缸内，夜以灯照，通身浮水，面项下有白点，此乃蛇变者，急宜弃之。以蒜瓣投缸中，则群鳝跳掷不已，亦物性相制也，煮鳝忌桑柴火。食鳝中毒，食蟹即解。

【译文】

　　鳝鱼味甘，性大温，鳝鱼就是黄鳝。吃得过多会使人患霍乱病，发疮毒，动风气，使人的寿命受到削减。患季节性流行病愈后，吃了又会复发。不要和狗肉、狗血同吃，孕妇吃了，使小孩子发音困难。颜色黑而且大多都有毒，吃了能致人于死地。把鳝鱼畜在水缸里，晚上用灯照，身子全浮在水面上，头部和颈部下面有白点的，是蛇变的，应该马上丢掉它。用蒜瓣放到缸里面，那么所有鳝鱼都不停地蹦跳，这也是事物本性互相制约。煮鳝鱼不能用桑柴火。吃鳝鱼中毒，吃螃蟹就解除了。

【原文】

　　鱼味甘性平，即泥鳅鱼。同白犬血肉食，和灯心煮　甚妙。忌桑柴煮。

鱼味甘性平，也叫泥鳅鱼。与白狗血肉同吃，加上灯心草煮泥鳅很美味。不能用桑柴火煮。

【原文】

鳠鱼味甘性平，有小毒，即黄鱼，俗呼著甲鱼。多食生痰助热，发风动气，发疮疥。同荞麦面食，令人失音。作鲊食，令人难克化。服荆芥药者忌之。

【译文】

鳠鱼味甘性平，有轻微的毒性，就是黄鱼，俗称著甲鱼。吃多了生痰助热，发风动气，发疮疥等皮肤病。与荞麦面同吃，使人声音嘶哑。作腌鱼吃，使人难以消化。服荆芥药的人切记不可食用鳠鱼。

【原文】

鲟鱼味甘性平，即鲟鳇鱼，一名鲔鱼。多食动风气，发一切疮疥，久食令人心痛腰疼。同笋干食。发瘫痪，小儿食之，成咳嗽及癥瘕。能发诸药者，服丹石人忌食。作鲊虽珍，亦不益人。

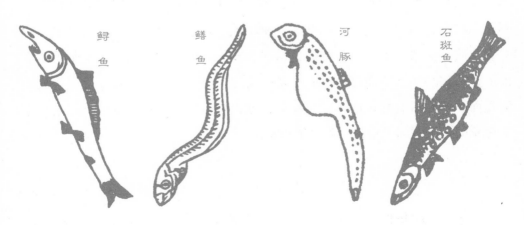

鲟鱼　鳝鱼　河豚　石斑鱼

中华养生宝典

488

【译文】

　　鲟鱼味甘性平，也叫鲟鳇鱼，又叫鲔鱼。吃多了动风气，发疮疥等所有的皮肤病，经常吃使人心痛腰疼。与笋干同吃会导致瘫痪，小孩子吃了，会导致咳嗽以及因寒病引起的腹内结块。能发所有药毒，服丹石的人禁止食用。作腌鱼虽然非常珍贵，对人也没有益处。

【原文】

　　鲇鱼味甘性寒，有小毒。同牛肝食，患风噎涎；同野猪肉食，令吐泻；同雉肉食，生痈疖；同鹿肉食，令筋甲缩。赤目赤须无腮者，并有毒，误食杀人。反荆芥。

【译文】

　　鲇鱼味甘性寒，有轻微毒性。与牛肝同吃，患风疾，导致唾液上逆不能呼吸，与野猪肉同吃，使人上吐下泻；与野鸡肉同吃，生痈疖等毒疮；与鹿肉同吃，使肌肉和指甲收缩。红眼睛、红须、没有腮的鲇鱼，都有毒，不小心吃下能致人死地。与荆芥相反。

【原文】

　　黄颡鱼味甘性平，微毒，一名鮧鮏，状似小鲇，身青黄色，腮下有二横骨，两须，有胃，作声轧轧。其胆春夏近上，秋冬近下。多食发疮疥，不益人。反荆芥，能害人。

【译文】

　　黄颡鱼味甘性平，有轻微的毒性。黄颡又名鮧鮏，形状像小鲇鱼，鱼身是黄色，腮下面有两根横骨，两根须，有甲，发出"轧"、"轧"的声音。它的胆春夏靠近鱼的上部，秋冬则靠近鱼的下部。吃多了会引发疮疥等皮肤病，对人没有好处。与荆芥相反，能伤害人。

489

河豚味甘性温，有毒，海中者大毒，多食发风助湿动疾。有瘤痰疮疡者不可食。与荆芥、菊花、桔梗、甘草、附子、乌头相反。修治失法，误入烟煤，或沾灰尘，食之并能杀人。三月后即肉内生斑，不可食之。妊妇食之，令子赤游风。其血有毒脂，令舌麻。子令腹胀，眼令目花。其肝及子有大毒，入口烂舌，入腹烂肠，无药可解。中其毒者，以橄榄、芦根汁、粪清、甘蔗汁解之，少效；或用鸭血灌下，可解。服药人不可食之。赤目者、极肥大者、腰腹有红筋者，误食杀人。诸药不能解。厚生者宜远之勿食。又一种斑子鱼，形似小河豚，其性味有毒，与河豚相同。河豚鱼饱后不可再食。食此不可尽绝，宜防发胀耳。

【译文】

河豚味甘性温，有毒，海里的豚有大毒。吃多了会发风、助湿、动疾。有咳痰的顽疾和毒疮的人不能吃。与荆芥、菊花、桔梗、甘草、附子、乌头相反。加工方法不对，不小心掉入烟煤，或者沾上灰尘，吃了都能毒死人。三个月后肉内就会长斑，不能吃。孕妇吃了，会使小孩得"新生儿丹毒"。豚血里有毒脂，吃了使人舌麻。豚子吃了使人腹胀，吃豚眼使人眼花。它的豚和子都有剧毒，到口里烂舌头，进入腹内烂肠子，无药可解。由河豚中毒的人，用橄榄、芦根汁、粪清、甘蔗汁来解除，稍微有点效果；或者用鸭血灌下去，能够解除。服药的人不能吃。红眼睛的、非常肥大的、腰腹上有红筋的豚，不小心吃了会致人于死地。没有药能够解毒。注重养生的人应该避开它不要吃。还有一种斑子鱼，形状像小河豚，它的性味有毒，与河豚都是一样的。吃饱东西以后不能再吃河豚鱼，吃河豚鱼不能吃得太饱，应该提防发胀。

中华养生宝典

【原文】

鳡鱼味甘性平。吞啖同类，池中有此，不能畜鱼。生疮疖者勿食。

【译文】

鳡鱼味甘性平。同类互相吞吃，鱼池里有这种鱼，就不能够再养其它鱼。生疮疖等毒疮的人不要吃。

【原文】

石斑鱼生南方溪涧，长数寸，白鳞黑斑，浮游水面，闻人声，则划然深入。其子及肠有毒，误食令人吐泻，饮鱼尾草汁少许解之。

【译文】

石斑鱼生长在南方的溪涧之中，长数寸，白鳞黑斑，在水面浮游，听到人的声音，就突然划向深水中。石斑鱼子和肠有毒，不小心吃了会使人上吐下泻，喝鱼尾草汁能够稍微减轻些。

【原文】

黄鲴鱼味甘性温。此鱼阔不逾寸，长不近尺，其油点灯，令人昏目。

【译文】

黄鲴鱼味甘性温。这种鱼宽不超过一寸，长不超过一尺，它的油用来点灯，令人眼花。

【原文】

鱯鱼味甘性平，俗名春鱼。春月间从岩穴中随水流出，状似初化鱼苗，一斤千头，或云鲤鱼苗也。今宣城泾县于三月三前后三四日亦出小鱼，土人炙收寄远，或即此鱼。

【译文】

鱯鱼味甘性平，俗称春鱼。春季从岩穴中随水流出来，形状像刚孵化出来的鱼苗，一斤有一千条。有人说是鲤鱼苗。现在宣城泾县在三月三日前后三四天也出产小鱼，当地人把烤好的小鱼当作礼物寄到远方亲朋好友那里，大概就是这种鱼。

【原文】

金鱼味甘咸，性平，味短不宜食，止堪养玩。鱼唉橄榄渣、肥皂水、鸽粪即死；得白杨皮，不生虱。

【译文】

金鱼味甘咸，性平，没什么味道，不适宜吃，只供玩赏。金鱼吃了橄榄渣、肥皂水、鸽粪就会死亡；遇到白杨皮，不生虱病。

【原文】

比目鱼味甘性平。多食动风气，有风湿病者勿食。

【译文】

比目鱼味甘性平，不能多吃否则会动风气，有风湿病的人不能食用。

【原文】

鲭鱼味甘性平。尾有两歧如鞭鞘，患痛疽者勿食。

　　鮹鱼味甘性平。尾巴像鞭鞘一样有两个叉，患痈疽等毒疮的人不能食用。

【原文】

　　鲛鱼味甘性平，即沙鱼。皮可饰刀剑。大者尾长数尺，能伤人；小者子随母行；惊即从口入母腹中。虎沙能咬人形，被暗伤人，以红布系腰可免。忌甘草。

【译文】

　　鲛鱼味甘性平，也叫沙鱼。鱼皮可以用来做刀剑的装饰品。尾巴大的有数尺长，能够伤害人；小的跟着它的母亲游行；受惊就从大沙鱼的口里进入它母亲的肚子里。虎沙能够伤人，沙鱼暗地里伤人，用红布系腰上就能避免。不能和甘草放在一起。

【原文】

　　乌贼鱼味咸性平，多食动风气。其墨亦可书字，但逾年则迹灭。其骨名海螵蛸，文顺者是真，横者为假。能淡盐，投骨于井，水虫皆死。乌贼遇小满，则形小也。

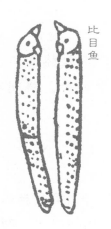
比目鱼

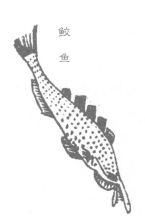
鲛鱼

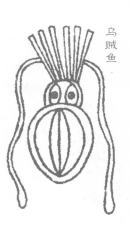
乌贼鱼

中华养生宝典

　　乌贼鱼味咸性平，吃多了动风气。它的墨也可以用来写字，但过一年以后字迹就没有了。它的骨头叫海螵蛸，纹路朝一个方向的是真的，纹路纵横交错的是假的。能够使盐变淡，把乌贼鱼骨投入井中，水里的虫子都会死。乌贼遇到小满这天，形体就会变得小些。

【原文】

　　邵阳鱼味甘咸，性平，有小毒。状如盘及荷叶，无足无鳞，背青腹白，口在腹下，目在额上，尾长有节，螫人甚毒。吴人腊之，食之无益。其尾候人尿处订之，令阴肿痛至死，拔去乃愈。被刺毒者，以鱼扈竹及海獭皮解之。

【译文】

　　邵阳鱼味甘咸，性平，有轻微的毒性。形状像盘子或者是荷叶，没有脚没有鳞，背部是青色，腹部是白色，嘴巴在肚皮下，眼睛长在额上。尾巴很长而且有节，螫人非常毒。吴地人将其熏成腊鱼，吃了对人没有好处。它的尾巴在人小便的地方停留，就会使人阴部肿痛至死，把它移开就好了。被邵阳鱼刺而中毒的人，可用鱼扈竹和海獭皮解毒。

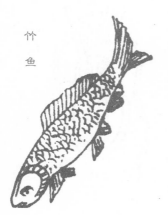

竹鱼

【原文】

　　竹鱼味甘性平。出广南桂林湘江，状似鲭鱼而少骨刺，色青翠可爱，鳞间有朱点。多食发疮疾。

【译文】

　　竹鱼味甘性平。生活在广东南部的桂林、湘江一带，形状像鲭鱼，但是骨刺要少些，颜色青

中华养生宝典

翠可爱，鱼鳞之间有红色点点。吃多了发疮毒。

【原文】

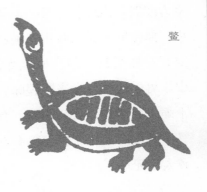

鳖

鳖肉味甘性冷。同猪、兔、鸭肉食，损人。同芥子食，生恶疮；同苋菜食，令腹中成肉鳖害人。不可同桃子、鸭子、鸡子食。《礼记》云："食鳖去丑。"谓颈下有软骨如龟形，食之令人患水病，有冷气症瘕人不宜食之。凡鳖三足者、赤足者、独目者、头足不缩者、目四陷者、腹下有王字形十字文者，腹有蛇纹者、目白者、山上生者名旱鳖，并有毒，食之杀人。夏天亦有蛇化者，食须慎之。妊妇食之，令子短项。薄荷煮鳖，能害人。鳖无耳，以目为听。纯雌无雄，发蛇、鼋为匹，故烧鼋脂，可以致鳖。遇蚊叮则死，得蚊煮则烂，熏蚊者又用鳖甲。物相报复如此。鼍一鸣而鳖伏，性相制也。池中有鳖，鱼不能飞。其胆味辛辣，破入汤中，可代椒而辟腥，其性畏葱及桑灰。甲无裙而头足不缩者，名曰纳鳖，有毒，食之令人昏塞，以吴蓝煎汤服之，立解。甲亦有毒。三足者名曰能鳖，有大毒，误食杀人。

【译文】

鳖肉味甘性冷。与猪、兔、鸭肉同吃，对人有伤害。与芥子同吃，会生恶疮；与苋菜同吃，使腹中结形状像鳖的块，对人有害。不能与桃子、鸭蛋、鸡蛋同吃。《礼记》说："吃鳖要去掉不好的东西。"这是指鳖的颈下有一块形状像乌龟的软骨，吃了使人患水肿病，有冷气病、腹骨结块病的人不应该吃鳖肉。鳖有三个脚的、红脚的、只有一只眼睛的、头和脚不往壳里缩的、眼睛四周往里陷的、腹下有王字形、十字纹路的、腹上有蛇形纹路

495

的、眼睛发白的、山上生长的鳖叫旱鳖，这些都有毒，能毒死人。夏天也有蛇变化成的，吃的时候必须慎重些。孕妇吃鳖肉，使小孩子脖子短。薄荷煮鳖肉，能伤害人。鳖没有耳朵，用眼睛听声音。只有雌性没有雄性，以蛇、鼋为配偶，因此烧鼋脂，能够招引鳖。鳖遇到蚊子叮就死，碰到蚊子煮就会烂，而熏蚊子又用鳖甲。动物互相克制就是这样。扬子鳄一叫，鳖就屈服，因其本性受其控制。池里有鳖，鱼不能够飞。鳖的胆味辛辣，打破放入汤中，可以代替辣椒来除腥味。它的本性害怕葱和桑灰。鳖甲没有裙而且头脚不缩入甲中的，名叫纳鳖，有毒，吃了使人头昏鼻塞，用吴蓝煎汤服下去，马上就解除症状。鳖甲也有毒。只有三只脚的叫能鳖，有剧毒，如果误食会致人于死地。

【原文】

　　龟肉味酸性温。此物神灵，不可轻杀。六甲日、十二月俱不可食，损人神。同猪肉、苋米、瓜苋食，害人神。龟服当心前一处，四方透明如琥珀色者佳。头方脚短、壳圆版白为阳，头尖脚长、壳长版黄为阴。其息以耳，肠属于首，雌雄尾交，亦与蛇匹。龟老则神，年至八百，反大如钱。龟闻铁声则伏，蚊嘬则死。香油抹眼，入水不沈。老桑煮之易烂。龟尿磨瓷器，能令软；磨墨书石，能入数分。取龟尿，以猪鬃或松叶刺其鼻即出。金钱绿毛龟，置书笥辟蠹。呷蛇龟甲肉俱毒，不可食之。

【译文】

　　龟肉味酸性温。这种动物特别神灵，不能轻易杀害。六甲日、十二月都不能吃龟肉，吃了损害人的精神。与猪肉、苋米、瓜苋同吃，也会伤害人的精神。龟板以当心前的一块，四方透明、颜色像琥珀的为上等。头方脚短、壳圆板白的是雄性，头尖脚长、壳长板黄的是雌性，龟用耳朵呼吸，肠子附属于头部，雌雄用尾部交合，也和蛇差不多。龟老了以后就神灵，活到八百岁，反而只有钱币那么大。龟听到铁声就卧伏，被蚊咬就死。用香油抹到眼睛上，到水里也沉不下去。用老桑树煮龟则容易烂熟。龟尿用来磨瓷器，能使瓷器变软；磨墨在石头上写字，能渗入数分。取龟尿的方法：用猪鬃或松叶刺它的鼻子就会拉出来。金钱绿毛龟，放到书箱里能够除书虫。呷蛇龟的甲、肉都有毒，不能食用。

【原文】

　　鼋肉味甘性平，微毒。裂而悬之，一夜便觉垂长至地，闻人声则收。肠属于首，以鳖为雌。其脂摩铁则明。老能变魅，非急，弗食之。

【译文】

　　鼋肉味甘性平，有轻微的毒性。将它的头扯出来悬挂着，一个晚上它能下垂到地上，听到人的声音就收缩。肠附属于头部，与鳖交配。它的脂肪磨铁很明亮。老了能变成鼋精，非是万不得已，不要吃它。

【原文】

　　螃蟹味甘咸，性寒，有小毒。多食动风发霍乱，风疾人不可食，妊妇食之损胎，令子头短及横生。不可同橘、枣、荆芥食。同柿食，令成冷积腹痛，服木香汁可解。未经霜蟹有毒。腹中有虫如小木鳖子而白者，不可食，大能发风。有独螯、独目、四足、六足、两目相向、腹下有毛、壳中有骨、头背有黑点、足斑、目赤者，并有毒，不可食。中其毒者，服冬瓜汁，豉汁、紫苏汁、蒜汁、芦根汁，皆可解之。糟蟹罐上放皂荚半锭，可久留不坏；罐底入炭一块，不沙。见灯易沙，得椒易脏，得皂荚或蒜及韶粉，可免沙脏。得白芷则黄不散，得葱或五味子同煮，则色不变。其黄能化漆为火。其螯烧烟，可集鼠。蝤蛑有毒，食多发吐痢。又有剑蟹之类，并有毒，不可食。雄者脐长，雌者脐圆。

腹中之黄，随月盈亏。流水生者色黄而腥，止水生者色绀而馨。

【译文】

螃蟹味甘咸，性寒，有轻微的毒性。吃多了动风发霍乱，有风气的人不能吃，孕妇吃了损坏胎儿，使小孩脑袋短和横着生。不能与橘、枣、荆芥同吃。与柿子同吃，会造成冷积腹痛，服用木香汁能解除症状。没有经过霜冻的蟹有毒。腹腔里有形状象小木鳖子（木鳖结的子）的白色虫的蟹，不能够吃，大的能够发风病。只有一只脚、一只眼、四条腿、六条腿、两只眼睛互对着、腹下有毛、壳里面有骨头、头和背上有黑点、腿上有斑、眼睛通红的螃蟹，都有毒，不能吃。吃螃蟹中毒的人，服用冬瓜汁、豆豉汁、紫苏汁、蒜汁、芦根汁，都可以解毒。腌制蟹的罐子上放上皂荚半锭（古代蒸食物的器具），可以久留不坏；罐底放木炭一块，不会因过度熟烂而变得松散。见灯容易变得松散，遇到椒容易腐坏，遇上皂荚或蒜和韶粉，能够免除松散、腐坏。遇到白芷则黄不散，遇到葱或五味子一起煮，则颜色不发生变化。它的黄能够把漆化为水。它的两对脚点燃生烟，可以引来老鼠。蝤蛑有毒，过多地吃会引起上吐下泻。还有剑蟹之类，都有毒，不能吃。雄的肚脐长，雌的肚脐圆。肚子里面的黄，随着月亮的盈亏而增减。流水生的蟹颜色黄而且味腥，死水中生长的色青而味香。

【原文】

蚌肉味甘咸，性冷。多食发风动冷气。马刀肉有毒。

【译文】

蚌肉味道发咸，性冷。吃多了发风动冷气。马刀形状的蚌肉有毒。

【原文】

蚬肉味甘咸，性冷，微毒。多食发嗽及冷气消肾。

【译文】

　　蚬肉味道发咸，性冷，有轻微的毒性。不能多吃，否则引起咳嗽和冷气、消肾等病。

【原文】

　　蛤蜊味咸性冷。与丹石人相反，食之令腹结痛。以枇杷核同煮脱丁。

【译文】

　　蛤蜊味咸性冷，与吃丹石的人相反，吃了使人腹部结痛，用枇杷核与蛤蜊同煮，可以脱掉疔疮。

【原文】

　　蛏肉味甘性温。天行病后，不可食之。

【译文】

　　蛏肉味甘性温，患流行性、传染性疾病以后，不能吃蛏肉。

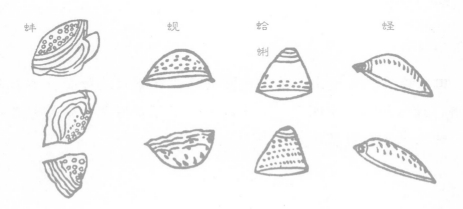

【原文】

　　蚶肉味甘，性微温。多食令人壅气。同饭食，不口干。车渠盖瓦垄之大者，作杯，注酒满过一分不溢。

【译文】

　　蚶肉味甘，性微温。不能多吃，否则使人气阻。吃饭时吃蚶肉，不口干。车渠大概是蚶中个头大的，用来作杯子，往里注酒满过一分都不会溢出来。

【原文】

　　淡菜味甘性温。多食令头目昏闷，得微痢可已。久食脱人发。服丹石人食之，令肠结。烧食即苦，不宜人。以少米先煮熟后去毛，再入萝卜或紫苏，或冬瓜同煮，尤佳。

【译文】

　　淡菜味甘性温。过多地吃会使人头晕眼花，稍微泻一下就能停止。经常吃使人头发脱落。服丹石的人吃了，会使人得肠结病。烧着吃就味苦，不适合人吃。加少量的米先煮熟以后去掉毛，再加入萝卜或者紫苏，或者冬瓜同煮，味道尤其好。

【原文】

　　田螺味甘，性大寒，其肉视月盈亏，有冷积人勿食。小者名螺狮，性味相同。清明后，其中有虫，不可食用也。细长者名海蛳，味咸性寒，肉绿色。

【译文】

　　田螺味甘，性大寒。它的肉根据月亮的盈亏而增减，有冷积病的人不要吃。小的叫螺狮，性味与田螺相同。清明以后，螺里有虫，不能够食用了。

细长的名叫海蛳，味咸性寒，肉是绿色的。

【原文】

　　鲨鱼味辛咸，性平，微毒。多食令咳嗽，发疮癣。其行雌常负雄，失雌，雄即不动，取必双得。其血碧色，尾有珠如粟，烧脂可以集鼠。蚊螫即死。小者名鬼鲨，食之害人。'

【译文】

　　鲨鱼味辛咸，性平，有轻微的毒性。吃多了使人咳嗽，发疮、癣等皮肤病。它行走的时候经常是雌的驮着雄的，失去雌性的，雄性的就不动，固此获取的时候一定能一次捉两只。它的血是碧绿色，尾巴上有像粟米一样的珠子。烧它的脂肪可以召集老鼠。蚊子一叮就会死。小的名叫鬼鲨，吃了对人有害。

【原文】

　　海蛇味咸性温，即海蜇。无口、眼、腹、翅，然块一物，以虾为目，虾去则往。浸以石灰、矾水，则色白。

【译文】

　　海蛇味咸性温，也叫海蜇。没有嘴、眼、腹部、翅膀，整块一个东西，以虾为眼睛，虾走到哪里，它就走到哪里。用石灰、矾水浸泡，颜色就会白。

【原文】

　　虾肉味甘咸，性温，有小毒。多食动风助火，发疮疾，有病人及患冷积者勿食。小儿食之，令脚弱；鸡犬食之，亦令脚屈弱。生水田沟渠中者有毒。切勿以热饭盛密器内，作鲊食，毒人至死。虾无须者，腹下通黑，及煮熟色变白者，并有毒，不可食。勿与鹿獐肉、猪肉、鸡肉同食。妊妇食之，令子难产。

【译文】

虾肉味甘咸，性温，有轻微的毒性。吃多了动风助火，发疮毒，有病的人和患冷积的人不要吃。小孩吃了，会使脚软弱无力；鸡、狗吃了，也使其脚弯曲无力。生长在水田、沟渠里的有毒，千万不要把热饭和虾盛在密封的器具内，腌制吃，可以毒人致死。没有须的、腹下通黑的，以及煮熟颜色变白的虾子，都有毒，不能吃。不要与鹿獐肉、猪肉、鸡肉同吃，孕妇吃了，会导致难产。

【原文】

海虾味甘咸，性平，有小毒。同猪肉食，令人多唾。闽中有五色虾，长尺余，曝干为对虾，功用相同。

【译文】

海虾味甘咸，性平，有轻微的毒性。不能与猪肉同吃，否则会使人唾液多。福建一带有一种五色虾，长一尺余，晒干就成了对虾，功能作用与海虾相同。

【原文】

蛙味甘性寒，即田鸡。其骨热食之，令小便淋。妊妇食之，令子声哑寿夭。小蛙食多，令人尿闭，脐下酸痛，有至死者，擂车前水饮可解。正月出者名黄蛤，不可食。渔人多以蟾蜍去皮伪充，有毒勿食。

【译文】

蛙味甘性寒，也叫田鸡。它的骨头在热的时候吃，使小孩子小便淋漓不断，孕妇吃了，使小孩声音嘶哑，寿命短。吃小蛙过多，会使人解不出小便，肚脐下酸痛，甚至有死亡的，研磨车前草水喝能够解除症状。正月出来的叫黄蛤，不能吃。渔民大多用蟾蜍去掉皮冒充蛙，有毒不能吃。

【原文】

　　海参味甘咸，性寒滑。患泄泻下者勿食。

【译文】

　　海参味甘咸，性寒滑。患痢疾泻肚子的人不能吃。

【原文】

　　燕窝味甘性平，黄黑霉烂者有毒，勿食。

【译文】

　　燕窝味甘性平，黄黑霉烂的有毒，不能吃。

【原文】

　　牡蛎肉味甘性温，俗呼鲍鱼。海牡蛎可用，丈夫服之，令人无髭。

【译文】

　　牡蛎肉味甘性温，俗称鲍鱼。海牡蛎可以吃，男子吃了，使人嘴上无须。

【原文】

　　鼍肉味甘性温，有小毒。食之发冷气痼疾。此物有灵，不可食之。其涎最毒，身具十二生肖肉，惟蛇肉在尾，最毒。

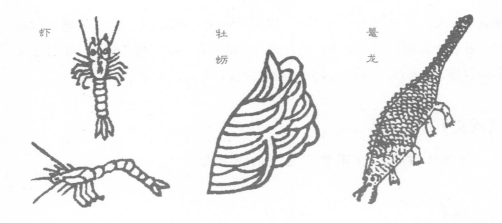

虾　　　　　牡蛎　　　　鼍龙

【译文】

　　鼍肉味甘性温，有轻微的毒性。吃了会发冷气，致使产生顽疾。这种动物有灵气，不要吃它。它的唾液有毒，身上具有十二生肖的肉，而蛇肉在尾巴上，最毒。

【原文】

　　鲮鲤肉味甘涩，性温，有毒，即穿山甲。其肉最动风，风疾人才食数脔，其疾一发，四肢顿废。

【译文】

　　鲮鲤肉味甘涩，性温，有毒，也叫穿山甲。它的肉最动风气，有风疾的只要吃上几块，他的病一发，四肢立刻就残废。

【原文】

　　蚺蛇肉味甘性温，有小毒。四月勿食，其脍著醋，能卷人筋，惟以芒草作箸乃可。

蝰蛇肉味甘性温，有轻微的毒性。四月份不能吃，它的肉与醋一起食用，能够使人的筋卷曲，只有用芒草作筷子才行。

【原文】

诸鱼有毒：鱼目有睫、目能开合、二目不同，逆腮、全腮、无腮、白鬐、脑白连珠、腹下丹字形，形状异常者，并有毒，食之杀人。凡一切无鳞鱼皆有毒，宜少食之。妊妇食之。并难产育，令子多疾也。

【译文】

以下这些鱼有毒：鱼的眼睛上有睫毛、眼睛能开合、两只眼睛不一样，倒腮、病腮、没有腮、鱼脊是白色的、脑白像互相连结的珍珠、肚皮下是丹字形、形状异常的鱼，这些均有毒，都能毒死人。凡是一切没有鳞的鱼都有毒，应该少吃。孕妇吃了，还会导致难产，使小孩子多病。

【原文】

紫荆花入鱼羹中，食之杀人。

【译文】

紫荆花放到鱼汤里，能毒死人。

【原文】

解诸鱼毒：黑豆汁、马鞭草汁、橘皮，大黄、芦根汁、朴硝汤，饮之，皆可解。凡中鳅鳝、虾、鳖、虾蟆毒，令脐下痛、小便秘，用豆豉一合煎浓汁频饮之，可解。

【译文】

　　解中鱼毒的办法：黑豆汁、马鞭草汁、橘皮、大黄、芦根汁、朴硝汤，喝了都能解毒。凡是中鳅、鳝、虾、鳖、蛤蟆毒，使人肚脐下痛、小便不畅，用豆豉一合煎成浓汁，连喝几次，能够解毒。

【原文】

　　收藏银鱼、鲞鱼，以干猪草以处，不变色味。藏白鲞，以干稻柴同包。凡洗鱼，滴生油数点，则无涎。煮时下没药少许，则不腥。

【译文】

　　收藏银鱼、鲞鱼，与干猪草放在一处，不变色味。收藏白干鱼，与干稻草包在一起。凡是洗鱼，滴几滴生油，就没有粘液。煮的时候放入少许没药，就不会腥。

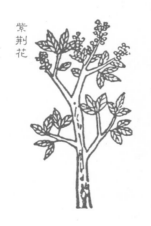

紫荆花

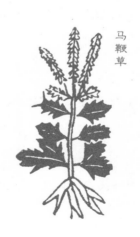

马鞭草

卷七：禽 类

【原文】

鹅肉味甘性寒。苍鹅性冷有毒，嫩鹅有毒，多食令人霍乱，发痼疾，生疮疥，患肿毒者勿食。火熏者尤毒，虚火咳嗽者勿食。鹅血味咸微毒，鹅卵味甘性温。多食鹅卵，发痼疾。煮鹅下樱桃叶数片，易软。

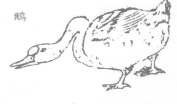

鹅

【译文】

鹅肉味甘性寒。苍鹅性冷有毒，嫩鹅有毒，不能多吃否则使人患霍乱，引发旧病，生疮疥等皮肤病，患脓肿毒疮的人不能吃。用火熏的尤其有毒，虚火重、咳嗽的人不要吃。鹅血味道发咸，有轻微的毒性，鹅蛋味甘性温。吃多了鹅蛋，会引发旧病。煮鹅时放入樱桃叶数片，容易软。

【原文】

鸭肉味甘性寒。黑鸭有毒，滑中发冷痢，患脚气人忌食之。新鸭有毒，以其多食蚯蚓等虫也。目白者杀人。肠风、下血人不可食鸭。鸭血味咸性冷，解诸药毒。鸭卵味甘咸，性微寒，多食发冷气，令人气短背闷。妊妇多食，令子失音，且生虫。小儿多食，令脚软，患疮毒人食之，令恶肉突出。不可合鳖肉、李子食，害人。合桑椹食，令妊妇生子不顺。过食鸭肉所伤成瘕者，以糯米泔温服一二盏，渐消。

507

【译文】

鸭肉味甘性寒。黑鸭有毒，吃了使人肠滑拉肚子，发冷痢，易患脚气病的人不能吃鸭肉。新鸭有毒，因为它吃了很多蚯蚓等虫。眼睛是白色的鸭子，能毒死人。患肠风、便血的人不能够吃鸭子。鸭血味咸性冷，能解药毒。鸭蛋味甘咸，性微寒。吃多了发冷气，使人气短背闷。孕妇吃多了，使小孩不能发出声音，而且生虫。小孩吃多了，脚发软。患疮毒的人吃了，使毒瘤突出。不能与鳖肉、李子一起吃，对人无益。与桑椹同吃，会使孕妇难产。吃多了鸭肉受到伤害，而使腹内结块的人，服一二盏淘糯米的水，就会逐渐消失。

鸡

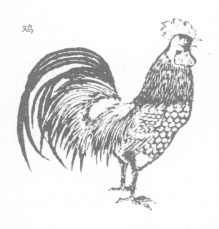

【原文】

鸡肉味甘酸，性微温，善发风助肝火。同葫蒜、芥李及兔犬肝、犬肾食，并令人泻痢。同鱼汁食，成心瘕；同鲤鱼、鲫鱼、虾子食，成痈疽；同獭肉食，成遁尸病；同生葱食，成虫痔；同糯米食，生蛲虫。小儿食多，腹内生虫，五岁以下忌食。四月勿食抱鸡肉，令人作痈成漏；男女虚乏有风病人食之，无不立发。勿同野鸡、鳖肉食。黄雌鸡患骨蒸热者，勿食；鸡有五色者、玄鸡白首者、六指者、四距者、鸡死足不伸者、阉鸡能啼者，并有毒，食之害人。老鸡头有毒，勿食。鸡肝味甘苦，性温，微毒。《内则》云："食鸡去肝。"为不利人。鸡卵味甘性平，微寒。多食令人腹中有声，动风气。同葱、蒜食，令气短；同韭食，成风痛；同鳖肉食，损人；同獭肉食，成遁尸病；同兔肉食，成泻痢。妊妇多食，令子失音。以鸡子、鲤鱼同食，令儿生疮；同糯米食，令儿生寸白虫；同鱼脍，同干姜食，令子生疳，发疮疥。小儿患痘疹者，不惟忌食，禁嗅其煎食之气，恐生翳膜也。醋能解蛋毒。过食蛋伤，紫苏子能消。人踏抱出鸡子壳，令生白癜风。

　　鸡肉味甘酸，性微温，人若吃了极易发风气，助长肝火。与葫蒜、芥李及兔、狗肝、狗肾同吃，都会使人泻痢。与鱼汁同吃，导致心脏内结块；与鲤鱼、鲫鱼、虾子同吃，造成痈、疖；与獭肉同吃，造成遁尸病；与生葱同吃，造成虫痔；与糯米同吃，生蛔虫。小孩吃太多，腹内生虫，五岁以下儿童禁止食用。四月不要吃抱鸡肉，使人产生痈毒，导致漏下。不论男女，虚乏、有风病的人吃了，没有不立即发病的。不要与野鸡、鳖肉同吃。患骨蒸、热病的人，不要吃黄雌鸡。鸡有五种颜色的鸡、有黑色鸡身白色头的鸡、有六个脚趾的鸡、有四距（雄鸡跖后面突出像脚趾的部分）的鸡、有的鸡死了以后脚不伸直、阉了的鸡还能啼叫，这些鸡都有毒，吃了对人有害。老鸡的头有毒，不要吃。鸡肝味甘苦，性温，有轻微的毒性。《内则》说："吃鸡要去掉肝。"就是因为它会伤害人。鸡蛋味甘性平，微寒。吃多了使人腹中有声音，动风气。与葱、蒜同吃，使人气短；与韭菜同吃，形成风痛；与鳖肉同吃，损害人；与獭肉同吃，造成遁尸病；与兔肉同吃，导致泻痢。孕妇吃多了，使小孩发不出声音。将鸡蛋、鲤鱼一起吃，使小孩生疮毒；与糯米同吃，使小孩生寸白虫；同鱼、同干姜吃，令小孩生疳，发疮疥。患水痘、麻疹的小孩，不但不能吃鸡蛋，而且还不能闻煎鸡蛋的气味，恐怕眼睛会长翳膜。醋能够解蛋毒。吃多了鸡蛋受伤，紫苏结的子能够消除。人踩上孵出小鸡的鸡蛋壳，使人生白癜风。

【原文】

　　野鸭味甘性凉。不可同胡桃、木耳、豆豉食。

【译文】

　　野鸭味甘性凉。不能与胡桃、木耳、豆豉一起吃。

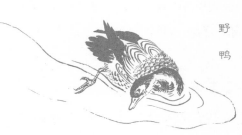

野
鸭

【原文】

野鸡味酸甘，性微寒。春夏有小毒，患痢人不可食。久食人瘦，发五痔诸疮疥。同荞麦面食，生肥虫；同菌蕈、木耳食，发五疮，立下血；同胡桃食，发头风、眩晕及心痛，损多益少，不可常食。卵同葱食，生寸白虫；同家鸡食，成遁尸病。自死爪甲不伸者，食之杀人。不可与鹿肉、猪肝、鲫鱼、鲇鱼、回鱼同食。

【译文】

野鸡味酸甘，性微寒。春、夏有轻微的毒性，患痢疾的人不能吃。经常吃会使人消瘦，发五痔与疮、疥等皮肤病。与荞麦面同吃，生肥虫；与菌蕈、木耳同吃，发各种疮毒，马上便血；与胡桃同吃，发头风、眩晕和心痛等病，对人伤害较大，不能经常吃。野鸡蛋与葱同吃，生寸白虫；与家鸡同吃，引起遁尸病（流行病的一种，每次发病不能见死尸，听到哀哭声就发作，故称遁尸病）。自己死了但是爪子不伸直的野鸡，能毒死人。不能与鹿肉、猪肝、鲫鱼、鲇鱼、回鱼同吃。

【原文】

鹁鸽肉味甘咸，性平。食多减一切药力。其血解百药、蛊毒。不可与獐肉同食。

【译文】

鹁鸽肉味甘咸，性平。吃多了会削减一切药力，它的血能解百药、蛊毒。不能与獐肉同吃。

510

【原文】

雀肉味甘性温，勿同猪肝及李食。妊妇食雀肉饮酒，令子多淫。多食雀脑，动胎气，令子雀目。同豆酱食，令子面皯。服术人忌之。

【译文】

雀肉味甘性温，不要与猪肝和李子一起吃。孕妇吃雀肉、喝酒，使小孩容易放纵。雀脑吃多了会动胎气，使小孩患夜盲症。与豆酱同吃，使小孩脸色枯焦黝黑。服术药的人禁止食用。

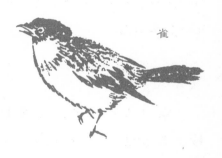

雀

【原文】

鹑肉味甘性平。不可同猪肝食，令人生黑子；同木耳、菌子食，令人发痔。鹑毛有斑点，善搏斗，始由虾蟆、黄鱼所化，终以卵生，四时常有。鸰肉与鹑性味相同，形亦相似，但色黑无斑。始由鼠化，终复为鼠。夏有冬无，今通呼为鸰鹑也。

【译文】

鹑肉味甘性平。与猪肝同吃会使人长黑痣。与木耳、菌子同吃，使人发痔疮。鹑的毛有斑点，善于搏斗，原本是由蛤蟆、黄鱼转化而来，后来从卵里孵出来，一年四季经常有。鸰肉与鹑肉性味相同，形状也相似，只是颜色是黑色而没有斑。开始是由老鼠转化而来，最终又重新变成鼠。夏天有冬天没有，现在把二者统称为鸰鹑了。

【原文】

鹧鸪肉味甘性温。不可与竹笋同食，令人小腹胀。或言此鸟，天地之神每月取一只飨至尊，所以自死者不可食。其鸟飞必南翥。

【译文】

鹧鸪肉味甘性温。不能与竹笋同吃，使人小腹胀。有人说，天地之神每

中华养生宝典

511

月取一只这种鸟来祭献天帝，因此，自然死亡的鹧鸪不能吃。这种鸟起飞一定会往南高飞。

【原文】

雁肉味甘性平。七月勿食，伤人神，道家谓之天厌，不食为妙，久食动气。《礼记》云："食雁去肾。"不利人也。

【译文】

雁肉味甘性平。七月不要吃雁肉，这会伤害人的神志，道家称之为天厌，不吃为好，经常吃会扰动元气。《礼记》说："吃雁要去掉肾。"是说雁肾对人不利。

【原文】

鹨鸠肉味甘性热。即突厥雀，形似雌雉，鼠脚无后趾，歧尾。憨急群飞，雌前雄后。

【译文】

鹨鸠肉味甘性热。也叫突厥雀，形状像母野鸡，鼠脚但没有后趾，尾巴叉开。性情急躁、果决，喜欢群飞，雌的在前，雄的在后。

【原文】

鹨鵔雉肉味甘性平，有小毒。多食令人瘦，发五痔。同荞麦同食，生肥虫；同豆豉食，害人；卵同葱食，生寸白虫。一名山鸡。山鸡有四种：似雉而尾长三、四尺者；为鷩雉；似鷩而尾长五六尺，能走且鸣者，为翟雉，俗通呼为鷩矣；似鷩而小，首有采毛，为鵔鸃；似雉而腹有采色，为锦鸡，俗通呼为锦鸡矣。又有吐绶鸡，每春夏晴明，徐舒领下锦绶，文采焕烂，敛即不见。养之并辟火灾，食之有毒。

【译文】

鹳雉肉味甘性平，有轻微的毒性。吃多了使人消瘦，发五痔。与荞麦同吃，生肥虫；与豆豉同吃，会伤害人；它的蛋与葱同吃，生寸白虫。又称山鸡。山鸡有四种：像野鸡但尾巴有三四尺长的是鹳雉；像鹳但尾巴有五六尺长，能够行走而且鸣叫的是鹖雉，一般统称为鹳；像鹳但比较小，头上有彩色羽毛的是骏鸐；像野鸡但腹上有彩色的是锦鸡，一般统称为锦鸡。还有一种吐绶鸡，每当春夏天气晴朗的时候，就会慢慢地舒展下巴下面的锦绶，色彩鲜艳夺目，收起来就不见了。驯养它还能辟除火灾，吃它的肉有毒。

【原文】

鹖鸡肉味甘性平，初病后勿食。鹖气猛，斗期必死。

【译文】

鹖鸡肉味甘性平，病刚好不要吃。鹖气势凶猛，搏斗时一定要分个你死我活。

【原文】

白鹇肉味甘性平，患疮疖者勿食。黑鹇气味相同。

【译文】

白鹇肉味甘性平，患疮疖的人不要吃。黑鹇气味与白鹇相同。

【原文】

竹鸡肉味甘性平，即泥滑滑。谚云："家有竹鸡啼，白蚁化为泥。"亦辟壁虱。

【译文】

竹鸡肉味甘性平，也叫泥滑滑。谚语说："家有竹鸡啼，白蚁化为泥。"也能消除壁虱。

【原文】

英鸡肉味甘性温。常食石英，秋月即无。

【译文】

英鸡肉味甘性温。经常吃石英，秋天就没有了。

【原文】

黄褐侯肉味甘性平，即青鵻。多食发喉痹，有生姜可解。

【译文】

黄褐侯肉味甘性平，也叫青鵻。吃多了发喉痹，用生姜能够解除症状。

【原文】

桑鳸肉味甘性温，即蜡嘴。初病后勿食。

【译文】

桑鳸肉味甘性温，也叫蜡嘴。大病初愈后不能吃。

【原文】

鸜鹆肉味甘性平，即八哥。天寒欲雪，即群飞如告。鸜鹆不逾济，地气使然也。

鸲鸽肉味甘性平，也叫八哥。天气寒冷即将下雪，就成群结队地飞起来好像互相转告。鸲鸽不超越济水，这是地上的气候所造成的。

【原文】

乌鸦肉味酸涩，性平。膻臭不可食。肉及卵食之，令人昏忘。

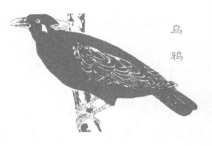

乌
鸦

【译文】

乌鸦肉味酸涩，性平，膻臭不能吃。肉和蛋吃了，使人神昏健忘。

【原文】

喜鹊肉味甘性寒，妇人不可食。

【译文】

喜鹊肉味甘性寒，妇女不能吃。

【原文】

燕肉味酸性平，有毒，不可食。损人神气，不宜杀之。嗜燕人入水，为蛟龙所吞。燕作窝，长能容二匹绢者，令人家富也。窝穴北向，尾屈色白者，是数百岁燕，《仙经》谓之"肉芝"。

【译文】

燕肉味酸性平，有毒，不能吃。伤害人的精神元气，不应该杀它。嗜好吃燕子的人到水里，会被蛟龙所吞。燕子在一家房子所筑的窝，它的空间能够容纳二匹绢，就会使这家富裕。燕窝的口子朝北，尾巴弯曲白色的燕子，是数百岁的燕子。《仙经》称它为"肉芝"。

【原文】

刺毛莺肉味甘性平，有疮疥者少食。

【译文】

刺毛莺肉味甘性平，有疮疥的人应少吃。

【原文】

孔雀肉味咸性凉，微毒。食其肉者，自后服药必不效，为其解毒也。尾有毒，不可入目，令人昏翳。

【译文】

孔雀肉味咸性凉，有轻微的毒性。吃它的肉的人，以后服药必定会没有效果，因为它解毒。尾巴有毒，不能够进入眼睛里，使人眼睛昏花。

【原文】

鹗即鱼鹰，能啖蛇。其肉腥恶，不可食。

【译文】

鹗就是鱼鹰，它喜欢吃蛇。它的肉腥恶，不能够吃。

【原文】

鸥脑有毒，高酒食，令人久醉健忘。

【译文】

鸥脑有毒，当下酒菜吃会使人久醉健忘。

【原文】

　　鹤肉有毒，顶血饮之立死。性喜食蛇，蛇闻声而远去，人家畜之以辟蛇。

【译文】

　　鹤肉有毒，头顶上的血喝了能立刻毒死人。鹤生性喜欢吃蛇，蛇听到鹤声就会远远地离开，人们用它来驱赶蛇，以免伤害家畜。

【原文】

　　鹳肉有毒。不可食。其骨入沐汤浴头，令发尽脱，更不生也。又能杀树木。鹳生三子，一为鹤。巽极成震，阴变阳也。

【译文】

　　鹳肉有毒，不能吃。洗头时，它的骨头掉进洗头水里会使头发全部脱落，再也不会生长出新头发来。又能弄死树木。鹳生三子，其中之一就是鹤。巽卦到终点就成了震卦，是阴变成阳。

【原文】

　　鸳鸯肉味咸性平，有小毒。多食令人患大风病。

【译文】

　　鸳鸯肉味咸性平，有轻微的毒性。吃多了使人患大风病。

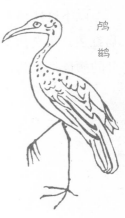

鸬鹚

517

【原文】

　　鸬鹚肉味酸咸，性冷，微毒。即水老鸦。

凡鱼骨梗者，密念鸬鹚不已，即下。妊妇食之，令逆生。

【译文】

鸬鹚肉味酸咸，性冷，有轻微的毒性。也叫水老鸦。凡是被鱼骨梗的人，不停地密念鸬鹚，就会下去。孕妇吃了，会导致难产。

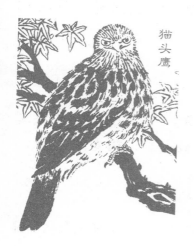

猫头鹰

【原文】

猫头鹰夜勿煮炙，能引鬼魅。

【译文】

猫头鹰晚上不要煮烤，因为它能够招引鬼魅。

【原文】

诸鸟有毒：凡鸟自死自闭，自死足不伸，白鸟玄首，玄鸟白首，三足，六指，异形异色，四翼，肝色青者，野禽生卵有八字形者，并有毒，食之杀人。

【译文】

以下这些鸟有毒：凡是自己死自己闭气的鸟、自己死脚不伸直的鸟、白鸟红头、黑鸟白头、三只脚、六个脚趾、形状与颜色都怪异的、四个翅膀、肝的颜色是青色、野禽生的蛋有八字形的，都有毒，均能毒死人。

卷八：兽 类

【原文】

猪肉味苦，性微寒，有小毒。牡曰豭，牝曰彘，子曰豚，牡而去势曰豶。生江南者，谓之江猪。惟豭肉无毒。多食闭血脉，弱筋骨，虚人肌，疫病者、金疮者尤宜忌之。久食令人少子伤精，发宿疾。豚肉久食，令人遍体筋肉碎痛乏气；江猪多食，令人体重。作脯少有腥气，久食解药力，动风发疾。伤寒、疟痢、痰痼、痔漏诸疾，食之必再发难愈。反梅子、乌梅、桔梗、黄连，犯之令人泻痢。服胡黄连食之，令人漏精。服甘草者忌之。同牛肉食，生寸白虫；同兔肉食，损人；同羊肝、同鸡子、同鲫鱼及黄豆食，令人滞气；同葵菜食，令人少气；同荞麦面食，患热风，脱须眉毛发；同生姜食，生面斑发风；同胡荽食，烂人脐；同苍耳食，动风气；同百花菜、同吴茱萸食，发痔瘘；同龟鳖肉、麋鹿驴马肉、虾子食，伤人。多食令人暴肥，盖虚风所致也。头肉有毒，多食动风发疾。猪肉毒在首，故有病者忌之。项肉俗名"槽头肉"，肥脆能动风。脂膏勿令中水，腊月者历年不坏。反乌梅、梅子，忌干漆。脑味甘性寒，有毒。《礼记》云："食豚去脑。"能损男子阳道，临房不能行事。酒后尤不可食，今人以盐酒食猪脑，是引贼入室也。血味咸性平，服地黄、补骨脂、何首乌诸补药者，忌之，能损阳也。同黄豆食，滞气。心味甘咸，性平，多食耗心气。不可合吴茱萸食。肝味苦，性温。猪临杀，惊气入心，绝气归肝，俱不可多食。服药人勿食。不可合雉肉、雀肉及同鱼脍食，生痈疽；同鲤鱼、鲫鱼食，伤神；同鹌鹑食，生面黵。肺味苦，性微寒。同白花菜食，令人气滞发霍乱。八月和饴食，至冬发疽。肾味咸性冷，即腰子，久食

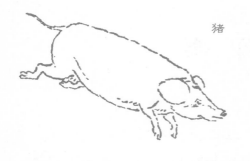

猪

令人伤肾少子，虚寒者尤忌。冬月食之，损真气，发虚壅。脏脂微毒，男子多食损阳。猪鼻唇多食，动风气。凡花猪、病猪、白蹄猪、自死猪，煮汁黄者为黄镰猪，肉中有米星为囗囗，俱不可食。烧肉忌桑柴。凡煮肉同皂荚子、桑白皮、高良姜、黄蜡，不发风气。得旧篱筅易熟。煮肉封锅，入楮实子二三十粒，易烂且香。夏天用醋煮肉，可留数日。煮腊肉将熟，以红炭投锅内，则不油荟气。洗猪肚用面，洗肠脏用砂糖，能去秽气。中病猪毒，烧猪屎为末，水服钱许，三次可瘥。过食猪肉，伤，烧猪骨为末，水服；或服芫荽汁、生韭汁；或加草果，可消煮硬肉，入山楂数颗，易烂。

【译文】

猪肉味苦，性微寒，有轻微的毒性。公的叫豭，母的叫彘，小猪叫豚，公猪阉割以后叫豶。生活在江南的叫江猪。只有公猪肉无毒。吃多了血脉不畅，使人筋骨软弱无力，身体虚弱，患疫病的人，有金属创伤的人特别注意不能吃。经常吃使人少子伤精，引起旧病复发。小猪肉经常吃，使人全身筋肉碎痛，没有气力；江猪肉吃多了，使人身体沉重。作肉脯稍有腥气，经常吃解除药力，动风发疾。患伤寒、疟痢、痰癗、痔漏的人，吃了一定会再发，而且很难治愈。与梅子、乌梅、桔梗、黄连相反，触犯就会使人泻痢。服胡黄连的人吃了，使人漏精。服甘草的人不能吃。与牛肉同吃，生寸白虫；与兔肉同吃，损害人；与羊肝、鸡蛋、鲫鱼和黄豆同吃，使人滞气；与葵菜同吃，使人少气；与荞麦面同吃，患热风，使人胡须眉毛头发脱落；与生姜同吃，脸上生斑，发风病；与胡荽同吃，使人肚脐溃烂；与苍耳同吃，动风气；与百花菜、吴茱萸同吃，发痔疮、瘘病。与龟鳖肉、麋鹿驴马肉、虾子同吃，对人有伤害。吃多了使人得肥胖症，大概是虚风所引起的。猪头肉有毒，吃多了动风发疾病。猪肉的毒性在头，因此有病的人不能吃它。脖子部位的肉俗称"槽头肉"，肥脆能动风气。脂肪熬成油不要让它进水，冬天熬的过一年都不会坏。与乌梅、梅子相反，忌讳干漆。猪脑味甘性寒，有毒。《礼记》说："吃猪肉去掉脑。"猪脑能够破坏男子的性功能，临近房事时不能食用。酒后尤其不能吃，现在有人用盐酒炒猪脑吃，这是自寻死路啊！猪血味咸性平，服用地黄、补骨脂、何首乌等补药的人，不能吃，这会损害人的阳气。与黄豆同吃，滞气。猪心味甘咸，性平，吃多了耗费人的心气。不能与吴茱萸同吃。猪肝味苦，性温。猪临杀的时候，惊恐之气进入猪心，绝气后又归于肝脏，因此二者都不能多吃。服药的人不要吃。不能与野鸡肉、雀肉和鱼脍同吃，生痈疽等病毒；与鲤鱼、鲫鱼同吃，会伤神；同鹌鹑一起吃，脸上变成浅黄黑色。猪肺味苦，性微寒。与白花菜同吃，使人气阻塞，发霍乱。八月和饴糖同吃，到冬天就会发疽毒。猪肾味咸性冷，就是猪腰子，经常吃使人伤肾少子，身体虚寒的人尤其不能吃。冬天吃猪腰子，损伤真气，发虚阻气。猪胰子有轻微的毒性，男子多吃损伤阳气。猪鼻唇多吃，动风气。凡是花猪、病猪、白蹄猪、自己死亡的猪，煮汤黄的为黄镳猪，肉中有米星为□□，都不能吃。烧肉时不能用桑柴。凡是煮肉时，加入皂荚子、桑白皮、高良姜、黄蜡，不发风气。用旧篱筱煮容易熟。煮肉的时候盖上锅盖，加入楮实子二三十粒，猪肉容易烂而且香。夏天用醋煮肉，可以多保存几天。煮腊肉快要熟的时候，把红炭投入锅中，就不会有油菳气。用面洗猪肚子，用砂糖洗肠脏，能够除去秽气。吃病猪而引发的中毒，把猪屎烧成末，用水服一钱左右，服三次就会解毒。吃猪肉太多而受伤害，把猪骨头烧成末，用水服；或者服芫荽汁、生韭菜汁；或者加入草果，能够消除。煮硬肉，加入几颗山楂，容易煮烂。

【原文】

羊肉味甘性热，反半夏、菖蒲，同荞麦面、豆酱食，发痼疾；同醋食，伤人心；同鲊鲙酪食，害人。热病、疫症、疟疾病后食之，复发致危；妊妇食之，令子多热病。头、蹄肉味甘性平，水肿人食之，百不一愈。冷病人勿多食。妊妇食羊目，令子睛白。血味咸性平。凡猪、羊血食久，鼻中毛出，昼夜长五寸，渐如绳，痛不可忍，摘去复生。惟用乳石、硇砂等分为丸，临卧服十丸，自落也。服丹石人忌食羊血。十年一食，前功尽亡。服地黄、何首乌诸补药者，忌之。能解胡蔓草毒。脑有毒，食之发风病。和酒服，迷人心，成风疾。男子食之，损精气，少子。白羊黑头，食其脑，作肠痈。羊心有孔者，勿食，能杀人。羊肺三月至五月，其中有虫，状如马尾，长二三寸，须去之。不去食之，令人痢下。肝味苦性寒。同猪肉及梅子、小豆食，伤人心；同生椒食，伤人五脏，最损小儿；同苦笋食，病青盲。妊妇食之，令子多厄。羊肚和饭饮久食，令人多唾清水，成反胃，作噎病。凡煮羊肉，用杏仁或瓦片，则易烂。同胡桃及莱菔煮，不臊；同竹蒚煮，助味。以铜器煮食，男子损阳，女人暴下。白羊黑头、黑羊白头、独角者，并有毒，食之生痈。中羊肉毒者，饮甘草汤解之。过食羊肉伤者，多食枣子、苹果，可消。

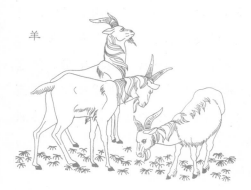

羊

【译文】

羊肉味甘性热，与半夏、菖蒲相反。与荞麦面、豆酱同吃，会引发顽疾；与醋同吃，伤害人的心脏；与腌鱼、鱼脍、乳酪同吃，对人有害。患热病、疫症、疟疾病的人，病愈后又吃羊肉，就会导致旧病复发甚至有生命危险；孕妇吃了，使小孩子多患热病。羊头、蹄肉味甘性平，水肿病人吃了，一百人中难有一个能痊愈的。冷病人不要多吃。孕妇吃羊眼睛，使小孩眼睛发白。羊血味咸性平。凡是猪、羊血吃久了，鼻中的毛会长出来，一昼夜长五寸，渐渐长成像绳子一样，疼痛难忍，剪掉又重新长出来。只要用乳石、硇砂等分成丸，临睡前服十丸，毛就会自己落下来，服丹石的人不能吃羊血。十年吃一次，就会前功尽弃。服地黄、何首乌等补药的人，不能吃羊血。羊血能解胡蔓草毒。羊脑有毒，吃了发风病。调酒吃，迷惑人心，造成风疾。男子吃了，损伤精气，少子。白羊黑头，吃羊脑，引起肠痈。羊心有孔的，不要吃，否则会毒死人。三月到五月，羊肺里有虫，形状像马尾，长二三寸，必须去掉它。不去掉虫就吃，使人泻痢。羊肝味苦性寒。与猪肉和梅子、小豆同吃，伤害人心；与生椒同吃，伤害人的五脏，对小孩子损伤最大；与苦笋同吃，得青盲病。孕妇吃了，使小孩子多灾难。羊肚与饭、饮料一起经常吃，使人多吐清水，导致反胃，产生噎病。凡是煮羊肉，用杏仁或瓦片同煮，则容易煮烂。同胡桃和萝卜煮，没有臊气；同竹䉉煮，提味。用铜器煮羊肉，男子吃了损害阳气，女人吃了暴下。白羊黑头、黑羊白头、只有一只角的羊，都有毒，吃了生痈。吃羊肉中毒，可以喝甘草汤来解毒。吃多了羊肉受到伤害的人，多吃枣子、苹果，能够消除。

【原文】

黄牛肉味甘性温，微毒。食之发药毒，能病人。牛夜鸣则疲，臭不可食。牛病自死者，血脉已绝，骨髓已竭，不可食之。误食，令人生疔暴亡。发痼疾、疥癣、洞下、疰病。瘟牛暴死者，不可食。独肝者，有大毒，令人痢血至死。

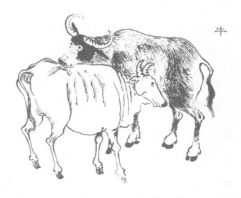

牛

北人牛瘦，多以蛇从鼻灌，故尔独肝。水牛则无之。啖蛇牛毛发白而后顺者，是也，人乳可解其毒。自死白首者，食之杀人。疥牛食之发痒。黄牛、水牛合猪肉及黍米酒食，并生寸白虫；同韭薤食，合生姜食，损齿。勿同果子食。黑牛白头者，大毒，勿食。水牛肉味甘性平，忌同黄牛，患冷人勿食。蹄中巨筋，多食令生肉刺。牛乳味甘，性微寒。生饮令人痢，热饮令人

523

口干气壅，温饮可也。不宜顿服。与酸物相反，令人腹中症结。患冷气人勿食。同鱼食，成积；同醋食，生瘕。牛脂味甘温，微毒。多食发痼疾疮疡。牛脑味甘性温，微毒。热病死者，勿食其脑，令生肠痈。牛肝勿同鲇鱼食，患风噎涎青。牛肠胃合犬肉、犬血食，病人。服仙茅者食牛肉、牛乳，令斑人鬓发。服牛膝人亦忌食之。凡煮牛肉入杏仁、芦叶，则易烂。煮病牛入黄豆，豆变黑色者，杀人。中疗疥牛毒，用泽兰根或甘菊根汁，或猪牙灰水服，或生菖蒲擂酒，或甘草汤解之。猪脂化汤，亦可解毒。过食牛肉所伤，以稻草和草果煎浓汤，多服，可消。牛乃有功于世，仁人君子，必宜戒食。

【译文】

　　黄牛肉味甘性温，有轻微的毒性。吃了发药毒，会使人患病。牛晚上叫就表示有病，臭不能吃。自己病死的牛，血脉已经断绝，骨髓已经枯竭，不能吃。不小心吃了，会使人生疔疮暴亡。久治不愈的老病会复发，腹中癖块、洞下、洼病。瘟牛突然死亡的，不能吃。只有一页肝的牛，有剧毒，吃了使人痢血至死。北方人牛瘦以后，大多用蛇从鼻孔里灌进去，因此只有一页肝。水牛则没有这种情况。毛发是白色而且都向顺的就是吃蛇牛，人奶能够解它的毒。自己病死的白头牛，吃了能毒死人。有疥疮的牛吃了发痒。黄牛、水牛肉与猪肉及黍米酒同吃，都生寸白虫；与韭薤同吃，与生姜一起吃，会伤害牙齿。不要与栗子同吃。黑牛白头的，有剧毒，不要吃。水牛肉味甘性平，忌讳与黄牛肉一样，患冷病的人不要吃。牛蹄中那根大筋，吃多了使人长肉刺。牛奶味甘，性微寒。生喝使人下痢，热喝使人口干气阻，喝温的就可以。困顿的时候不宜喝。与酸东西相反，牛奶与酸东西同吃，使人腹中症结。患冷气病的人不要吃。与鱼同吃，造成积食；与醋同吃，使腹内结块。牛油脂味甘温，微毒。吃多了发老病、疮疡。牛脑味甘性温，有轻微的毒性。患热病死的牛，不能吃它的脑，吃了会使人肠上生痈。牛肝不要与鲇鱼一起吃，吃了患风噎，口里流青水。牛肠胃与狗肉、狗血同吃，能使人得病。服仙茅的人吃牛肉、牛奶，使人鬓发斑白。服牛膝的人也忌讳吃牛肉、牛奶。凡是煮牛肉，加入杏仁、芦叶，就容易煮烂。煮病牛加入黄豆，豆子变黑色的，就有毒能毒死人。中疗瘠牛的毒，用泽兰根或甘菊根汁，或者是猪牙灰水服下去，或用生菖蒲擂酒，或者用甘草汤可以解毒。猪的脂肪化成汤，也能够解毒。吃牛肉太多而受伤，用稻草和果草煎浓汤，多服几次，就可以消除。牛是有功于世的动物，仁人君子，应该戒吃。

【原文】

狗肉味酸咸，性温，服食人忌食。九月食犬伤神。反商陆。同生葱、蒜食，损人；同菱食，生癫。白犬合海鲉食，必得恶病。勿炙食，令消渴。妊妇食之，令子无声，且生虫。疫证及热病后食之，杀人。勿同鲤鱼、鳝鱼、牛肠食，令人多病。春末夏初多猘犬，宜忌食。瘦犬、有病、发狂、暴死、无故死者，有毒杀人。悬蹄犬伤人。赤股而躁者，气臊、犬目赤者，并不可食。白狗血和白鸡肉、乌鸡肉、白鸡肝、白羊肉、蒲子羹等食，皆病人。白犬乳酒服，能断酒。犬肾微毒。《内则》云："食犬去肾。"不利人也。田犬长喙，善猎；吠犬短喙，善守。白犬虎纹，黑犬白耳，畜之家富贵。纯白者主凶，斑青者识盗而咬。凡食犬肉伤，用杏仁二三两，带皮研细。热汤二三盏，拌匀，三次服，能使肉尽消。犬智甚巧，力能护家，食之无益，何必嗜之。

【译文】

狗肉味酸咸，性温，从事祭献的人不能吃狗肉。九月吃狗肉伤神。与商陆相反。与生葱、蒜同吃，对人有损害；与菱角同吃，生癫痫病。白狗肉与海鲉同吃，一定会得恶病。不要烤着吃，使人患消渴病。孕妇吃了，使小孩不能

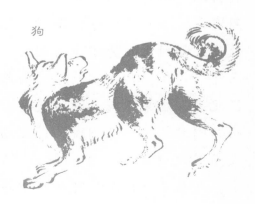

狗

说话，而且生虫。患疫症及热病后吃狗肉，能毒死人。不要与鲤鱼、鳝鱼、牛肠一起吃，吃了使人多病。春末夏初多疯狗，不能吃狗肉。瘦狗、有病的狗、疯狗、暴死的狗、无缘无故死的狗，都有毒，能致人于死地。悬着蹄子的狗伤人。屁股红而又急躁的狗，气味臊腥的狗、红眼睛的狗，都不能吃。白狗血和白鸡肉、乌鸡肉、白鸡肝、白羊肉、蒲子羹同吃，都会使人生病。白狗奶用酒送服，能够戒酒。狗肾微毒。《内则》云："吃狗肉去掉肾。"是说狗肾对人不利。猎狗嘴巴长，善于围猎；喜爱叫的狗嘴巴短，善于守家。白狗有虎纹，黑狗是白耳朵，畜养能使这家富贵。纯白的狗很凶，有青斑的狗能够识别盗贼来咬。凡是吃狗肉受伤，将杏仁二三两，带皮研细，用热汤二三盏，拌匀，分三次服下，能使狗肉全部消化。狗聪明，很灵巧，能够护家，吃狗肉没什么益处，何必嗜好吃狗肉。

【原文】

马肉味辛苦，性冷，有毒。同仓米、稷米及苍耳食，必得恶病，十有九死；同姜食，发气嗽；同猪肉食，成霍乱。患疥疮、下痢者，食必加剧；妊妇食之，令子过月难产；乳妇食之，令子疳瘦。马生角，无夜眼、白马青蹄、白马黑头者，并不可食，令人癫。马鞍下肉色黑。及马自死者，形、色异常者，并有毒，食之杀人。马乳味甘性冷利。同鱼脍食，作瘕。马肝及鞍下肉有大毒，食之杀人，刷牙用马尾，令齿疏损。近人多用烧灰揩拭，最腐齿龈。马脑有毒，食之，令人发癫。马血有大毒，生马血入人肉中，一二日便肿起，连心即死。有人剥马伤手，血入肉，一夜致死。马肉上血洗不净，食之，生疔肿。马汗有大毒，患疮人触马汗、马气、马毛、马尿、马屎，并令加剧。马汗入疮毒、攻心欲死者，烧粟干灰，淋汁浸洗，出白沫，乃毒去也。食马肉毒发而心闷者，饮清酒则解，饮浊酒则加。或饮芦根汁，或嚼杏仁，或煎甘草汤解之。中马肝毒者，猪骨灰、牡鼠屎、豆豉、狗屎灰、人头垢并水服，可解。中疔疥马毒者，泽兰根汁、猪牙灰、甘菊根汁俱水服，或生菖蒲酒解之。马食杜衡善走，食稻足重，食鼠屎腹胀，食鸡粪生骨眼，以僵蚕、乌梅拭牙则不食，得桑叶乃解。持鼠狼皮于槽，亦不食。遇死马骨，则不行。以猪槽饲马，石灰泥马槽，马汗著门，并令马落驹。系猕猴于厩，辟马病。马头骨埋于午地，宜蚕。浸于上流，绝水蜞虫。

【译文】

马肉味辛苦，性冷，有毒。与仓米、稷米及苍耳同吃，必定会得恶病，十有九死；与姜同吃，发气喘咳嗽；与猪肉同吃，导致霍乱。患疥疮、下痢等病的人，吃马肉一定会加剧病情；孕妇吃了，使小孩过了预产期还不生，并且难产；喂奶的妇女吃了，使小孩子患疳积消瘦。马长角，

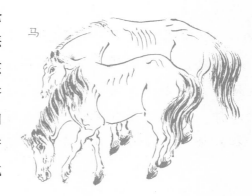

马

没有附蝉（马四肢的皮肤角质块）、白马青蹄、白马黑头的马，这些马肉都不能吃，吃了使人患癫狂病。马鞍下的肉颜色发黑，以及自己死的，形状、颜色异常的马，都有毒，吃了能够致人于死地。用马尾毛刷牙，使牙齿疏损。近来人们大多用马尾巴烧成灰揩拭牙齿，最容易伤害齿龈。马脑有毒，吃了使人发癫。马血有剧毒，生马血进入人的肉体里，一二天就会肿起来，连心就会死。有人剥马皮伤了手，马血进入肉中，一个晚上就死了。马肉上的血没有洗干净，吃了，生疔疮肿毒。马汗有剧毒，患疮毒的人触及马汗、马气、马毛、马屎、马尿，都会加重病情。马汗进入疮毒中，导致毒气攻心快要死的人，烧粟干灰，淋汁浸洗患处，出来白沫，就是毒去掉了。吃马肉毒气发作而导致心闷的人，喝清酒就会解毒，喝浊酒就会使病情恶化。或者喝芦根汁，或者嚼杏仁，或煎甘草汤解毒。中马肝毒的人，用猪骨灰、牡鼠屎、豆豉、狗屎灰、人头上的污垢，用水送服，可以解毒。中疔疮马毒的人，用泽兰根汁、猪牙灰、甘菊根汁调到一起用水服用，或者用生菖蒲酒

解毒。马吃杜衡跑得快，吃稻谷脚重走得慢，吃老鼠尿腹胀，吃鸡粪长骨眼（马因肝经风热，致使马眼内闪骨生淤之症）。用僵蚕、乌梅揩拭马的牙齿就不吃东西，用桑叶就能解除。把黄鼠狼皮挂在马槽上，就不吃东西。遇到死马的骨头，就不行动了。用猪槽喂马或石灰泥马槽喂马，马汗落到门上，就会使马落驹。在马厩上系上猕猴，能够除马病。马头骨埋在交叉路口，适宜养蚕。浸到水的上流，使水蜞虫灭绝。

【原文】

驴肉味甘性平。与荆芥、茶相反，同食杀人。同凫茈食，令人筋急。多食动风，脂肥尤甚，屡试屡验。凡驴无故自死者，疫死者，力乏病死者，并有毒，忌食。疥癞及破烂瘦损者，食之生疔肿。将热驴血和麻油一盏，搅去沫，煮熟成白色，亦一异也。妊妇食之，令人难产。勿同猪肉食，伤气。

【译文】

驴肉味甘性平。与荆芥、茶相反，与它们一起吃，能致人于死地。与凫茈同吃，使人抽筋。吃多了动风，脂肪尤其厉害，屡试屡验。凡是无故自己死的驴或得瘟疫死的驴或缺乏力气病死的驴，都有毒，不能吃。生疥癞以及皮肤破烂、身体消瘦、受损伤的人，吃驴肉会生疔疮肿毒。把热驴血和麻油一盏，搅和后去掉沫，煮熟后就变成白色，也是一件怪异的事。孕妇吃了，使人难产。不要与猪肉同吃，这样会伤害元气。

【原文】

骡肉味辛苦，性温，有小毒。其性顽劣，肉不益人。多食令人健忘，妊妇食之难产。骡大于驴，而健于马。其力在腰，其后有锁骨不能开，故不孕乳。牡驴交马而生者，骡也。牡马交驴而生者为駃騠，牡驴交牛而生者为馲𪕲，牡牛交驴而生者为𪚡𩦝，牡牛交马而生者为驱驉，今俗通呼为骡矣。

　　骡肉味辛苦，性温，有轻微的毒性。骡性情顽劣，骡肉对人没益处。吃多了使人健忘，孕妇吃了难产。骡比驴大，比马健壮。它的力量在腰部，它的后面有根锁骨不能打开，因此不能生子繁殖。雄驴与雌马交配而生的，就是骡。雄马与雌驴交配所生的是䭾騠，雄驴与母牛交配而生的是㹀㹀，公牛与母驴交配而生的是骑骎，公牛与母马交配而生的是驱驉，现在一般都通称为骡了。

【原文】

　　鹿肉味甘性温。二月至八月不可食，发冷痛。白臆者、豹文者，并不可食。鹿肉脯炙之不动、及见水面动，或曝之不燥者，并杀人。同雉肉、蒲白、鲍鱼、鮎鱼、鸡肉、生菜、鲫鱼、虾食，发恶疮。《礼记》云："食鹿去胃"。鹿茸不可以鼻嗅之。中有小百虫，视之不见，入人鼻，必为虫颡，药不及也。不可近丈夫阴，令痿。鹿脂亦不可近阴。久食鹿肉，服药必不得力，为其食解毒之草故也。勿同猪肉食。

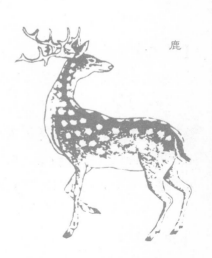

鹿

【译文】

　　鹿肉味甘性温。二月到八月不能捕猎杀吃，吃了发冷痛。白胸的、豹纹的鹿，都严禁食用。鹿肉烘干烧烤的时候不动，以及见到水就动，或者晒不干的，都能毒死人。与野鸡肉、蒲白，鲍鱼、鮎鱼、鸡肉、生菜、鲫鱼、虾

529

同吃，发恶疮。《礼记》说："吃鹿肉要去掉胃。"鹿茸不能用鼻子去闻。鹿茸中有一种小虫子，眼睛看不见，进入人的鼻子里，必定会成为虫额，服药都来不及了。不能接近男人的阴部，会造成阳痿。鹿的脂肪也不能靠近阴部。经常吃鹿肉，吃药肯定效果不好。这是由于鹿吃了解毒的草的缘故。不要与猪肉同吃。

【原文】

麋肉味甘性温。多食令人弱房，发脚气。妊妇食之，令子目病。不可合猪肉、雉肉、鲍肉、鸡肉、菰蒲食，食发痼疾；同虾及生菜、梅、李食，损男子精气。麋脂不可近阴，令痿。亦不可同桃、李食。《淮南子》云："孕妇见麋，生子四目"。

【译文】

麋肉味甘性温。不能多吃，否则使人性功能衰退，引发脚气病。孕妇吃了，使小孩子患眼病。不能与猪肉、野鸡肉、鲍肉、鸡肉、菰蒲一起吃，吃多了会引发旧病；与虾及生菜、梅、李吃，损害男子的精气。麋的脂肪不能接近男子阴部，使人阳痿。也不能与桃子、李子同吃。《淮南子》说："孕妇见了麋，生出的小孩四只眼睛。"

【原文】

虎肉味酸，作土气，性热。正月食虎伤神。热食虎囟，伤人齿。多有药箭伤者，食者慎之。虎鼻悬门中，次年取熬作屑，与妇食之，便生贵子。勿令人及妇知，知而不灵。虎豹皮上睡，令人神惊。其毛入疮，有大毒。虎骨勿用中毒药箭者，能伤人也。虎夜视，一目放光，一目看物。声吼如雷，风从而生，百兽震恐。立秋始啸，仲冬始交。虎不再交，孕七月而生。虎生三子，一为豹，其博物，三跃不中，则舍之。食狗则醉，闻羊角烟则

走，恶其臭也。虎害人兽，而蜎鼠
能制之，智无大小也。

虎

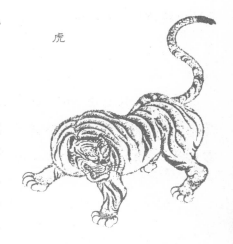

【译文】

　　虎肉味酸，作土气，性热。正月吃虎肉伤神。热吃虎肉，损伤人的牙齿。虎有很多是毒箭伤的，吃的人要小心。把虎鼻子悬挂在门中，第二年取下来熬成屑，给妇女吃，便能生贵子。不能让别人及妇女知道，知道了就不灵验了。在虎豹皮上睡，使人受惊。虎毛进入疮毒里，有剧毒。不要使用因中毒箭而死的虎骨，能伤害人。虎晚上看东西，一只眼睛放光，一只眼睛看东西。声吼像雷一样，风也随之而起，百兽都震惊恐惧。立秋开始吼叫，仲冬开始交配。虎不交配第二次，怀孕七个月而生。虎生三子，其中之一为豹，它捕捉动物，跳三次都捕不到，就放弃不要了。吃狗就会醉，闻到羊角烟就会离开，因为虎厌恶它的臭味。虎伤害人又吃百兽，但是刺猬能制服它，智谋没有大小之分啊！

【原文】

　　豹肉味酸，性微温。正月勿食，伤神损寿。豹肉令人志性粗豪，食之便觉，少顷消化乃定。久食亦然。豹脂合生发药，朝涂暮生。广西南界有唛腊虫，食死人尸，不可驱逐，以豹皮覆之，则畏而不来。

【译文】

　　豹肉味酸，性微温。正月不要吃，以免伤神损寿。吃豹肉使人神志性情粗犷豪放，吃了便能感觉出来，过一会等豹肉消化后才平静下来，经常吃也是这样。豹的脂肪能调合成生发药，早晨涂，晚上就长出头发来。广西南部边界有一种唛腊虫，吃死人尸体，不能够驱逐，用豹皮覆盖尸体，

中华养生宝典

531

那种虫就会害怕不敢来。

【原文】

　　野猪肉味甘性平，多食微动风疾。不可同回鱼、鲇鱼食，青蹄者不可食。服巴豆药者忌之。岭南一种懒妇，似山猪而小，善害田禾，惟以机轴纺织之器置田所，则不复近也。

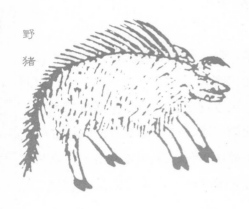

野
猪

【译文】

　　野猪肉味甘性平，吃得过多就稍微有些动风疾。不能与回鱼、鲇鱼一起吃。青蹄的野猪严禁食用。服巴豆药的人不能吃。岭南有一种叫懒妇的动物，像山猪但个头要小，善于损害田禾，只有把机轴等纺织的器械放到田里，野猪才不敢接近田禾。

【原文】

　　豪猪肉味甘，性大寒，有毒。不可多食，发风，令人虚羸，助湿冷病。

【译文】

　　豪猪肉味甘，性大寒，有毒。不可多吃，否则易发风疾，使人身体虚弱，助长湿冷病。

【原文】

　　驼肉及峰脂味甘性温。能知泉源水脉风候。凡伏流，人所不知，驼以足踏处即得之。流沙夏多热风，行旅遇之即死，风将至，驼必聚鸣，埋口鼻于沙中，人以为验也。其卧而腹不著地，屈足露明者名明驼，最能行远。驼粪亦直上如狼烟。驼黄味苦性平，微毒，似牛黄而不香。戎人以乱牛黄，而不功及也。

【译文】

　　骆驼肉及驼峰上的脂肪味甘，性温。骆驼能够知道什么地方有水以及风的变化情况。凡是地下河流，人们不知，但骆驼用脚踏上地下河所在的地方就知道。流沙地带夏天多热风，出外旅行的人，遇上就会死，风快来的时候，驼就聚在一起鸣叫，将口鼻埋在沙中，人们就会知道风沙即将来临。那种趴在地上而腹部不着地，弯曲的脚露出的骆驼，叫明驼，善于走远路。驼粪烧起来也直上像烽火。驼黄味苦性平，有轻微的毒性，像牛黄但不香。戎人用来混杂在牛黄中冒称牛黄，但是功能不如牛黄。

【原文】

　　熊肉味甘性平。十月食之伤神。患寒热积聚痼疾者食之，令终身不除也。熊脂味甘，性微寒，寒月则有，夏月则无之。燃灯烟损人眼，令失光明。熊掌难软，得酒、醋、水三件同煮熟，即大如皮球，且易软也。熊胆

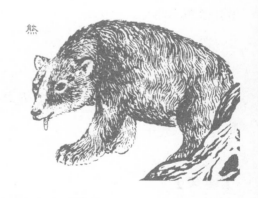

熊

春近首，夏在腹，秋在左足，冬在右足。熊行山中，必有跧伏之所，谓之熊馆。性恶秽物及伤残，捕者置此物于穴，则合穴自死。或为棘刺所伤，出穴爪之至骨，即毙也。

【译文】

　　熊肉味甘性平。十月份吃了伤神，患寒热、积聚和久治不愈的病人吃

了，使病终身不能去掉。熊的脂肪味甘、性微寒。寒冷的时候有，夏天炎热时就没有，用来点灯，烟会损坏人的眼睛，使眼睛失明。熊掌很难煮软，用酒、醋、水三种东西同时煮熟，就会像皮球那么大，而且容易软。熊胆春天靠近头，夏天在腹部，秋天在左脚处，冬天在右脚处。熊在山中行走，一定有它藏身之所，称为熊馆。熊的性情不喜欢污秽的东西和伤残。捕熊的人把这种东西放到熊洞里，就会关闭洞口把熊困死。或者被棘刺所伤，就会离开洞穴，把伤口抓到骨头，就死了。

【原文】

　　山羊肉味甘性热。疫病后忌食。妊妇食之，令子多病。肝尤忌之。

【译文】

　　山羊肉味甘性热。患瘟疫病好以后不能吃。孕妇吃了，使小孩多病。山羊肝尤其不能吃。

【原文】

　　羚羊肉味甘性平。其角能碎佛牙、獏骨、金刚石。烧烟走蛇虺也。

【译文】

　　羚羊肉味甘性平。它的角能敲碎佛牙、獏骨、金刚石，烧烟能够驱走毒蛇毒虫。

【原文】

　　麂肉味甘性温。十二月至七月食之动气。多食发消渴及痼疾，瘦恶者勿食。同鸽食，成瘕；同梅、李、生菜、虾食，并能

中华养生宝典

病人。凡人心胆粗豪者，以其心肝食之，即减；胆小者食之，愈怯。

【译文】

麂肉味甘性温。十二月至七月期间吃了会动气。吃多了发消渴病和久治不愈的顽疾，消瘦、有病的人严禁食用。与鸽肉同吃，造成腹内结块；与梅、李、生菜、虾同吃，都能使人生病。凡是心胆粗犷豪放的人，吃麂的心肝，就会减弱些；胆小的人吃它的心肝，就会更加胆怯。

【原文】

香獐肉味甘性温。蛮人食之，不畏蛇毒。脐名麝香，忌大蒜。麝不可近鼻，有白虫入脑，患癞久带。其香透关，令人成异疾，能堕胎。消瓜果食积，辟蛇。

【译文】

香獐肉味甘性温。蛮人吃香獐肉，不怕蛇毒。肚脐叫麝香，忌讳大蒜。麝香不能靠近鼻子，否则会有白虫进入人的脑子里，使人生病。它的香气透过关节，使人形成各种怪病，能够使妇女流产。能消除瓜果食积，能辟蛇。

【原文】

猪獾肉味甘酸，性平。其耳聋，见人乃走。能孔地食虫蚁、瓜果。其肉带土气。狗獾性味与貒相同，貒即猪獾。

【译文】

猪獾肉味甘酸，性平。它的耳朵聋，看见人就跑。能够钻地吃虫蚁、瓜果。它的肉带土气。狗獾性味与貒相同，貒就是猪獾。

中华养生宝典

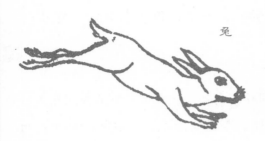

兔

【原文】

兔肉味甘辛，性寒。同白鸡肉及肝、心食，令人面黄；同獭肉食，成遁尸病；与姜、橘同食，令人心痛、霍乱。忌同鹿肉、鳖肉、芥菜及子末食。十一月至七月食之，伤神气。兔死而眼合者，杀人。食兔髌多，令人面生髌骨。《内则》云："食兔去尻"。不利人也。妊妇不可食，令子缺唇，主逆生。兔尻有孔，子从口出，故妊妇忌之，非独为缺唇也。久食绝人血脉，损元气阳事，令人瘆黄。兔肝亦勿与鸡、芥、胡桃、柑橘同食。

【译文】

兔肉味甘辛，性寒。与白鸡及肝、心一起吃，使人面黄；与獭肉同吃，形成遁尸病；与姜、橘同吃，使人患心痛、霍乱病。不能与鹿肉、鳖肉、芥菜及子末一起吃。十一月至七月吃兔肉，会伤人的精神元气。兔子死后眼睛闭上的，吃了能致人于死地。吃兔子膝盖骨过多，会使人脸上长髌骨。《内则》上说："吃兔子要去掉尻。"是因为兔尻对人没有好处。孕妇不能吃，否则会难产，生出小孩会缺唇。兔屁股上有孔，兔子从孔口生出，因此，孕妇忌讳吃兔肉，不光是因为缺唇。经常吃会断绝人的血脉，损伤人的元气和性功能，使人阳痿，面黄肌瘦。兔肝也不要与鸡、芥菜、胡桃、柑橘同吃。

【原文】

山獭肉不宜食。其阴茎为补助要药，骨解药箭毒。研少许敷之，立消。

【译文】

山獭肉不适宜吃。它的阴茎是补助的一种重要的药，骨头能解药箭毒。

研少许敷在伤口上，马上就能消肿。

【原文】

水獭肉味甘咸，性寒，多食消男子阳气。勿同橙、橘、鸡肉、鸡子、兔肉食。其肝有毒。诸畜肝皆有定数，惟獭肝一月一叶，十二月十二叶，其间又有退叶。或云猵獭无雌，以猿为匹，故猿鸣而獭候。

【译文】

水獭肉味甘咸，性寒，吃多了能消耗男子阳气。不要与橙、橘、鸡肉、鸡子、兔肉一起吃。它的肝有毒。一般牲畜肝都有固定叶数，只有水獭的肝一月一叶，十二月十二叶，这其间又有退叶。有人说猵獭没有雌性的，以猿为交配对象，因此猿一鸣，獭就伺望。

【原文】

象肉味甘淡，性平，多食令人体重。多具百兽肉，惟鼻是其本肉。象胆干了，上有青竹文斑光腻，春在前左腿，夏在前右腿，秋在后左腿，冬在后右腿。牙近鼠类，鼠皮则裂。世人知燃犀可见水怪，而不知沈象可驱水怪。夏月合药，宜置象牙于傍，合丹灶以象牙夹灶，得雷声乃能发光。

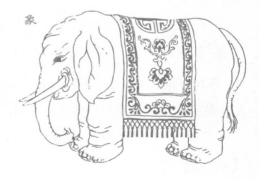
象

【译文】

象肉味甘淡，性平，吃多了使人身体沉重。象身上大多具有百兽的肉，只有鼻子是它自身的肉。象胆干了以后，上面有青竹纹斑，很光滑细腻，象

中华养生宝典

胆春天在左腿，夏天在右腿，秋天在后左腿，冬天在后右腿。牙像鼠类，皮像鼠皮但是开裂的。世上的人只知道焚烧犀牛角能够看到水怪，却不知道沉象能够驱逐水怪。夏天调合药，应该把象牙放在旁边，打炼丹灶的时候用象牙夹在灶中，遇到雷声就能发光。

【原文】

豺肉味酸性热，有毒。食之损人精神，消人脂食，令人瘦。

【译文】

豺肉味酸性热，有毒。吃了伤害人的精神，损伤人的脂肪、消耗食物，使人变瘦。

【原文】

狼肉味酸性热。《内则》云："食狼去肠。"不利人也。其粪烧烟直上。

【译文】

狼肉味酸性热。《内则》上说："吃狼肉要去掉肠子。"因为狼的肠子对人有害。狼粪烧烟直上，常用作烽烟。

【原文】

狐肉味甘性温，有小毒。《礼记》云："食狐去首"。为害人也。人卒暴亡，即取雄狐胆，温水研灌，入喉即活。移时者无及矣。

【译文】

狐肉味甘性温，有轻微的毒性。《礼记》说："吃狐肉要去掉头。"因为它对人有害。人如果突然暴亡，就马上取雄狐胆，用温水研碎灌进口中，进入喉部就活过来。否则超过一个时辰就来不及抢救了。

【原文】

　　狸肉味甘性温。正月勿食，伤神。反藜芦、细辛。食狸去正脊，不利于人。狸类甚多，性味相同。

【译文】

　　狸肉味甘性温。正月里不要吃，因为会伤神。与藜芦、细辛相反。吃狸肉要去掉正脊，否则对人不利。狸种类很多，性味都相同。

【原文】

　　家猫肉味甘酸，性温。肉味不佳，亦不入食品。畜之者以虎形利齿、尾长腰短、目如金银、上腭多棱者为良。其睛可定时辰，子午卯酉如一线，寅申巳亥如满月，辰戌丑未如枣核也。其鼻端常冷，惟夏至一日则暖。性畏寒，不畏暑，能画地卜食，随月旬上下啮鼠。其孕，两月而生。猫有病，以乌药水灌之，可愈也。

【译文】

　　家猫肉味甘酸，性温。因肉味道不好，所以不被人类列入食品之列。家庭饲养以虎形利齿、尾长腰短、眼睛像金银、上腭多棱的为好。它的眼睛能够确定时辰，子、午、卯、酉四时好像一条线，寅、申、巳、亥四时像满月一样圆，辰、戌、丑、未四时好像一粒枣核。它的鼻尖经常冰凉，只有夏至这

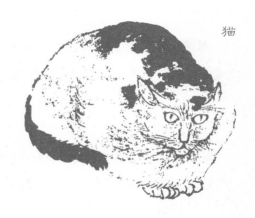

猫

一天是暖的。生性怕冷，不怕酷暑。能够画地预测食物。一般十个月左右开始捕捉老鼠。怀孕两个月就生产。猫有病，用乌药水灌之，能够治愈。

【原文】

貉肉味甘性温。貉逾汶即死，土气使然也。其耳亦聋，与貒性味相同。

【译文】

貉肉味道甜美，属于温性。貉越过汶水就会死，这是地气决定的它的生活适应能力必须要这样。它的耳朵也聋，与獾貒的特点、习性、味道相同。

【原文】

野马肉味甘性平。有小毒，食之无益，如家马肉，但落地不沾沙耳。

【译文】

野马肉味甜美，性平。有轻微的毒性，吃它是没有什么好处的。像家马肉一样，只是落到地上不沾沙罢了。

【原文】

犀角味苦酸咸，性寒。妊妇勿服，能消胎气。凡蛊毒之乡，饮食中以角搅之，有毒则生白沫。以之煮毒药，则无毒也。忌盐。

【译文】

犀牛角味苦酸咸，性寒。孕妇不要服用，能消除胎气。凡是虫蛇毒气很重的地方，用犀牛角搅拌饮食，如果有毒就会起白沫。用它煮毒药，就没有毒了。忌讳盐。

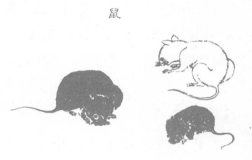

【原文】

　　老鼠肉味甘性热。误食鼠骨，能令人瘦。鼠涎有毒，若饮食收藏不密，涎坠其中，食之令人生鼠瘘，或发黄如金。鼠粪有小毒，食中误食，令人目黄成疸。被鼠食残之物，人忌食之。

【译文】

　　老鼠肉味甘性热。不小心吃进鼠骨，能使人消瘦。鼠的唾液有毒，如果饮食收藏不严密，让老鼠唾液掉到里面，吃了就会使人患鼠瘘病，或者头发像黄金一样黄。鼠粪有轻微的毒性，吃东西时不小心吃进肚里，使人眼睛黄成黄疸病。被鼠类吃残的东西，人不要吃。

【原文】

　　土拨鼠肉味甘性平。虽肥，而煮之无油味。多食难克化，微动风。

【译文】

　　土拨鼠肉味甘性平。虽然很肥，但煮熟后没有油水。吃多了难以消化，稍微有点动风。

【原文】

　　貂鼠肉味甘性平。其毛皮寒月服之，得风更暖，著水不濡，得雪即消，拂面如焰。尘沙迷目，拭眯即出。近火，则毛易脱。

541

貂鼠肉味甘性平。它的毛皮用来作衣服，寒冷的时候遇到风更暖和，遇水不沾湿，落上雪就消失，拂拭脸上就像火焰一样温暖。尘沙迷住眼睛，揩拭眯眼就出来了。靠近火，毛就容易脱落。

【原文】

黄鼠肉味甘性平。昔为上供，今不甚重之。多食能发疮。

【译文】

黄鼠肉味甘性平。从前是用来上供朝廷府库的东西，现在不怎么看重它。吃多了易发疮毒。

【原文】

黄鼠狼肉味甘膻臭，性温。有小毒，不堪食。

【译文】

黄鼠狼肉味甘膻臭，性温。有轻微的毒性，不能吃。

【原文】

猬肉味甘性平。误食其骨，令人瘦劣，诸节渐小。

【译文】

刺猬肉味甘性平。不小心吃下它的骨头，能使人消瘦，关节逐渐变小。

542

【原文】

诸肉有毒：六畜自死首北向，诸畜带龙形，六畜自死口不闭，六畜疫病疔疥死，兽歧尾，诸兽赤足，诸畜肉中有米星，兽并头，禽兽肝青，诸兽中毒及药箭死，脯沾屋漏，米瓮中囟脯，六畜肉热血不断，祭肉自动，诸肉经宿未煮，六畜五脏著草自动，脯曝不燥，生肉不敛水，六畜囟得咸酢不变色，肉煮熟不敛水，肉煮不熟，六畜肉堕地不沾尘，肉落水浮，肉汁器盛闭气，乳酪煎脍，六畜肉与犬不食者。以上并不可食，杀人。轻则病人，生痈肿疔毒。

【译文】

这些动物的肉都有毒：六畜自己死后头朝北；带龙形的牲畜；六畜自己死嘴巴不闭上；因疫病疔疥而死的六畜；尾巴叉开的兽类；红脚兽；肉中有米星的牲畜；有两个头的野兽；肝脏是青色的禽兽；中毒或药箭而死的野兽；兽肉脯沾上屋漏水；放在米瓮中的肉脯；六畜肉热血不断绝；祭祀时肉自己动；经过一夜没有煮的肉；六畜的五脏碰到草自己动；作脯肉晒不干；生肉不缩水；六畜肉盐腌不变颜色；肉煮熟不缩水；肉煮不熟；六畜肉掉到地上不沾灰尘；肉掉水里浮起来；肉汁用器皿装起来闭气；奶酪煎的细肉；六畜肉给狗吃；狗不吃的。以上这些都不能吃，吃了能致人于死地。轻则使人生病，生痈肿疔毒。

【原文】

诸脑损阳滑精。经夏臭脯痿人阴，成水病。诸脂燃灯损目。食本生命肉，令人神魂不安。春不食肝，夏不食心，秋不食肺，冬不食肾，四季不食脾。

【译文】

众多兽类的脑损阳滑精。人若吃了经过夏天的臭肉脯会使人阴茎痿缩，造成水病。用兽类的油脂点灯会损坏人的眼睛。吃自己属相的肉，会使人神魂不安。春天不吃肝，夏天不吃心，秋天不吃肺，冬天不吃肾，四季都不要吃脾脏。

【原文】

解诸肉毒：伏龙肝末，本畜干屎末，黄蘗末，赤小豆烧末，东壁土末，头垢一钱（起死人），白扁豆末，并水服，饮人乳汁、豆豉汁服之，亦能解之。药箭毒，以大豆煎汁或盐汤。食肉不消，还饮本汁，或食本兽脑，即消。

【译文】

解兽肉中毒的办法：伏龙肝末，本畜干屎末，黄蘗末，赤小豆烧成末，房屋东边墙壁上的土末，取死人头上的污垢一钱，白扁豆末，都是用水服，饮人乳汁、豆豉汁服送，也能解毒。中毒箭，用大豆煎汁或盐水解毒。吃肉不消化，反过来喝煮这种肉的汤汁，或者吃这种兽类的脑，就能消化。

中华养生宝典